Aylin Thiel

Trauma ENDLICH überwinden

DR. AYLIN THIEL

TRAUMA
ENDLICH
ÜBERWINDEN

FINDE DIE LEBENSFREUDE,
DIE DU VERDIENST

allegria

Alle Ratschläge in diesem Buch wurden von der Autorin und vom Verlag sorgfältig erwogen und geprüft. Eine Garantie kann dennoch nicht übernommen werden. Eine Haftung der Autorin beziehungsweise des Verlags und seiner Beauftragten für Personen-, Sach- und Vermögensschäden ist daher ausgeschlossen.

Allegria ist ein Verlag
der Ullstein Buchverlage GmbH

ISBN 978-3-7934-0091-2

6. Auflage 2026

Bei Fragen zur Produktsicherheit wenden Sie sich bitte an
produktsicherheit@ullstein.de

Gesetzt aus der Scala und Mundial
Satz: LVD GmbH, Berlin
Druck und Bindearbeiten: CPI books GmbH, Leck

Inhaltsverzeichnis

Für all jene, die so oft übersehen wurden. Für euch, die ihr den Schmerz in euch getragen habt, ohne dass jemand ihn je wahrgenommen hat. Für die, deren Stärke niemals gewürdigt wurde, obwohl ihr Tag für Tag das Unvorstellbare bewältigt habt. Für euch, die ihr euch klein, unsichtbar oder nicht genug fühltet, weil euch niemand gezeigt hat, wie wertvoll ihr seid.

Dieses Buch ist für dich. Es soll dir ein Licht sein auf deinem Weg, ein stiller Begleiter, der dir hilft, dich selbst zu sehen – mit all deinem Wert, all deiner Stärke und all deiner Schönheit.

Du bist toll und du bist wichtig.

Vorwort

Ich lade dich ein zu einer Reise, die für dich gedacht ist – für dich, der oder die du vielleicht schon so lange mit deinem Schmerz allein bist. Die Erkenntnis, was Trauma in deinem Leben bedeutet, kann sich wie ein endloses Ertragen anfühlen, wie ein Labyrinth, in dem jeder Ausgang versperrt scheint. Ich sehe deinen Schmerz. Ich sehe die tiefe Verzweiflung und die lähmende Erschöpfung, die damit verbunden ist, unermüdlich nach Heilung zu suchen – und doch immer wieder das Gefühl zu haben, auf der Stelle zu treten, vielleicht sogar zurückzufallen, immer wieder gefangen im Trauma, das so schwer zu überwinden scheint.

Vielleicht hast du das Gefühl, dass niemand deine leisen Rufe gehört hat, dass niemand jemals die wahre Tiefe deines Leidens sehen konnte. All die Momente, in denen du allein mit deinen Gedanken warst, mit der Unsicherheit, ob dieser Schmerz je ein Ende finden wird – ich weiß, wie sich das anfühlt, denn ich kenne diesen Schmerz. Ich habe selbst diese Leere und Hoffnungslosigkeit gespürt und mich oft verloren gefühlt auf der Suche nach Antworten, die einfach nicht kamen. Auch ich habe erlebt, wie schwer es sein kann, das eigene Chaos zu beruhigen und das Leben in seiner Schönheit zu spüren.

Doch all das brachte mich dazu, in meiner Arbeit als Psychologin und Traumatherapeutin nach Antworten zu suchen, die Heilung nicht nur versprechen, sondern wirklich möglich machen. In meiner Forschung am Max-Planck-Institut für Hirnforschung und in meiner Arbeit in der Psychosomatik der Uni-Klinik Frankfurt habe ich gelernt, dass Heilung weit mehr erfordert als bloße Worte. Sie braucht ein echtes Verstehen der Prozesse, die ein Trauma in Körper und Geist verursacht haben, und eine tiefe Achtsamkeit für die Wunden, die wir oft so lange versteckt halten.

Dieses Buch fasst die wichtigsten Erkenntnisse meiner langjährigen Erfahrung als Traumatherapeutin zusammen – und es ist eine Anleitung. Eine Anleitung, die dich an die Hand nimmt und dir liebevoll zeigt, wie Heilung gelingen kann. Vielleicht hast du lange danach gesucht, hast dich gesehnt nach einem klaren Weg, der dich aus dem Schmerz hinausführt und dir Schritt für Schritt zeigt, wie du zurück ins Leben findest. Hier findest du nicht nur Hoffnung, sondern konkrete Schritte, die du gehen kannst, um die Wunden wirklich zu heilen.

Dieses Buch soll dir ein Gefühl geben, das so oft fehlt: das Gefühl, gesehen zu werden und mit all dem, was du bist, willkommen zu sein. Du darfst dich mit all deinen Gefühlen und Erfahrungen willkommen fühlen, ohne dass du etwas beweisen musst. Hier darfst du den Mut finden, die Mauern, die dich einst schützten, abzutragen und dich für die Freude und das Leben zu öffnen, die du verdienst.

Lass uns diesen Weg Schritt für Schritt gemeinsam gehen. Öffne dein Herz für die Möglichkeit, Liebe, Freude und Verbundenheit zu erleben, denn wahre Heilung beginnt dort, wo wir es wagen, uns selbst in all unserer Tiefe zu begegnen. Ich gehe diesen Weg mit dir.

In Liebe und Verbundenheit,

Deine Aylin

Ein paar Gedanken vorab

Trauma ist ein Thema, das oft tiefe Gefühle weckt. Es ist in Ordnung, wenn du merkst, dass dir manche Inhalte nahegehen – das zeigt, dass du dich mit etwas Bedeutendem in dir auseinandersetzt.

Wenn dir die Inhalte zu viel werden, mach gerne eine Pause. Ab Seite 438 findest du drei einfache Übungen, die dir helfen können, dich zu stabilisieren und wieder bei dir anzukommen. Diese Übungen sind wie Anker, die dir Halt geben können, wann immer du sie brauchst.

Manchmal hilft es, an einem Ort zu lesen, der dir Geborgenheit schenkt – sei es mit einer warmen Tasse Tee, an deinem Lieblingsplatz oder in der Nähe eines vertrauten Menschen. Erlaube dir, sanft und geduldig mit dir selbst zu sein.

In meinem Buch spreche ich von »Traumatisierten« und meine damit immer Menschen mit Traumatisierungen. Es ist mir ein tiefes Anliegen, niemanden auf seine Erfahrungen zu reduzieren oder den Eindruck zu erwecken, dass diese Situation unveränderbar ist. Jede Geschichte ist einzigartig, und ich bin fest davon überzeugt, dass Heilung und Veränderung möglich sind. Diese Ausdrucksweise soll die Lesbarkeit der Kapitel flüssiger gestalten und das Verständnis erleichtern.

Ich habe mich in diesem Buch gegen eine gegenderte Schreibweise entschieden, um den Lesefluss möglichst klar und verständlich zu halten. Das bedeutet jedoch keinesfalls, dass mir eine inklusive Sprache oder die Sichtbarkeit aller Menschen weniger am Herzen liegt – ganz im Gegenteil. Gemeint sind immer alle Menschen, unabhängig von Geschlecht oder Identität. Mit jedem Wort, das ich schreibe, möchte ich den tiefsten Respekt und die größte Wertschätzung für die Stärke und Würde jedes Einzelnen ausdrücken. Dieses Buch soll ein Raum für Heilung, Verständnis und Unterstützung sein – für alle, die es lesen.

Ein kleines Notizbuch kann ein wertvoller Begleiter auf deiner Reise sein. Es bietet dir einen geschützten Raum, um Gedanken, Gefühle und Aha-Momente festzuhalten – all die kleinen und großen Einsichten, die dir unterwegs begegnen. Gleichzeitig kann es ein Ort sein, an dem du deine Fortschritte und Übungen dokumentierst. Wann immer du beim Lesen dieses Buches neue Erkenntnisse gewinnst oder Übungen entdeckst, die dich berühren, halte inne. Nimm dir einen Moment Zeit, um aufzuschreiben, was dich bewegt, welche Schritte du gehst und welche Einsichten dich begleiten. Es muss nicht perfekt sein – jedes Wort, das du festhältst, ist ein Zeichen deiner Hingabe an dich selbst. Wichtig ist, dass du den ersten Schritt wagst. Dein Notizbuch hilft dir, diese Erfahrungen in den Alltag mitzunehmen und deine innere Stärke immer wieder zu spüren. Es kann zu einem liebevollen Begleiter werden, der dich an deine Kraft erinnert und dir zeigt, wie weit du schon gekommen bist.

Mein Buch lädt dich ein, deinen Weg zur Traumaheilung zu entdecken. Es bietet Perspektiven, Ermutigung und praktische Werkzeuge – ersetzt jedoch keine professionelle Therapie.

Und jetzt wünsche ich dir viel Freude beim Entdecken, Lesen und Ausprobieren. Dieses Buch ist dein sicherer Raum, um neue Perspektiven zu gewinnen, praktische Werkzeuge zu finden und Schritt für Schritt deinen Weg zu gehen – ganz in deinem Tempo. Du darfst neugierig, sanft und geduldig mit dir selbst sein.

Ich freue mich, dich auf dieser Reise zu begleiten.

Einleitung

Trauma hinterlässt Spuren. Es zeichnet sich in Gedanken, Gefühlen und Verhaltensweisen ab, formt, wie wir uns selbst sehen, wie wir anderen begegnen und wie wir unseren Alltag gestalten. Diese Spuren können tief in uns verborgen sein und uns dennoch tagtäglich beeinflussen. Sie lassen uns zweifeln, erschöpfen uns, und manchmal scheinen sie uns den Weg zu einem erfüllten Leben zu versperren.

Vielleicht wirst du im Laufe des Buches bemerken, dass bestimmte Themen oder Einsichten wiederholt aufgegriffen werden – manchmal in anderer Form oder aus einer neuen Perspektive. Das ist bewusst so gewählt. Trauma ist ein vielschichtiges Phänomen, das sich wie die Schichten einer Zwiebel entfaltet. Ebenso ist Heilung ein Prozess, der oft darin besteht, diese Schichten langsam abzutragen, tiefer zu verstehen und Schritt für Schritt zu heilen. Heilung geschieht nicht durch einmaliges Hören oder Verstehen, sondern durch behutsames Wiedererleben, Wiederholen und Reflektieren.

Vielleicht erkennst du ein Thema wieder, das dir in einem früheren Kapitel begegnet ist, und siehst es plötzlich in einem neuen Licht. Genau das ist Teil des Heilungsprozesses. Wiederholung hilft, Vertrautes zu integrieren und tiefer zu verstehen. Sie gibt dir die Möglichkeit, dich auf einen neuen Weg einzulassen. Jeder Schritt, jedes Hören und jedes Reflektieren ist ein wertvoller Teil deines Weges. Mit dieser Haltung möchte dieses Buch dir zeigen, dass Heilung kein linearer Prozess ist, sondern ein behutsames Annähern an die verschiedenen Schichten deiner Erfahrung.

Trauma verletzt uns nicht nur körperlich oder geistig – es greift uns als Ganzes an. Doch ebenso, wie Schmerz sich in uns einnisten kann, ist Heilung möglich. Heilung bedeutet, den Schmerz anzunehmen, ohne in ihm stecken zu bleiben. Sie bedeutet, nach und nach wieder Zugang zu Lebendigkeit, Freude und innerer Ruhe zu finden.

Vielleicht hast du in deinem Leben das Gefühl, immer wieder gegen unsichtbare Mauern zu laufen. Du fragst dich, warum du so schwer Vertrauen aufbauen kannst, warum du dich selbst immer wieder kritisierst oder warum Beziehungen dich oft mehr belasten als bereichern. Vielleicht spürst du eine Leere in dir, die sich trotz aller Bemühungen nicht füllen lässt. Solche Empfindungen haben oft tiefe Wurzeln, die in der Vergangenheit liegen und unbewusst unsere Gegenwart beeinflussen. Genau darum geht es in diesem Buch – um das Verstehen und Heilen dieser tiefen Wunden.

Um gleich zu Beginn mit einem weit verbreiteten Missverständnis aufzuräumen: Ein Trauma entsteht nicht immer durch ein einzelnes, erschütterndes Ereignis. Auch wiederholte Verletzungen – emotionale Vernachlässigung, Zurückweisung oder psychische Manipulation durch Bezugspersonen hinterlassen tiefe Spuren in der Psyche. Ein Kind, das in einem instabilen Umfeld aufwächst, lernt oft, seine Bedürfnisse zurückzustellen, um Konflikte zu vermeiden. Im Erwachsenenalter zeigt sich das in Beziehungsproblemen, emotionaler Dysregulation oder einem tiefen Gefühl der Wertlosigkeit.

Trotz dieser weitreichenden Folgen gibt es bislang keine eigenständige Diagnose für Entwicklungstrauma, und die Betroffenen erhalten keine Trauma-Diagnose und somit auch nicht die richtige Behandlung. Doch warum ist das so? Was macht es so schwer, diese Erfahrungen als das zu benennen, was sie sind? Ein Blick auf die bestehenden Diagnosesysteme hilft, die Lücke zu verstehen.

Entwicklungstrauma: Die Diagnose, die (noch) keine offizielle Diagnose ist

Psychotrauma ist ein Begriff, der oft mit klar umrissenen, extrem bedrohlichen Ereignissen wie Unfällen, Gewaltverbrechen oder Naturkatastrophen assoziiert wird. Die Posttraumatische Belastungsstörung (PTBS) beschreibt genau diese Reaktion auf ein einzelnes, abgrenzbares Trauma. Seit 2022 gibt es zudem die Diagnose der komplexen PTBS (kPTBS), die durch langanhaltende, extreme Bedrohungen wie Krieg, Folter oder häusliche Gewalt entsteht.

Doch zwischen diesen beiden klar definierten Störungen gibt es eine diagnostische Lücke: Das **Entwicklungstrauma**, das durch frühkindliche, oft subtile, aber kontinuierliche Verletzungen entsteht, ist bis heute keine offizielle Diagnose.

Die diagnostischen Kriterien für PTBS und kPTBS setzen ein **einmaliges oder wiederholtes, eindeutig als »außergewöhnlich bedrohlich« bewertetes Trauma** voraus. PTBS entsteht nach einzelnen Schockerlebnissen, kPTBS nach wiederholter massiver Gewalt oder Misshandlung. Entwicklungstrauma passt in keines dieser Muster, da es oft nicht aus einem einzigen katastrophalen Ereignis besteht, sondern aus **jahrelangen, schleichenden Verletzungen** wie emotionaler Vernachlässigung, Zurückweisung oder psychischer Manipulation durch Bezugspersonen.

Obwohl Entwicklungstrauma keine eigenständige Diagnose ist, sind die Folgen oft noch weitreichender als die einer PTBS oder kPTBS[1]. Während ein klar definiertes Trauma gezielt verarbeitet werden kann, bleibt Entwicklungstrauma oft diffus. Da Menschen mit Entwicklungstrauma ihr Leben oft nicht anders kennen, erkennen viele Betroffene es nicht einmal als Trauma. Stattdessen erleben sie die Folgen: Unsicherheit, Angst, Probleme in Beziehungen, emotionale Dysregulation, Identitätsprobleme und ein tiefes Gefühl der Wertlosigkeit.

Doch ohne korrekte Diagnose fehlt diesen Betroffenen der Zugang zu gezielter therapeutischer Hilfe[2]. Viele werden mit anderen Störungen wie Depressionen, Angststörungen oder psychosomatischen Störungen fehldiagnostiziert, ohne dass die ursprünglichen traumatischen Wurzeln erkannt und behandelt werden. Dadurch bleiben die eigentlichen Verletzungen oft unbearbeitet, und herkömmliche Therapieansätze greifen zu kurz.

Ohne eine offizielle Diagnose bleibt Entwicklungstrauma ein unsichtbares Leiden. Es wird auch oft nicht ernst genommen, weil es nicht in die klassischen Traumakriterien passt. Doch das bedeutet nicht, dass es weniger zerstörerisch ist. Im Gegenteil: Die dauerhafte Belastung, die sich tief in das Nervensystem und die Selbstwahrnehmung eingräbt, macht es oft umso schwerer, den Weg zur Heilung zu finden.

Wenn in diesem Buch von traumatisierten Menschen die Rede ist, geht es vor allem um Menschen mit einem Entwicklungstrauma. Diese Form des Traumas hat so tiefgreifende Auswirkungen, dass sie viele Facetten von PTBS und kPTBS überlagern kann. Entwicklungstrauma beeinflusst unser Denken, Fühlen und Handeln, aber auch die körperliche Gesundheit und die Fähigkeit, den Alltag zu bewältigen.

Dieses Buch ist mehr als nur ein Theoriebuch – es ist zugleich ein Arbeitsbuch. Es lädt dich ein, ins Tun zu kommen: zu reflektieren, zu spüren und das Gelesene in dein Leben zu integrieren. Heilung entsteht durch bewusstes Erleben, Umsetzen und liebevolles Hineinwachsen in einen neuen Weg. Heilung ist nicht nur das Lösen von Problemen. Es bedeutet, Lebendigkeit wiederzuentdecken, Freude zuzulassen und Sicherheit in dir selbst zu finden. Dieses Buch möchte dir dabei helfen, diesen Weg zu gehen – in deinem Tempo, mit all deiner Stärke und all deinem Schmerz. Denn hinter alldem liegt etwas Wertvolles: ein Leben, das frei ist von der Last der Vergangenheit. Ein Leben, das dir gehört.

Deshalb findest du hier nicht nur Reflexionsfragen, sondern auch viele Übungen und Impulse, die dich Schritt für Schritt auf deinem Weg begleiten. Ich lade dich ein, diese Übungen wirklich zu machen, die Fragen zu nutzen, um ehrlich zu reflektieren, und dir die Zeit dafür zu nehmen.

Im ersten Kapitel begegnen dir Fallbeispiele, die zeigen, wie Trauma sich in verschiedenen Lebensbereichen auswirken kann. Das zweite Kapitel lädt dich zur Reflexion ein und hilft dir, deine Verletzungen zu verstehen – eine essenzielle Grundlage für deine Heilung. Ab dem dritten Kapitel tauchen wir tief in die Traumaheilung ein. Mit praktischen Übungen und wertvollen Impulse kannst du diesen Weg gehen.

Du bist nicht allein. Ich begleite dich in diesem Buch behutsam und gebe dir Orientierung und Inspiration, um deinen eigenen Heilungsweg zu finden. Heilung muss nicht perfekt sein – sie beginnt mit dem ersten Schritt. Lass uns beginnen.

1 Entwicklungstrauma im Alltag: Geschichten von Schmerz und Überlebenskraft

Für Menschen mit Entwicklungstrauma fühlt sich die Welt oft wie ein Puzzle an, in das sie nicht hineinpassen. Ihnen fehlen innere Sicherheit, Geborgenheit und das Gefühl, wertvoll zu sein – Erfahrungen, die in ihrer Kindheit schmerzlich unerfüllt blieben.

Für Menschen mit Entwicklungstrauma war genau das oft die schmerzliche Realität: Dort, wo Liebe, Schutz und Trost am meisten gebraucht wurden, herrschten Unsicherheit und Zurückweisung. Statt Stabilität gab es Unzuverlässigkeit, statt Geborgenheit emotionale Kälte, statt Schutz Ablehnung oder Übergriffe.

Viele Betroffene erleben die Auswirkungen bis heute – oft ohne es zu merken. Bindungsangst, Schwierigkeiten in der emotionalen Selbstregulation und ein tiefes Gefühl von Unzulänglichkeit prägen ihr Leben. Was bleibt, ist ein Schmerz, der oft still und allein getragen wird. Das Leben scheint weiterzugehen – doch innerlich bleibt der Mensch oft in jener Verletzung gefangen, die nie heilen durfte.

Dieses Kapitel zeigt die Lebensrealität von Menschen mit Entwicklungstrauma anhand konkreter Fallbeispiele. Die Geschichten machen sichtbar, wie tiefgreifend diese Erfahrungen das Denken, Fühlen und Handeln prägen – meist ein Leben lang.

Traumatisierungen sind oft so überwältigend, dass der Schmerz nicht greifbar ist. Nach der Geburt meines zweiten Kindes erlitt ich einen Symphysenriss. Die Schmerzen waren so intensiv, dass ich mich kaum bewegen konnte, ohne genau zu wissen, woher sie kamen. Erst nach circa sieben Wochen, als der Schmerz etwas nachließ, wurde klar, dass er aus der Hüfte stammte. Diese Erkenntnis brachte Erleichterung: Endlich hatte der Schmerz einen Ursprung, und ich konnte gezielt etwas dagegen tun.

So ähnlich ist es auch bei traumatischen Erfahrungen: Der Schmerz ist so überwältigend, dass wir ihn nicht benennen oder einordnen können – er scheint unser ganzes Wesen zu durchdringen. Erst wenn der Schmerz klar benannt und verstanden wird, können wir ihm begegnen und Heilung ermöglichen.

Die folgenden Fallbeispiele zeigen, wie Entwicklungstrauma das Leben prägen kann: Julia kämpft mit Panikattacken, Stefanie mit dem Gefühl der Wertlosigkeit, Max mit stressbedingtem Bluthochdruck und Jana mit einem tiefen Gefühl von Einsamkeit, das aus einem Leben voller Vernachlässigung herrührt. Diese Geschichten offenbaren die unsichtbaren Verletzungen, die Entwicklungstrauma hinterlässt, und verdeutlichen, wie tief diese Wunden Verhalten, Beziehungen und den Alltag beeinflussen können. Sie werden uns im weiteren Verlauf dieses Buches begleiten und zeigen, wie Heilung Schritt für Schritt möglich wird. Sie laden dich ein, tiefer zu verstehen: die Herausforderungen, die Verletzungen, aber auch die Stärken und Ressourcen, die in diesen Menschen – und auch in dir – stecken.

Wenn Panik die Luft zum Atmen nimmt: Julia sucht nach Sicherheit

Julia, 25 Jahre alt, sitzt im Wartezimmer, ihre Haltung wirkt ruhig, ihre Lippen umspielt ein freundliches Lächeln – eine Fassade, die sie sich mühsam aufgebaut hat. Sie strahlt eine angenehme Freundlichkeit aus, die sie wie ein Schutzschild trägt.

Doch hier, im sicheren Raum der Therapie, umklammern sich ihre Hände fest, und die Anspannung in ihrem Körper wird spürbar. Nach außen wirkt sie wie die gut organisierte Bürokauffrau, immer kontrolliert, doch nun beginnt diese Fassade zu bröckeln. *»Mein Herz rast, ich kann keinen klaren Gedanken fassen. Alles in mir schreit nach Flucht, aber ich kann weder weinen noch weglaufen«*, beschreibt sie die Panikattacken, die sie in stressigen Situationen, etwa im Büro, oft überwältigen. Während sie davon erzählt, stockt sie häufig, als ob sie diese Worte nur zögerlich zulassen kann.

Ihre Panik von heute ist nicht neu – sie fühlt sich genauso wie damals, als ihr Vater sie sexuell missbrauchte. Während der Übergriffe war sie wie erstarrt, unfähig, zu fliehen oder sich zu wehren. »*Ich habe es einfach ausgehalten*«, sagt sie leise. Der Schmerz ihrer Worte hängt spürbar im Raum. Es ist, als ob sich diese Überlebensstrategie in ihren Körper eingebrannt hätte und sie jetzt in alltäglichen Situationen wieder einholt.

»*Ich wundere mich oft, wie viele Erinnerungen andere Menschen an ihre Kindheit haben*«, sagt Julia plötzlich, ihre Stimme ist unsicher. »*Ich weiß nur noch Bruchstücke. Es ist, als wäre alles verschwommen.*« Dieser Gedanke begleitet sie schon lange – die Lücken in ihrer Erinnerung sind wie ein leiser, unbestimmter Schmerz, der nie ganz verschwindet.

Julia hat als Kind gelernt, sich in Fantasien zu flüchten, wenn die Realität unerträglich wurde. Doch dieses Ertragen und Aushalten hat Spuren hinterlassen: Ihr Körper reagiert heute mit chronischen Verspannungen und Magen-Darm-Problemen. Emotionale Nähe fällt ihr schwer, sie spürt ständig eine unterschwellige Wachsamkeit, als ob jede Begegnung Gefahr bergen könnte. Diese Flucht in Fantasien war nicht nur ein Überlebensmechanismus, sondern könnte auch der Grund für die Lücken in ihrer Erinnerung an die Realität sein – ein Schutz ihres Geistes vor dem Unerträglichen.

»*Meine Mutter hat nichts gesagt*«, fügt sie hinzu, ihre Stimme bricht. Sie erinnert sich an einen Moment, der ihre Kindheit prägte: »*Sie kam herein, sah alles – und ging wieder.*« Dieser Augenblick hinterließ eine tiefe Wunde der Verlassenheit. Julias Mutter, selbst geprägt durch Missbrauch und emotionale Vernachlässigung, konnte sie nicht schützen.

Heute kämpft Julia mit Bindungsangst. Sie sehnt sich nach Nähe, hat aber gleichzeitig Angst vor Grenzüberschreitung, vor Nähe und Intimität sowie vor Kontrollverlust. In Beziehungen hält sie oft emotional und körperlich Abstand, versucht, durch Kontrolle Sicherheit zu gewinnen, oder passt sich so stark an, dass ihre eigenen Bedürfnisse völlig zurückbleiben. »*Ich will, dass alles harmonisch ist, aber am Ende fühle ich mich leer*«, sagt sie.

Julia beginnt langsam zu verstehen, wie sehr das, was sie als Kind durchleben musste, ihr heutiges Leben prägt. Die tief in ihr Nervensystem eingebrannten Muster von Hilflosigkeit und Ohnmacht zeigen sich immer wieder – in ihrem Körper, in ihren Beziehungen und in ihrem Alltag. »*Ich möchte nicht mehr nur ertragen*«, sagt sie, mit einem Funken Entschlossenheit in der Stimme.

Nie genug: Stefanie und das Erbe einer narzisstischen Mutter

Stefanie, 35 Jahre alt und Projektmanagerin, sitzt vor mir, ihre Haltung ist perfekt aufrecht. Ihr Gesicht wirkt angespannt, die Kiefermuskeln scheinen unter Druck zu stehen, und ihr Blick ist starr nach vorne gerichtet, als würde sie sich an etwas festhalten, das ihr Halt gibt. »*Ich gebe wirklich alles*«, sagt sie, »*aber wenn Kritik kommt, fühle ich mich wie ein absolutes Nichts. Als hätte ich komplett versagt.*« Sie blickt zu Boden, und ihre Stimme wird leiser: »*Manchmal habe ich das Gefühl, ich bin nie genug.*«

Nach außen zeigt sich Stefanie als zielstrebig, selbstsicher und perfekt organisiert. Doch während sie spricht, wirkt es, als ob hinter dieser Fassade eine tiefe Unsicherheit verborgen liegt. »*Es ist, als ob ich dann sofort wieder die kleine Stefanie bin, die vor ihrer Mutter steht und hört: ›Das reicht nicht, du musst besser sein.‹*« Diese Worte scheinen tief in ihrem Inneren widerzuhallen, fast wie ein unaufhörliches Echo.

Als Kind wuchs Stefanie in einem Umfeld auf, in dem Leistung alles bedeutete. Ihre Mutter forderte von Stefanie Perfektion in jeder Hinsicht. »*Eine 1- war nie gut genug*«, erinnert sie sich. Doch es war nicht nur die Kritik, sondern auch die emotionale Distanz, die sie spürte. »*Ich wusste nie, ob sie stolz auf mich war, egal wie sehr ich mich anstrengte.*« Ihr Vater schwieg dazu. »*Ich habe mir immer gewünscht, dass er etwas sagt, mich verteidigt. Aber er war einfach nur still.*« Diese Leere und das Gefühl, alleingelassen zu sein, haben tiefe Wunden hinterlassen.

Heute lebt Stefanie in einem Zustand ständiger innerer Anspannung. Sie versucht, immer mehr zu leisten, Konflikte zu vermeiden und sich so stark anzupassen, dass sie niemanden enttäuscht. *»Ich sage Ja, auch wenn ich innerlich Nein schreie«*, gesteht sie leise. Es gab Zeiten, in denen dieser innere Druck so groß war, dass Stefanie mit Gedanken an Suizid kämpfte. Heute sind diese Momente seltener geworden, doch das Ringen mit dem Leben bleibt besonders in schweren Phasen ein Teil ihrer Realität. Dieses unaufhörliche Streben hat sie ausgelaugt: Sie fühlt sich leer, unsicher und oft wie eine Versagerin – selbst dann, wenn andere sie für ihren Einsatz bewundern.

Ihre körperlichen Symptome – Schlaflosigkeit, Verspannungen, ein ständiges Gefühl von Getriebensein – sind die Spuren eines Nervensystems, das nie zur Ruhe kommt. Die Angst vor Kritik, die sich heute zeigt, ist direkt mit der Abwertung durch ihre Mutter verbunden. Jede negative Bemerkung, jedes Missverständnis im Job löst in ihr dieselben Gefühle von Wertlosigkeit und Ohnmacht aus wie damals als Kind.

Stefanie beginnt langsam zu erkennen, dass ihre Schutzmechanismen – der starke Leistungsanspruch und das People Pleasing – nicht ihre wahren Bedürfnisse widerspiegeln. Sie merkt auch, dass der Druck, den sie sich selbst auferlegt, eigentlich die Stimme ihrer Mutter ist. *»Es ist verrückt«*, sagt sie nachdenklich, *»ich mache immer noch genau das, was sie wollte, obwohl sie gar nicht mehr da ist.«*

Wie Max die Nähe fürchtet, nach der er sich sehnt

Max, 50 Jahre alt und Ingenieur in leitender Position, betritt das Therapiezimmer mit einem breiten Lächeln, das ein wenig zu stark wirkt. Er setzt sich, begrüßt höflich und beginnt sofort mit Small Talk, als wolle er die Atmosphäre unter Kontrolle halten. Nach außen wirkt er ruhig, selbstbewusst und distanziert, doch bei genauerem Hinsehen verrät eine subtile Anspannung in seinem Gesicht, wie schwer er die Fassade aufrechterhält.

»Ich mag keine Konflikte. Die lösen in mir sofort eine Enge in der

Brust aus, und mein Kopf wird leer«, sagt er schließlich. Seine Stimme klingt beherrscht, doch seine starre Haltung und der angespannte Blick lassen erahnen, wie viel Kraft ihn diese Selbstbeherrschung kostet.

Sein Arzt diagnostizierte stressbedingten Bluthochdruck. *»Ich weiß, dass es so nicht weitergehen kann«*, sagt er leise. Doch wie er die Anspannung in sich jemals beruhigen soll, bleibt ihm ein Rätsel. Sie ist zu einem ständigen Begleiter geworden. *»Ich war immer falsch. Egal, was ich tat, ich fühlte mich wie ein Versager«*, fügt er hinzu. Sein Blick senkt sich, als ob diese Worte immer noch zu schwer sind, um sie auszusprechen.

In seiner Kindheit war Max ständiger Wut und Unberechenbarkeit ausgesetzt. Sein Vater, cholerisch und streng, bestrafte Fehler mit Schlägen, lautem Geschrei oder wochenlangem Schweigen. Seine Mutter, eine abhängige Frau, ertrug die cholerischen Ausbrüche des Vaters und versuchte, den Frieden zu wahren, indem sie sich zurücknahm und Konflikte mied. Dieses Verhalten übertrug sich unbewusst auf Max. *»Wenn mein Erzeuger wütend war, zog ich mich zurück und hoffte, unsichtbar zu sein«*, sagt Max. Diese Strategie, stillzuhalten und keine Angriffsfläche zu bieten, half ihm zu überleben. Doch Jahrzehnte später prägt sie noch immer sein Verhalten.

Ob in der Ehe, im Beruf oder mit seinen Kindern – Max weicht Konflikten aus. *»Ich weiß, dass meine Frau Nähe möchte, aber ich kann es einfach nicht. Es fühlt sich an, als ob ich hinter einer Glaswand stehe«*, sagt er, und seine Stimme bricht kurz ab. Der Wunsch nach Verbindung ist da, doch die Angst vor Beschämung, Verletzung oder Abwertung hält ihn zurück. In der Reflexion erkennt Max, wie tief die emotionale Distanz seines Vaters auch sein eigenes Leben durchdrungen hat.

Sein Körper erzählt die Geschichte, die er nicht laut aussprechen kann: Der Druck in der Brust, die Schlaflosigkeit, der Bluthochdruck – sie sind die stummen Zeugen der Spannungen, die er seit seiner Kindheit in sich trägt. *»Ich habe das Gefühl, mein Körper hat alles gespeichert, was ich damals nicht sagen und sein durfte«*, sagt er leise, sein Blick sinkt zu Boden.

Jana: Die Last, immer stark sein zu müssen

Jana, 60 Jahre alt und Krankenschwester, sitzt im Therapiezimmer. Ihre Schultern hängen herab, und ihr Blick schweift suchend durch den Raum. Als ich ihr ein Glas Wasser anbiete, lehnt sie ab: »*Ich brauche nichts, danke.*« Dieser Satz könnte ihr Lebensmotto sein – immer bedürfnislos und keine Umstände bereiten wollen.

Janas Kindheit war geprägt von emotionaler und physischer Vernachlässigung. Ihre Mutter, alkoholkrank und oft abwesend, ließ Jana über weite Strecken ihres Lebens allein. Die Eltern trennten sich, als Jana drei Jahre alt war. Ihr Vater, der nach der Trennung kaum auf sie einging, wurde aus Hilflosigkeit oft laut und konnte wenig kindgerecht mit ihr umgehen. Jana fühlte sich dort nie wohl, sah es jedoch als ihre Pflicht, die Wochenenden bei ihm zu verbringen. Mit 15 Jahren brach sie schließlich den Kontakt zu ihm ab.

»*Ich musste schon als kleines Kind alleine zurechtkommen*«, erinnert sie sich. Es fehlte an Wärme, Geborgenheit und einer sicheren Bindung. Stattdessen waren Überforderung, Traurigkeit und Einsamkeit ihre ständigen Begleiter. »*Manchmal habe ich das Gefühl, ich war mehr ihre Mutter als ihr Kind*«, sagt sie leise.

Auch in der Schule fand sie keinen sicheren Ort. Jahrelanges Mobbing nagte unerbittlich an ihrem Selbstwert. »*Jeden Tag wurde ich bloßgestellt*«, erinnert sie sich. Diese Scham und das Gefühl, wertlos zu sein, haben sich tief in ihr Leben eingebrannt. Statt Probleme oder Konflikte offen anzugehen, lernte sie früh, auszuhalten, zu verdrängen und sich ihrem Schicksal zu beugen.

Heute ist Jana erschöpft. Auf der Arbeit springt sie ständig ein, übernimmt zusätzliche Aufgaben und lässt sich oft ausnutzen. »*Ich fühle mich verantwortlich, selbst wenn es nicht meine Aufgabe ist*«, sagt sie. Aus ihrem Elternhaus kennt sie es, Verantwortung zu tragen – auch für Dinge, die nie ihre Aufgabe waren. Diese Last hat sich in ihrem Körper eingeprägt: ständige Erschöpfung, Magenbeschwerden, Kopfschmerzen.

Auch in Beziehungen versucht Jana, es allen recht zu machen. Sie erledigt Dinge, bevor sie überhaupt gefragt wird, und hofft, dadurch gesehen und vielleicht ein wenig geliebt zu werden. Doch diese permanente Fürsorge hat ihren Preis: Sie fühlt sich innerlich leer, wie ein Akku, der nie aufgeladen wird.

Lange hat Jana gehofft, dass sich ihre Ehe zum Positiven ändert. Sie hat ertragen, ausgehalten, gewartet, doch mit der Zeit wurde ihr klar, wie einsam sie sich neben ihrem Partner fühlte – als ob sie in einem Raum voller Stille lebte, in dem ihre Bedürfnisse keinen Platz hatten. *»Ich habe immer gehofft, dass er mich sieht, dass er sich zuwendet. Aber diese Enttäuschung hat mich nur noch mehr erschöpft«*, erzählt sie. Schließlich fasste sie den Mut, sich zu trennen. *»Er war immer so verschlossen. Es fühlte sich an, als ob ich innerlich vertrocknet bin«*, sagt sie. Doch die Trennung war kein leichter Schritt, sondern das Ergebnis eines jahrelangen, schmerzhaften Prozesses. Nach der Trennung kämpft sie mit tiefer Einsamkeit, die sie wieder an ihre Kindheit erinnert – an die Zeit, als sie in so jungen Jahren für alles sorgen musste und sich sehr überfordert fühlte.

Reflexion

Die Fallbeispiele von Julia, Stefanie, Max und Jana zeigen, wie individuell die Auswirkungen von Entwicklungstrauma sind – und wie tiefgreifend sie unser Verhalten, unsere Beziehungen und unser Wohlbefinden prägen können. Gleichzeitig wird deutlich, dass die Schutzmechanismen, die sich aus diesen Erfahrungen entwickeln, bei aller Verschiedenheit eine gemeinsame Grundlage haben: Sie sind Überlebensstrategien, die einst notwendig waren, um mit den schmerzhaften Erlebnissen der Kindheit fertigzuwerden. Diese Strategien haben uns damals geholfen, zu überleben, doch sie sind tief in uns verankert und beeinflussen oft unbewusst weiterhin unser Leben.

Um deinen eigenen Weg der Heilung zu finden, kann es hilfreich sein, über deine persönlichen Erfahrungen nachzudenken. Die folgenden Fragen laden dich dazu ein, innezuhalten, in dich hinein zu spüren und sanft erste Schritte in Richtung Veränderung zu gehen.

Emotionale Selbstwahrnehmung

* *Welche Situationen in deinem Alltag lösen Gefühle wie Angst, Unsicherheit oder Überforderung aus?*
* *Wie reagiert dein Körper, wenn du dich innerlich angespannt oder bedroht fühlst?*

Verhalten und Schutzstrategien

* *Welche Muster oder Verhaltensweisen zeigen sich bei dir immer wieder – auch wenn sie dir heute vielleicht nicht mehr helfen?*
* *Gibt es Momente, in denen du das Gefühl hast, dich selbst zu verleugnen, um anderen zu gefallen?*

Beziehungen

* *Fühlst du dich in deinen Beziehungen manchmal verantwortlich für das Glück oder Wohlbefinden anderer?*
* *Gibt es jemanden in deinem Leben, bei dem du das Gefühl hast, dich selbst nicht ganz zeigen zu können?*

Heilung und Veränderung

* *Was bedeutet Heilung für dich persönlich?*
* *Wenn du dir ein Bild deiner idealen, sicheren Beziehung malen könntest – wie würde sie aussehen?*
* *Was kannst du aus den Geschichten von Julia, Stefanie, Max oder Jana für deinen eigenen Weg mitnehmen?*

Abschlussfrage

* *Wenn du dir selbst eine liebevolle Botschaft schreiben würdest, um dich auf deinem Weg zu stärken – wie würde sie lauten?*

Abschließende Gedanken

Entwicklungstrauma hat viele Gesichter. Wir haben gesehen, es entsteht auf unterschiedlichste Weisen und hinterlässt Spuren, die sich in unserem Körper, unserem Geist und unserem Herzen zeigen können. Es erzählt eine Geschichte – von Schmerz, Verlust und Überleben. Doch in diesen Fallbeispielen steckt auch eine tiefe Stärke: Wir haben überlebt. Und doch ist Überleben nicht alles, was möglich ist. Es gibt mehr: Heilung, Freiheit und die Rückkehr zur Lebensfreude.

Heilung beginnt, indem wir den Mut aufbringen, unsere Narben sichtbar zu machen, statt sie zu verdrängen. Es bedeutet, uns liebevoll den schmerzhaften Stellen zuzuwenden und anzuerkennen, wo die Wunden ihren Ursprung haben. Traumatische Erlebnisse hinterlassen oft tiefe Spuren – in unserem Selbstbild, unseren Beziehungen, unserer Fähigkeit, Nähe zuzulassen, und in unserem Umgang mit Grenzen. Diese Verletzungen können sich körperlich, emotional und kognitiv zeigen, wie ein leises Echo der Vergangenheit, das uns auch heute noch beeinflusst. **Der erste Schritt zur Heilung** ist, diese Wunden achtsam wahrzunehmen und zu erkennen: Sie sind ein Teil unserer Geschichte, aber sie bestimmen nicht, wer wir sind und wohin wir gehen.

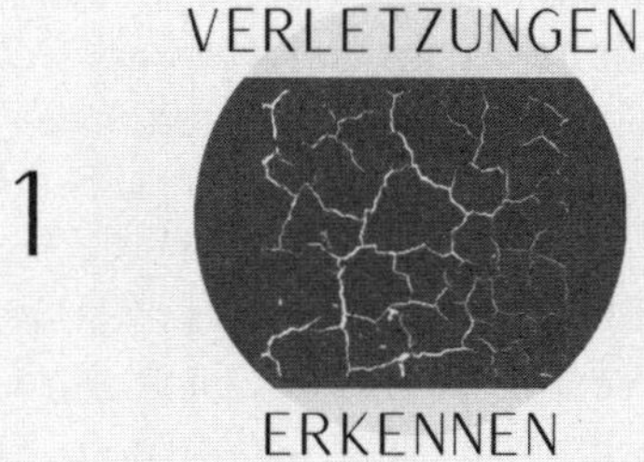

Der nächste Schritt führt uns tiefer. Wir werden die Wurzeln von Entwicklungstrauma ergründen und verstehen, wie es unsere Kindheit prägt. Lass uns gemeinsam weitergehen auf dem Weg, dein Leben besser zu verstehen und zu gestalten.

2 Trauma tiefer verstehen

Trauma ist wie ein unsichtbarer Begleiter, der das Leben schwer macht. Es bringt zahlreiche Herausforderungen mit sich: Trigger, die intensive Emotionen hervorrufen, und äußere Reize wie Lärm, die Stress und Angst verstärken. Es fühlt sich an wie ein schwerer Stein, der Freude und Leichtigkeit blockiert. Belastende Erinnerungen und Flashbacks reißen das Erlebte immer wieder in die Gegenwart und lösen starke Gefühle von Unruhe und Unsicherheit aus. Viele Betroffene kämpfen mit quälenden Selbstzweifeln und Scham, begleitet von einer tiefen inneren Unsicherheit. Sie haben Schwierigkeiten, gesunde Grenzen zu setzen, und fühlen sich schnell überfordert. Rückzug, Perfektionismus und das Streben nach Kontrolle werden zu typischen Mustern – doch diese verstärken den inneren Druck nur noch mehr.

Trauma hält uns in einem dauerhaften Alarmzustand gefangen, raubt Energie und verstellt den Blick auf das Schöne im Leben. Es lastet schwer auf uns und drückt uns nieder, als würden wir einen schweren Stein auf den Schultern tragen. So fühlt es sich oft mit den überwältigenden Gefühlen der Traumatisierung an – sie nehmen uns vollständig ein und lassen uns kaum Raum zum Atmen.

Doch was passiert, wenn wir diesen Stein nach und nach ablegen und mit Abstand betrachten? Plötzlich sehen wir, wie sehr er uns blockiert hat, wie schwer er wirklich war. Und das Wichtigste: Wir erkennen, dass er nicht unüberwindbar ist. Wir können ihn von allen Seiten betrachten, ihn begreifen und lernen, uns von seiner Last zu befreien.

Diese Erkenntnis ist der erste Schritt zur Heilung. Statt uns weiterhin von dieser Schwere erdrücken zu lassen, können wir beginnen, den Stein Stück für Stück zu verarbeiten. Kleine, liebevolle Schritte – wie achtsame Reflexion, Selbstfürsorge oder der Austausch mit anderen – schaffen nach und nach Raum für Heilung und ein neues Leben, in dem der Blick auf das Schöne wieder frei wird.

Dieses Kapitel lädt dich ein, die Vielfalt unserer Empfindungswelt (wieder) zu entdecken. Es soll dir Orientierungspunkte geben, die dir dabei helfen, dich selbst und dein Erleben besser zu verstehen.

Gefühle wie Wut oder Traurigkeit haben oft keinen Raum bekommen. Schon früh lernten viele von uns, solche Emotionen zu unterdrücken, um Zuneigung und Akzeptanz zu erhalten. Was damals als Schutz diente, blockiert heute oft unser Leben. Dabei sind diese Gefühle ein wichtiger Teil von uns: Sie zeigen, was uns wichtig ist, und verdienen es daher, mit Mitgefühl angesehen zu werden.

Diese frühen Muster wirken unbemerkt im Erwachsenenalter weiter. So ist es keine Seltenheit, dass jemand bei Bedrohung mit Rückzug reagiert – eine Schutzstrategie, die einst sinnvoll war, heute jedoch blockierend wirkt. Die folgenden Beispiele zeigen, wie solche Dynamiken entstehen und welche langfristigen Folgen sie haben können:

* **Silvia** kam eines Tages traurig von der Schule nach Hause. Ihre Mitschüler hatten sie ausgelacht, und sie suchte Trost. Doch statt Mitgefühl erhielt sie die Anweisung: *»Hör auf zu weinen, das ist doch nicht so schlimm.«* Tief in ihr verfestigte sich die Überzeugung, dass Traurigkeit etwas ist, das man besser versteckt. Dabei hätte sie Mitgefühl gebraucht, denn Traurigkeit ist eine natürliche Reaktion auf Ablehnung.
* **Amanda** hatte Angst vor der Dunkelheit und fühlte sich alleingelassen. Doch ihre Eltern begegneten ihr mit Ungeduld und schroffem Zurechtweisen: *»Hör auf mit dem Quatsch! Du gehst jetzt schlafen!«* Amanda lernte, dass sie ihre Ängste verbergen musste, um nicht abgelehnt zu werden. Doch Angst vor Dunkelheit ist für Kinder ein Schutzmechanismus, der verstanden werden will.
* **Holger** wollte im Urlaub abends noch mal ins Schwimmbad, doch seine Eltern verweigerten ihm diesen Wunsch.

Als er enttäuscht reagierte, wurde er mit den Worten abgewiesen: *»Du solltest dankbar sein, dass wir überhaupt hier sind.«* Holger lernte, dass Gefühle wie Frustration oder Enttäuschung keinen Raum haben. Dabei ist Enttäuschung in solchen Momenten ein berechtigtes Gefühl auf das Verbot der Eltern.

Solche **kontinuierlichen Kindheitserfahrungen** hinterlassen tiefe Spuren. Oft lernen wir, unseren Gefühlen nicht mehr zu vertrauen. Uns wird vermittelt, dass das, was wir empfinden, falsch, übertrieben oder unwichtig ist. Dieser Schmerz, nicht ernst genommen zu werden, führt dazu, dass wir uns innerlich abkapseln. Der einfachste Weg scheint zu sein, unsere Gefühle zu ignorieren oder ganz abzuschalten. Doch dieser Schutz hat einen hohen Preis: Wir verlieren den Kontakt zu uns selbst und spüren nicht mehr, was in uns oder um uns herum geschieht.

So erkennen wir oft nicht einmal, dass das Verhalten unserer Eltern grenzüberschreitend oder missbräuchlich ist. Die feinen inneren Alarmsignale, die uns vor Verletzungen schützen sollen, werden übertönt. Wir lernen, dass es normal ist, Schmerz zu ertragen, anstatt ihn zu hinterfragen.

Wie Julia aus dem Fallbeispiel bemerken viele Betroffene, dass sie sich an große Teile ihrer Kindheit kaum erinnern können. Es ist, als ob die Erlebnisse hinter einem dichten Nebel verborgen liegen. Während andere lebhafte Erinnerungen an ihre Kindheit teilen, fühlen sich Betroffene oft irritiert oder isoliert, weil ihnen diese Rückblicke fehlen. Dieses Phänomen ist typisch für Entwicklungstrauma und spiegelt wider, wie der Körper und das Gehirn versuchen, überwältigende Erlebnisse zu verarbeiten – oft, indem sie diese aus dem Bewusstsein verdrängen. Dieser Verlust der eigenen Erinnerungen macht es so schwer, alte Muster zu durchbrechen – doch genau darin liegt der Schlüssel zur Heilung.

Dein »Trauma-Verständnis«

In meiner Praxis erlebe ich häufig, dass Menschen, die zu mir in die Therapie kommen, nicht genau wissen, warum es ihnen nicht gut geht. Oft berichten sie, dass ihr Leben aus den Fugen geraten ist: Stress im Job, Konflikte in der Familie oder in der Partnerschaft scheinen sie zu überwältigen. Sie spüren unangenehme Gefühle oder Symptome, wissen aber nicht, woher diese kommen. Der erste Schritt zur Heilung ist, das eigene Trauma zu verstehen. Dabei geht es auch darum, die oft tief verankerten Lügen zu entlarven, die durch missbräuchliches Verhalten entstanden sind. Solche Lügen können direkt vermittelt worden sein oder subtil als Botschaften, die in der Kindheit verinnerlicht wurden. Zu den häufigsten gehören:

- *»Ich bin nicht liebenswert.«*
- *»Meine Gefühle sind nicht wichtig.«*
- *»Ich verdiene keine Liebe oder Zuneigung.«*
- *»Ich bin schuld, dass meine Eltern mich missbraucht haben.«*
- *»Ich muss perfekt sein, um akzeptiert zu werden.«*
- *»Es ist gefährlich, anderen zu vertrauen.«*
- *»Ich darf keine Schwäche zeigen.«*
- *»Meine Bedürfnisse sind weniger wert als die anderer.«*
- *»Es ist besser, keine Bedürfnisse zu haben.«*
- *»Ich bin eine Last für andere.«*
- *»Ich bin zu empfindlich.«*
- *»Andere haben es viel schlimmer.«*

Diese inneren Überzeugungen entstehen nicht über Nacht, sondern oft in einem jahrelangen Prozess, in dem Kinder versuchen, ihre Umwelt zu verstehen. Anders als bei einem körperlichen Sturz, bei dem die Verletzung sichtbar wird, bleibt die Wirkung von Entwicklungstrauma oft unbemerkt, da die Belastung schleichend ist.

Die Perspektive des Kindes

Als Kind ist es schwer zu verstehen, dass Eltern nicht perfekt sind. Ihre Überforderung, Ungeduld oder Wutausbrüche werden schnell als eigene Schuld interpretiert. Aussagen wie *»Du treibst mich noch in den Wahnsinn!«* oder *»Warum bist du immer so unvorsichtig?«* hinterlassen tiefe Spuren und stärken das Gefühl, nicht gut genug zu sein. Traumatisierte Menschen tragen diese Überzeugungen oft bis ins Erwachsenenalter mit sich.

Es ist auch entscheidend, zu erkennen, was das Trauma einem genommen hat. Betroffene verlieren häufig:

* das Gefühl von Sicherheit
* Vertrauen in andere Menschen und in sich selbst
* Spontanität und Kreativität
* die Fähigkeit, gesunde Grenzen zu setzen
* ein Zugehörigkeitsgefühl
* die Fähigkeit, Freude zu empfinden oder neue Dinge auszuprobieren
* ein gesundes Selbstwertgefühl
* den Mut, authentisch zu sein
* die Fähigkeit, mit Stress konstruktiv umzugehen
* ein Gefühl von innerem Frieden

Diese Verluste beeinträchtigen Beziehungen und die Lebensqualität massiv. Sie zu erkennen, ist der Beginn, um neue Wege einzuschlagen.

Entwicklungstrauma kann auf ganz unterschiedliche Weise unser Leben prägen:

* **Körperlicher Missbrauch** hinterlässt oft sichtbare und unsichtbare Narben: Er kann zu chronischen Schmerzen, gesundheitlichen Problemen oder einem aggressiven Verhalten führen, das als Schutz vor weiterer Verletzung dient.
* **Emotionaler Missbrauch** hinterlässt unsichtbare Spuren in der Psyche. Ständige Kritik, Demütigungen oder das

Ignorieren von Gefühlen vermitteln Kindern das Gefühl, minderwertig oder unwichtig zu sein. Sie lernen, ihre Bedürfnisse zu unterdrücken, um Ablehnung zu vermeiden, und entwickeln ein verzerrtes Selbstbild. Diese Wunden erschweren es, gesunde Beziehungen aufzubauen oder Vertrauen zu sich selbst und anderen zu entwickeln.
- **Sexueller Missbrauch** hinterlässt eine komplexe Mischung aus Scham, Schuld und Unsicherheit. Betroffene verlieren oft die Verbindung zu ihrem eigenen Körper und entwickeln ein gestörtes Selbstbild, das lange nachwirkt.
- **Körperliche und emotionale Vernachlässigung** zeigen sich oft subtil, aber mit tiefgreifenden Folgen. Kinder, die körperlich vernachlässigt werden, erfahren häufig Entwicklungsverzögerungen oder gesundheitliche Einschränkungen. Emotionale Vernachlässigung hingegen raubt ihnen die Fähigkeit, ihre Bedürfnisse wahrzunehmen, und prägt ein verzerrtes Körperbild, da sie nie gelernt haben, sich selbst als wertvoll und liebenswert zu sehen.

Auch die Bewältigungsstrategien variieren. Manche ziehen sich zurück, andere entwickeln ein übermäßiges Bedürfnis nach Schutz, Kontrolle oder Anerkennung. All diese Strategien sind Schutzmechanismen, die in der Kindheit notwendig waren, im Erwachsenenalter aber oft hinderlich sind.

Der nächste Schritt: Reflexion

Um mit der Heilung zu beginnen, ist es wichtig, sich den eigenen Wunden bewusst zu werden. Überlege:

- *Welche Verletzungen hast du erfahren?*
- *Welche Hoffnungen hattest du, und wer war für dich da?*
- *Welche Symptome oder Verhaltensmuster zeigen sich bis heute?*
- *Welche Stärken konntest du trotz oder gerade durch diese Erlebnisse entwickeln?*

Es hilft, Schutzmechanismen zu hinterfragen: *Welche sind noch nützlich, und welche blockieren dich? Welche Ängste begleiten dich bis heute? Und wie prägen diese Muster deine Beziehungen?*

Distanz zum Trauma entwickeln

Die verschiedenen Arten von Missbrauch sowie emotionale und physische Vernachlässigung werden von Betroffenen oft erst spät erkannt. Das liegt daran, dass Kinder in belastenden Familien lernen, unangenehme Gefühle und Wahrnehmungen zu unterdrücken oder zu ignorieren. Das Verhalten der Eltern wird als alltäglich wahrgenommen und erscheint daher als normal – selbst wenn es schmerzhaft ist.

Diese Normalisierung schädlichen Verhaltens verzerrt die Wahrnehmung und verhindert, dass das Ausmaß des Missbrauchs erkannt wird – oft bis ins Erwachsenenalter. Hinzu kommt der Einfluss von Autoritätspersonen wie Eltern oder Erziehern, deren Macht und Überzeugungskraft die Sichtweise des Kindes prägen. Ohne Vergleich zu gesunden Beziehungen fehlt Kindern der Maßstab, um destruktives Verhalten als solches zu erkennen.

Ein Beispiel für eine subtile, aber tiefgreifende Form emotionaler Manipulation ist das sogenannte ***Silent Treatment.*** Dabei ignorieren Eltern ihre Kinder absichtlich, um Enttäuschung oder Ärger auszudrücken, anstatt die Situation offen anzusprechen. Für das Kind entsteht eine quälende Unsicherheit: »*Habe ich etwas falsch gemacht? Bin ich nicht liebenswert?*« Diese Unsichtbarkeit wird zur Bestrafung und zwingt das Kind, sich immer stärker anzupassen, um wieder Zuneigung und Anerkennung zu erfahren.

Das Schweigen wirkt wie eine unsichtbare Mauer, die das Kind ausschließt und ihm gleichzeitig keine Möglichkeit gibt, den Konflikt zu verstehen oder konstruktiv zu lösen. Dies vermittelt die Botschaft, dass Konflikte durch Rückzug oder emotionale Kälte »gelöst« werden – ein destruktives Muster, das manche Betroffene später in ihren eigenen Beziehungen wiederfinden. Scham- und

Schuldgefühle verstärken diese Dynamik zusätzlich. Sie nähren die Überzeugung, selbst verantwortlich zu sein, und blockieren den Prozess, das Erlebte als Misshandlung anzuerkennen. Vielleicht war es auch in deiner Familie so: Du hast gelernt, dass das, was du erlebt hast, normal ist, und konntest es nicht hinterfragen. Fehlende Vorbilder für respektvolle Kommunikation oder eine Atmosphäre ständiger Kritik bestärken diese Wahrnehmung. Erst später – oft durch Psychotherapie oder den Austausch mit anderen – wird vielen bewusst, dass das missbräuchliche, übergriffige oder wie auch immer geartete verletzende Verhalten ihrer Eltern nicht normal, sondern emotional missbräuchlich war.

Bitte beachte

Kinder, die von ihren Eltern missbraucht werden, hören nicht auf, ihre Eltern zu lieben – sie hören auf, sich selbst zu lieben. Diese Verlagerung bleibt oft ein Leben lang bestehen, bis sie bewusst hinterfragt wird.

Eltern und andere Erwachsene in Machtpositionen haben erheblichen Einfluss auf das Selbstbild von Kindern. In missbräuchlichen Familien nutzen Eltern diese Macht oft, um die Realität des Kindes zu manipulieren: Sie reden dem Kind ein, es übertreibe oder sei selbst schuld an negativen Ereignissen. Das führt dazu, dass Kinder an ihren eigenen Wahrnehmungen zweifeln und die Worte ihrer Eltern über ihre eigenen Gefühle stellen.

Ein Kind, dem immer wieder gesagt wird, es sei »zu empfindlich« oder »übertreibe«, glaubt schließlich selbst daran. Kinder nehmen die Perspektive ihrer Eltern als absolut wahr. Im Erwachsenenalter mündet dies in Unsicherheit und Misstrauen gegenüber den eigenen Gefühlen. Erst durch Selbstreflexion oder therapeutische Unterstützung wird klar, dass diese Unsicherheit auf emotionaler Manipulation in der Kindheit beruht.

Wenn du aus einer Familie kommst, in der es wenig Liebe oder Sicherheit gab, kann es schwer sein, dir vorzustellen, dass Beziehungen voller Vertrauen und Respekt sein können. Vielleicht hast du nie erfahren, dass Liebe bedingungslos sein darf – doch das kannst du lernen, Schritt für Schritt. Ohne positive Vorbilder verstehen Betroffene nicht, dass Liebe bedingungslos sein sollte und Respekt die Grundlage jeder Beziehung bildet. Das Fehlen solcher Vorbilder macht es schwer, das eigene familiäre Umfeld kritisch zu hinterfragen, selbst wenn es belastend war. Gewalt in der Erziehung oder emotionale Vernachlässigung erscheinen als normal – bis neue Erfahrungen oder Informationen zeigen, dass es auch anders geht.

Scham und Schuld verdecken die Wahrheit über Missbrauch. Viele betroffene Kinder wachsen mit dem Gefühl auf, nicht gut genug zu sein. Dieser Kreislauf macht es schwer, das eigene Erleben kritisch zu hinterfragen. Es braucht oft Zeit, Selbstreflexion und Unterstützung, um diese Dynamik zu entwirren und die Wahrheit zu erkennen.

Doch Heilung beginnt mit der Erkenntnis: Du bist unschuldig. Sobald du diese Mauern durchbrichst, kannst du deine Gefühle annehmen und dich selbst neu entdecken.

Hierbei gilt es zu beachten

Es sind nicht gelegentliche Fehler von Eltern, die traumatisieren, sondern destruktives Verhalten, das zum Dauerzustand wird. Emotionaler Missbrauch ist nicht immer laut und offensichtlich – er kann subtil und still geschehen, aber genauso zerstörerisch sein.

Gesellschaftliche Relevanz

Kinder brauchen die Gewissheit, dass sie wertvoll und liebenswert sind – so wie sie sind. Es wäre wünschenswert, wenn bereits Schulen und Kindergärten Kindern zeigen würden, dass sie mit ihren Gefühlen und Fehlern willkommen sind. So könnte eine Basis geschaffen werden, die es Kindern ermöglicht, frei von Scham und Angst aufzuwachsen – eine Grundlage, die vielen Betroffenen von Trauma fehlt.

Verstehen, Annehmen und Heilen – Dein Weg zur Selbstanalyse

Traumatherapie wird oft missverstanden. Viele denken, es gehe darum, immer wieder auf das Geschehene zu schauen, den Schmerz noch einmal zu durchleben und jedes Detail zu analysieren. Doch das ist weder notwendig noch hilfreich. Wenn jemand einen schweren Autounfall erleidet, konzentriert sich der Rettungsdienst nicht darauf, den Unfallhergang bis ins Kleinste zu rekonstruieren. Niemand fragt, wie der Aufprall genau passiert ist, sondern man versorgt die Wunden – gebrochene Knochen werden stabilisiert, Blutungen gestoppt. Genau so müssen wir in der Traumatherapie vorgehen: Es geht nicht darum, die schmerzhaften Erlebnisse erneut zu durchleben, sondern die Folgen zu verstehen und zu heilen.

Trauma hinterlässt innere Wunden, die uns oft unbewusst steuern. Wenn Grenzen wiederholt überschritten wurden, Abwertung oder Gewalt erlebt wurde oder man immer wieder alleingelassen war, entstehen tiefgreifende Schutzmechanismen. Diese waren einmal überlebensnotwendig, können uns heute jedoch in unserer Freiheit, Freude und Lebendigkeit blockieren. Der Fokus liegt darauf, zu verstehen, wie diese Wunden unser heutiges Leben beeinflussen – wie sie unsere Beziehungen, unsere Gefühle und unsere Selbstwahrnehmung prägen.

Das bedeutet auch, den inneren Schmerz zu sehen und anzuerkennen: die Traurigkeit, das Gefühl der Wertlosigkeit und der Überforderung. Es ist ein Akt des Mitgefühls, sich selbst zu halten und nicht zu zwingen, wieder und wieder auf die schmerzhaften Bilder zurückzublicken. Wie ein Kind, das Trost braucht, geht es darum, uns selbst zu sagen: »*Ich sehe dich. Ich verstehe deinen Schmerz. Und ich bin jetzt da, um dich zu schützen.*«

In der Traumatherapie gibt es zwei grundlegende Ansätze, die sich in ihrer Herangehensweise deutlich unterscheiden: **traumasensibel und traumakonfrontativ**. Während traumakonfrontative Verfahren darauf abzielen, sich direkt mit den belastenden und oft schmerzhaften Erinnerungen auseinanderzusetzen, konzentriert sich die traumasensible Therapie darauf, Stabilität, Sicherheit und Ressourcen aufzubauen.

Stellen wir uns vor, ein Kind hat ein Trauma erlebt. Wie würden wir als Eltern reagieren? Wahrscheinlich würden wir alles tun, um diesem Kind Schutz zu bieten, es zu trösten und ihm ein Gefühl von Sicherheit zu geben. Niemand würde von einem traumatisierten Kind verlangen, sich mit den schlimmsten Momenten seines Lebens zu konfrontieren, diese erneut zu durchleben und dabei die Ängste und den Schmerz noch einmal zu spüren. Stattdessen würden wir sagen: »*Du bist sicher. Wir passen auf dich auf. Wir sind für dich da.*«

Ähnlich verhält es sich mit der traumasensiblen Traumatherapie. Sie erkennt, dass ein Mensch in einem Zustand von Schmerz und Überforderung zunächst Stabilität und Halt braucht. Es geht darum, Vertrauen in sich selbst und in die Welt zurückzugewinnen, Ressourcen aufzubauen und einen geschützten Raum zu schaffen, in dem Heilung überhaupt erst möglich wird. Traumatherapie-Methoden wie EMDR (Eye Movement Desensitization and Reprocessing) können dabei helfen, das Nervensystem zu regulieren und emotionale Stabilität herzustellen. Gerade EMDR wird oft nicht nur zur Verarbeitung belastender Erinnerungen genutzt, sondern auch, um innere Ressourcen zu stärken und Sicherheit aufzubauen.

Im Gegensatz dazu steht die traumakonfrontative Therapie, bei der die direkte Auseinandersetzung mit dem Trauma im Vordergrund steht. Dies kann bei manchen Menschen hilfreich sein, insbesondere wenn eine starke innere Stabilität bereits vorhanden ist. Doch es birgt auch Risiken, besonders wenn die Konfrontation ohne ausreichende Vorbereitung erfolgt. Sie kann retraumatisierend wirken und das Gefühl von Sicherheit und Selbstwirksamkeit untergraben.

Ich arbeite traumasensibel. Das Buch legt den Fokus auf Mitgefühl, behutsames Vorgehen und darauf, dass Heilung nicht durch Druck, sondern durch Vertrauen geschieht. Ein entscheidender Teil dieses Prozesses ist die therapeutische Beziehung. Menschen mit Entwicklungstrauma haben oft keine sichere Bindungserfahrung gemacht. Die Therapie muss deshalb einen Raum schaffen, in dem Vertrauen wachsen kann – in die eigene Wahrnehmung, in die eigenen Emotionen und in den Therapeuten als verlässliche Bezugsperson. Sicherheit entsteht nicht nur durch Methoden, sondern vor allem durch eine achtsame, wertschätzende therapeutische Begleitung. Ich denke, dass der liebevolle Umgang, den wir einem Kind in seinem Schmerz entgegenbringen würden, auch in der Arbeit mit Erwachsenen der Schlüssel zur Heilung ist. Denn Heilung beginnt dort, wo sich ein Mensch sicher und geschützt fühlt – und das ist die Grundlage der traumasensiblen Therapie.

In diesem Sinne lade ich dich ein, traumasensibel genauer hinzuschauen, was dein Trauma mit dir gemacht hat. Welche Schutzmechanismen hast du entwickelt? Welche inneren Wunden sind geblieben? Und wie beeinflusst das dein heutiges Leben? Gemeinsam möchten wir verstehen, annehmen und heilen – Schritt für Schritt, in deinem Tempo.

Der Prozess, dich selbst besser kennenzulernen, kann herausfordernd sein, ist jedoch ein essenzieller Schritt, um dein Leben aktiv zu gestalten und das Glück zu finden, das du verdienst. Ich gebe dir praktische Werkzeuge an die Hand, um dein Trauma besser zu verstehen. Gemeinsam erkunden wir, was dich geprägt hat und wie du darauf reagiert hast.

Doch Heilung bedeutet nicht nur, die eigenen Wunden zu erkennen. Es bedeutet auch, die unsichtbaren Fäden der Vergangenheit zu entwirren und die Muster zu durchbrechen, die von Generation zu Generation weitergegeben wurden.

Transgenerationale Traumata verstehen: Die unsichtbaren Fäden der Vergangenheit

Transgenerationale Traumata sind wie unsichtbare Fäden, die sich durch Familien und Gesellschaften ziehen. Sie sind oft unbemerkt, weil sie in der Normalität des Alltags eingebettet sind. Es geht nicht nur um die großen Geschichten von Krieg, Flucht oder Verlust, sondern um die subtilen, stillen Muster: die Normalisierung von Abwertung, das Anbrüllen von Kindern, wenn sie nicht gehorchen, oder die Erwartung, Emotionen zu unterdrücken, weil sie als störend gelten.

Diese Muster entstehen, weil traumatische Erfahrungen in einer Generation nicht verarbeitet wurden. Wenn Verletzungen normalisiert oder verdrängt werden, fehlt das Bewusstsein dafür, dass diese Verhaltensweisen schädlich sind. Stattdessen werden sie unbewusst an die nächste Generation weitergegeben. So entsteht eine Kette von unverarbeiteten Emotionen und Mustern, die sich in den Beziehungen, im Selbstbild und sogar in den Körpern der Nachkommen fortsetzen.

Was wir in unserer Kindheit erleben, fühlt sich für uns normal an, weil es unsere einzige Realität ist. Die Eltern handeln oft aus einer Perspektive, die sie selbst nie hinterfragt haben, weil sie es nicht anders kennen. **Julias Mutter** beispielsweise, die selbst Opfer von sexuellem Missbrauch war, konnte Julias Bedürfnisse nicht wahrnehmen oder sie schützen. Ihre eigene Kindheit war geprägt von Schweigen, Verdrängung und dem Aushalten von Schmerz. Dieses Muster gab sie unbewusst an Julia weiter, die heute in stressigen Situationen erstarrt und sich emotional isoliert.

Stefanies Mutter wuchs in einem leistungsorientierten und gefühlskalten Umfeld auf, wo Perfektion als Voraussetzung für Anerkennung galt. Ohne es zu hinterfragen, übernahm sie diese Überzeugung und gab sie an Stefanie weiter. Stefanie, die als Erwachsene unter einem ständigen Druck steht, erkennt langsam, dass dieser Anspruch nicht ihrer eigenen Wahrheit entspricht, sondern den ungelösten Erfahrungen ihrer Mutter.

Trauma hinterlässt nicht nur emotionale Spuren, sondern kann auch auf biologischer Ebene weitergegeben werden. Eine Studie zeigt, dass traumatische Erlebnisse epigenetische Veränderungen hervorrufen können, die die Stressregulation beeinflussen und an die nächste Generation weitergegeben werden können.[3] Diese epigenetischen Veränderungen erklären, warum Kinder von Eltern, die selbst traumatisiert sind, oft ähnliche Stressmuster entwickeln – auch dann, wenn sie die ursprünglichen Erfahrungen nicht selbst durchlebt haben.

Unsichtbare Wunden zu erkennen und zu benennen, ist oft sehr schmerzlich. Besonders schwer wird es, wenn Eltern, die selbst traumatisiert sind, die Auswirkungen ihres Verhaltens nicht sehen können. Viele Betroffene berichten, dass ihre Versuche, über diese Wunden zu sprechen, auf Ablehnung stoßen. Sätze wie *»Das stimmt doch nicht«*, *»Du bist zu empfindlich«* oder *»Du übertreibst«* sind schmerzhaft, weil sie die Wahrnehmung der Kinder infrage stellen.

Doch genau hier liegt die Kraft zur Veränderung. Indem wir beginnen, diese Muster zu verstehen, erkennen wir, dass sie nicht selbstverständlich sind. Max' Mut, seine Konfliktvermeidung zu hinterfragen, Julias Schritt, ihre Ängste anzusprechen, oder Stefanies Erkenntnis, dass sie nicht perfekt sein muss, um wertvoll zu sein – all das sind kleine, aber bedeutende Schritte, um die unsichtbaren Fäden der Vergangenheit zu entwirren.

Jede Generation trägt die Möglichkeit in sich, diese Muster zu durchbrechen und neue Wege zu finden. Es beginnt damit, sich selbst mit Mitgefühl zu begegnen und die Wunden zu benennen, die übersehen oder ignoriert wurden. Was wäre, wenn wir uns erlauben würden, Emotionen als Botschaften zu sehen? Wenn wir die unsichtbaren Lasten der Vergangenheit ablegen und stattdessen Räume schaffen, in denen Heilung und Verbindung möglich sind?

Die Heilung beginnt bei uns. Jeder kleine Schritt – eine neue Erkenntnis, ein liebevoller Blick auf uns selbst, eine bewusste Entscheidung, anders zu handeln – hat das Potenzial, nicht nur unser Leben zu verändern, sondern auch das unserer Kinder und deren Kinder. Wir haben die Kraft, eine neue Geschichte zu schreiben: eine Geschichte, die von Liebe, Verständnis und Heilung geprägt ist.

Wenn wir beginnen, den Stein des Traumas beiseitezulegen und seine Last aus der Distanz zu betrachten, können wir erkennen, wie sehr er unser Leben beeinflusst hat. Doch Heilung bedeutet nicht nur, die Vergangenheit zu verstehen, sondern auch zu lernen, die Auswirkungen dieser Wunden in der Gegenwart wahrzunehmen. Unsere Emotionen sind dabei wertvolle Wegweiser. Sie zeigen uns, wo alte Verletzungen nachwirken und wo wir achtsam hinsehen dürfen. Indem wir unsere Gefühle besser verstehen, öffnen wir die Tür zu einem tieferen Verständnis für uns selbst und können den nächsten Schritt auf unserem Heilungsweg gehen.

Emotionale Symptome erkennen und verstehen

Emotionen wirken wie ein inneres Thermometer: Sie zeigen dir, was in dir vorgeht und wie du auf deine Umwelt reagierst. Gleichzeitig sind sie wie ein Kompass, der dir den Weg zu deinen Bedürfnissen weist. Doch manchmal können Emotionen überwältigend sein, besonders wenn sie unerklärlich oder sehr intensiv erscheinen.

Vielleicht fühlst du häufig Traurigkeit, ohne zu wissen, warum. Vielleicht spürst du eine innere Unruhe oder reagierst mit Wut, obwohl du es nicht möchtest. Solche Empfindungen sind oft Anzeichen für tieferliegende emotionale Wunden, die aus unverarbeiteten Erlebnissen stammen.

Im Laufe unseres Lebens entwickeln wir Strategien, um mit intensiven Emotionen umzugehen. Was uns in der Kindheit half, schwierige Situationen zu bewältigen, kann uns im Erwachsenenalter oft blockieren. Die Tabelle zeigt häufige Symptome, mögliche Ursachen und Überlebensstrategien, die sich daraus entwickeln können. Sie lädt dich ein, darüber nachzudenken, welche

Zusammenhänge du bei dir selbst erkennst und wie diese Muster deinen Alltag beeinflussen könnten.

Emotion/ Symptom	Mögliche Ursache	Überlebensmuster/ Bewältigungs-strategie	Aktuelle Auswirkungen
Angst	Unsicherheit in der Kindheit	Überanpassung, Hypervigilanz (übermäßige Wachsamkeit)	Erschöpfung, Isolation
Traurigkeit	Emotionale Vernach-lässigung	Rückzug, Selbstkritik	Einsamkeit, innere Leere
Wut	Unterdrückte Emotionen, Grenzüber-schreitung	Aggression, emotionale Ausbrüche	Konflikte, Schuldgefühle
Schuld/ Scham	Kritische Erziehung	Perfektionismus, Selbstkritik	Niedriges Selbstwert-gefühl, Burn-out
Schlaf-störungen	Traumatische Erlebnisse	Vermeidung, Hypervigilanz	Konzentra-tionsprobleme, Müdigkeit
Konzen-trations-probleme	Unverarbeitete traumatische Erlebnisse	Prokrastination, Vermeidung	Leistungs-einbußen, Frustration
Körperliche Beschwer-den	Psycho-somatische Reaktionen	Übermäßiger Stress, Vernach-lässigung der eige-nen Bedürfnisse	Chronische Schmerzen, Gesundheits-probleme

Nimm dir Zeit, um die Übersicht zu reflektieren. Welche Emotionen oder Symptome kommen dir bekannt vor? Gibt es Muster, die du bei dir wiedererkennst? Überlege, wie sie mit deiner Vergangenheit zusammenhängen und welche Strategien du entwickelt hast, um damit umzugehen. Diese Erkenntnisse können ein erster Schritt sein, dir selbst mit mehr Mitgefühl zu begegnen.

Um diese Reflexion zu vertiefen, kannst du die nachfolgende Tabelle nutzen. Trage dort ein, welche Symptome du wahrnimmst, welche Ursachen dir dazu einfallen und wie du gelernt hast, damit umzugehen. Hier ein paar Fragen, die dir dabei helfen können:

* *Welches Symptom beschäftigt dich besonders? Welche möglichen Ursachen könnten dahinterstecken?*
* *Welche Überlebensstrategien oder Bewältigungsmuster hast du entwickelt? Unterstützen sie dich noch, oder erschweren sie dir heute den Alltag?*
* *Welche Auswirkungen haben diese Strategien auf dein aktuelles Leben, auf deine Beziehungen und auf dein Wohlbefinden?*

Diese Übung braucht Zeit und Geduld. Es ist ein Prozess, der sich über Wochen und Monate entwickeln kann. Es lohnt sich, immer wieder mal zu dieser Tabelle zurückzukehren. Mit der Zeit wirst du neue Erkenntnisse gewinnen und die Einträge weiter ergänzen oder präzisieren können.

Emotion/ Symptom	Mögliche Ursache	Überlebensmuster/ Bewältigungsstrategie	Aktuelle Auswirkungen

Vielleicht erkennst du dich in einem der Muster wieder. Sie sind kein Zeichen von Schwäche, sondern von deinem Überlebenswillen in schwierigen Situationen. Im Laufe der Zeit kannst du lernen, diese Muster zu verstehen und Schritt für Schritt zu verändern. Die Reflexion deiner Muster ist herausfordernd, aber entscheidend für mehr Selbstmitgefühl. Nimm dir Zeit und gehe liebevoll mit dir um.

Um die Reflexion weiter zu vertiefen, kannst du die nachfolgende Tabelle verwenden, um einen klareren Blick auf deine Emotionen zu werfen. Sie lädt dich ein, die Zusammenhänge zwischen deinen Gefühlen, ihren Auslösern und deinem Umgang mit ihnen genauer zu betrachten.

Emotion	Häufigkeit	Auslöser	Wie gehst du damit um?
Angst	Täglich	Vor neuen Situationen	Vermeidung, innerer Rückzug
Traurigkeit	Mehrmals wöchentlich	Nach Konflikten oder Ablehnung	Rückzug, Weinen, Selbstkritik
Wut	Selten	Wenn du dich ungerecht behandelt fühlst	Explosive Ausbrüche
Schuld/ Scham	Häufig	Nach Fehlern oder Kritik	Selbstvorwürfe, Isolation
Frustration	Gelegentlich	Wenn Dinge nicht wie geplant laufen	Gereiztheit, erhöhte Anspannung
Einsamkeit	Oft	Soziale Isolation oder fehlende Verbindung	Sich zurückziehen, Gefühle der Leere und Sehnsucht
Freude	Selten	Erfolg oder Anerkennung	Kurzzeitiges Hochgefühl, Selbstbelohnung

Emotion	Häufigkeit	Auslöser	Wie gehst du damit um?
Eifersucht	Gelegentlich	Wenn andere Erfolg oder Aufmerksamkeit erhalten	Vergleich mit anderen, Selbstzweifel
Zufriedenheit	Selten	Nach dem Erreichen von Zielen	Ruhe, Entspannung, Gefühl der Erfüllung
Stolz	Gelegentlich	Nach besonderen Leistungen	Inneres Strahlen, Bedürfnis nach Anerkennung
Neid	Gelegentlich	Wenn andere haben, was du dir wünschst	Selbstkritik, Grübeleien
Überforderung	Häufig	Bei zu vielen Aufgaben oder Erwartungen	Rückzug, Prokrastination, Erschöpfung
Freude	Manchmal	Positive Erlebnisse oder Erfolge	Lächeln, Teilen der Freude mit anderen
Scham	Häufig	Bei vermeintlichen Fehltritten oder Kritik	Rückzug, Selbstvorwürfe, Vermeidung
Hilflosigkeit	Häufig	Wiedererleben von traumatischen Erfahrungen	Erstarren, Vermeidung, Überanpassung

Diese Fragen helfen dir, deine Emotionen besser zu verstehen:

* *Welche Emotionen spürst du am häufigsten?*
* *In welchen Situationen tauchen diese Gefühle auf?*
* *Wie gehst du normalerweise mit diesen Emotionen um?*

Diese nachfolgende Tabelle bietet einen Einblick in mögliche Emotionen, Verhaltensmuster und deren Auswirkungen. Im

Nachfolgenden kannst du dein Verhalten genauer betrachten und notieren.

Die folgenden Fragen helfen dir zu reflektieren, wie du mit Stress und Herausforderungen umgehst:

* *Was tust du, wenn du dich gestresst oder bedroht fühlst?*
* *Erkennst du Muster in deinem Verhalten, die immer wiederkehren?*
* *Wie wirkt sich dieses Verhalten auf dein Leben und deine Beziehungen aus?*

Emotion/ Symptom	**Mögliche Ursache**	**Überlebensmuster/ Bewältigungs-strategie**	**Aktuelle Auswirkungen**

Vielleicht erkennst du dich in einem der beschriebenen Muster wieder. Denke daran: Diese Strategien waren lange Zeit dein Weg, schwierige Situationen zu bewältigen. Indem du dich bewusst mit ihnen auseinandersetzt, schaffst du Raum für Veränderungen.

Erlaube dir, deine Gefühle Schritt für Schritt zu betrachten und liebevoll mit dir selbst umzugehen. Die Reflexion in der Tabelle ist ein Prozess, der Zeit braucht – sei geduldig mit dir. Je besser du deine Emotionen verstehst, desto leichter wird es dir fallen, gesündere Wege zu finden, mit ihnen umzugehen.

Dein soziales Umfeld – Wie beeinflussen dich deine Beziehungen?

Unsere Beziehungen sind ein Spiegel unserer inneren Welt. Sie zeigen uns, wie wir uns selbst sehen und wie wir mit anderen interagieren. Fühlst du dich oft missverstanden oder hast Schwierigkeiten, tiefe Verbindungen zu anderen aufzubauen? Diese Fragen können dir helfen, dein soziales Umfeld besser zu verstehen und herauszufinden, wie es dich beeinflusst.

In der nachfolgenden Tabelle sind Personen aufgelistet, mit denen du vielleicht regelmäßig interagierst, und welche Qualität diese Beziehungen haben können.

Person	**Beziehung zu dir**	**Vertrauen?**	**Unsicherheiten?**
Freund/in	Eng, aber oft distanziert	Teilweise	Angst vor Ablehnung
Kollege/in	Oberflächlich	Wenig Vertrauen	Unsicherheit in der Arbeit
Familienmitglied	Kompliziert, konfliktbeladen	Kaum Vertrauen	Ständige Konflikte
Partner/in	Liebevoll, aber unsicher	Gutes Vertrauen, aber …	Verlustangst
Nachbar/in	Freundlich, aber distanziert	Geringes Vertrauen	Unsicherheit im Umgang, Misstrauen
Vorgesetzte/r	Hierarchisch, respektvoll, aber distanziert	Respekt vorhanden, aber wenig persönliches Vertrauen	Angst vor Kritik, Unsicherheit über Anerkennung und Leistung

Person	Beziehung zu dir	Vertrauen?	Unsicherheiten?
Geschwister	Nähe, aber Rivalität	Schwankendes Vertrauen	Eifersucht, Konkurrenzdenken
Bekannte/r	Gelegentlich kontaktreich, aber oberflächlich	Kaum Vertrauen	Unsicherheit, wie viel Nähe zulässig ist
Elternteil	Eng, aber belastet durch Erwartungen	Teilweise Vertrauen	Schuldgefühle, Versagensängste
Therapeut/in	Professionell, unterstützend	Hohes Vertrauen	Anfangs Unsicherheit, Offenheit
Kind	Liebevoll, schützend	Starkes Vertrauen	Sorge, nicht genug Unterstützung zu bieten
Ex-Partner/in	Vergangen, konfliktbeladen	Kein Vertrauen mehr	Unsicherheit in Begegnungen, gemischte Gefühle

Denke darüber nach, wie deine Beziehungen dich beeinflussen, indem du dir folgende Fragen stellst:

* *Mit welchen Menschen fühlst du dich wohl?*
* *Welche Beziehungen kosten dich Energie, und warum?*
* *Welche Beziehungen schenken Energie, und warum?*
* *Wo fühlst du dich sicher, und wo bist du angespannt?*

***Marion** ist ein Mensch, den alle schätzen. Sie ist empathisch, sozial und wird überall gemocht. Sie hat viele gute Kontakte, bemüht sich um andere und sorgt dafür, dass es ihnen gut geht. Doch wenn sie in der Therapie gefragt wird, wen sie wirklich liebt, bricht sie in Tränen aus* *und sagt: »Ich weiß es nicht.« Obwohl es von außen so wirkt, als wäre sie von vielen bedeutsamen Menschen umgeben, spürt sie keine echte Nähe. Sie schützt sich davor, Vertrauen aufzubauen und sich selbst zu zeigen. Ihre Beziehungen fühlen sich oft wie eine Aufgabe an – ein Geben und Versorgen, das ihr ein Gefühl von Sicherheit vermittelt, aber innerlich bleibt sie einsam.*

Es ist gar nicht so einfach, die Dynamiken unserer Beziehungen wirklich zu verstehen. Jeder Mensch bringt seine eigene Geschichte, seine eigenen Verletzungen und Hoffnungen mit – und so begegnen wir einander in Beziehungen auf ganz unterschiedliche Weise. Oft sind es unbewusste Muster, die unser Verhalten prägen und die es uns schwer machen können, die eigenen Bedürfnisse oder die des anderen klar zu sehen.

Über diese Themen reden wir selten, obwohl sie so wichtig sind. Umso mehr lohnt es sich, einen Moment innezuhalten und einen genaueren Blick darauf zu werfen, wie du in Beziehungen trittst und welche Muster dich begleiten. Vielleicht entdeckst du dabei neue Einsichten, die dir helfen, Klarheit über deine Beziehungen zu gewinnen.

Die nachfolgende Tabelle bietet dir eine Möglichkeit, diese Dynamiken besser zu verstehen. Sie zeigt dir, wie dein Trauma deine Beziehungen beeinflusst und wie du dir im Alltag mehr Stabilität und Unterstützung schaffen kannst. Welche Personen sind für dich wichtig? Wo gibt es Unsicherheiten? Trage deine Erkenntnisse ein, um einen Überblick zu bekommen. Es ist wichtig, diese Aspekte zu reflektieren, damit du gezielt daran arbeiten kannst, deine Beziehungen zu verbessern oder dich von belastenden Verbindungen zu lösen.

Person	**Beziehung zu dir**	**Vertrauen?**	**Unsicherheiten?**

Person	Beziehung zu dir	Vertrauen?	Unsicherheiten?

Schule oder Beruf – Welche Herausforderungen hast du?

Deine Emotionen und Verhaltensmuster beeinflussen auch, wie du in der Schule oder im Beruf zurechtkommst. Hast du das Gefühl, dass dich deine Emotionen bei der Arbeit blockieren? Oder fällt es dir schwer, dich in Gruppen zu integrieren? Es kann sehr hilfreich sein, diese Herausforderungen genauer zu betrachten. In dieser Tabelle erhältst du Beispiele.

Bereich	Herausforderung	Reaktion
Konzentration	Schwierigkeiten, bei Aufgaben zu bleiben	Ablenkung, ineffizientes Arbeiten
Kritik	Starke emotionale Reaktion	Rückzug, Selbstzweifel
Prüfungen	Starker Stress, Angst	Schlafprobleme, Panikattacken
Teamarbeit	Konflikte bei Meinungsverschiedenheiten	Anpassung, Unsicherheit
Selbstwertgefühl	Geringes Selbstvertrauen	Selbstkritik, Vermeidung von Herausforderungen

Bereich	Herausforderung	Reaktion
Zeitmanagement	Prokrastination, Zeitdruck	Stress, Hektik
Entscheidungsfindung	Unsicherheit bei wichtigen Entscheidungen	Aufschieben, Vermeidung
Soziale Interaktionen	Angst vor Ablehnung	Zurückhaltung, Isolation
Gesundheit	Vernachlässigung körperlicher Gesundheit	Erschöpfung, körperliche Beschwerden
Konfliktbewältigung	Schwierigkeiten, Konflikte konstruktiv zu lösen	Vermeidung, Eskalation
Perfektionismus	Überhöhte Ansprüche an sich selbst	Stress, Angst vor Fehlern

Reflektiere über deine Erfahrungen in der Schule oder bei der Arbeit und wie sie dich beeinflussen:

* *Fühlst du dich in der Schule oder bei der Arbeit oft gestresst oder überfordert?*
* *Hast du das Gefühl, dass deine Emotionen dich davon abhalten, dein volles Potenzial auszuschöpfen?*

***Max** ist ständig angespannt. Die Arbeit fordert ihn, er schläft schlecht und fühlt sich innerlich unruhig. Sein Körper ist im Überlebensmodus. Als ihm das Angebot gemacht wird, Vertriebsleiter zu werden – eine Position voller Prestige und Anerkennung – sagt er Ja. Er möchte niemanden enttäuschen: seinen Chef nicht und seine Frau auch nicht. Er sehnt sich nach Anerkennung und tut alles, um ihr gerecht zu werden. Doch das Hamsterrad beginnt, sich noch schneller zu drehen. Max merkt kaum, was hier eigentlich passiert. In diesem Überlebensmodus* *verliert er den Kontakt zu sich und seinem Körper. Er spürt nicht mehr, wie sehr ihn die Anspannung auffrisst. Gedanken wie »Mir geht es nicht gut« oder »Ich bin völlig überreizt« dringen gar nicht zu ihm durch. Statt innezuhalten, funktioniert Max einfach weiter – getrieben von der Angst vor Kritik oder Ablehnung und dem Wunsch nach Wertschätzung. Sein Körper zieht die Reißleine, indem der Blutdruck stark ansteigt.*

Oft ist es schwer, sich selbst zu erlauben, einen Moment innezuhalten, hinzuspüren und ehrlich zu erkennen, dass es so nicht weitergehen kann. Doch es ist wichtig, wirklich in sich hineinzuspüren und zu schauen: Wie geht es mir in der Schule oder im Beruf wirklich? Was sind meine Ziele? Was sind meine Ängste? Was treibt mich an? Nur so können wir wieder einen Zugang zu uns selbst finden – und einen Weg aus dem Hamsterrad.

In die nachfolgende Tabelle kannst du deine Herausforderungen, deine Reaktionen und mögliche Lösungen in der Schule oder im Beruf eintragen. Es geht nicht darum, perfekt zu sein, sondern zu erkennen, wo deine Schwierigkeiten liegen und wie du sie angehen kannst.

Bereich	Herausforderung	Reaktion	Mögliche Lösung

Kinder sind oft sehr im Kontakt mit sich selbst. Sie spüren intuitiv, was gesund ist und was ihnen zu viel wird. Erwachsene dagegen verlieren diesen Zugang oft – getrieben von dem Wunsch, geliebt und anerkannt zu werden und nicht zu enttäuschen. Häufig ist es unser altes Trauma, das uns antreibt, uns selbst zu beweisen, dass wir wertvoll sind, koste es, was es wolle.

Wenn wir ein siebenjähriges Kind fragen würden, ob Max, der ohnehin schon an seiner Belastungsgrenze arbeitet und auch noch eine Familie hat, einen zusätzlichen Leitungsposten übernehmen sollte, würde es vielleicht fragen: »*Bedeutet das noch mehr Stress? Und hat er genug Geld zum Leben?*« Und wenn die Antwort »*Ja und ja*« ist, wäre die Antwort klar: »*Dann soll er es nicht machen.*«

Was für uns so wichtig ist, ist, dass wir lernen, uns wieder auf dieses Bauchgefühl zu besinnen, auf das, was wir tief in uns spüren. Wenn wir den Kontakt zu uns selbst wiederfinden, erkennen wir, was wir wirklich brauchen, und können lernen, liebevoller mit uns umzugehen. Es ist dieser Zugang zu uns selbst, der uns stärkt und zu klareren, authentischeren Entscheidungen führt.

Für Menschen mit Entwicklungstrauma fühlt sich dieser Weg sehr fremd an und ist oft besonders schwer. Sie haben meist nicht erlebt, dass ihre Bedürfnisse wahrgenommen und einfühlsam erfüllt wurden. Es wurde selten oder gar nicht liebevoll mit ihnen umgegangen.

Deine Stärken und Ressourcen – Was gibt dir Kraft?

Bei all den Herausforderungen, die du durchmachst, ist es wichtig, deine Stärken nicht aus den Augen zu verlieren. Du hast Fähigkeiten und Ressourcen entwickelt, die dir helfen, schwierige Zeiten zu überstehen – oft trotz und manchmal gerade wegen der Herausforderungen, die du erlebt hast. Diese Stärken sind ein Beweis für deinen Überlebenswillen und verdienen es, erkannt und bewusst genutzt zu werden. Die folgende Tabelle zeigt einige Beispiele.

Fähigkeit	In welcher Situation hilft sie dir?	Wie kannst du sie schützen?
Empathie	In sozialen Interaktionen	Indem du Grenzen setzt und nicht alles auf dich beziehst
Anpassungsfähigkeit	In konfliktreichen Situationen	Klarheit über eigene Werte schaffen und diese bewahren
Kreativität	Beim Lösen von Problemen	Freiräume schaffen und Überforderung vermeiden
Belastbarkeit	In Krisensituationen	Regelmäßige Pausen einlegen und Überforderung vermeiden
Kommunikationsfähigkeit	Beim Vermitteln und Verstehen anderer	Eigene Kommunikationsgrenzen erkennen und respektieren
Organisationstalent	Beim Planen und Strukturieren von Aufgaben	Nicht zu viele Aufgaben gleichzeitig übernehmen
Geduld	In stressigen oder langwierigen Prozessen	Realistische Erwartungen an dich selbst entwickeln
Entscheidungsfreude	Bei schnellen Entscheidungen	Unsicherheiten akzeptieren und nicht unter Druck entscheiden
Durchsetzungsvermögen	In Verhandlungen oder Diskussionen	Auf Selbstbewusstsein achten und es durch Erfolge stärken

Fähigkeit	In welcher Situation hilft sie dir?	Wie kannst du sie schützen?
Selbstreflexion	Beim Verstehen eigener Handlungen	Regelmäßige Zeit für Reflexion einplanen und dich selbst ernst nehmen
Teamfähigkeit	In Gruppenprojekten	Eigene Grenzen kommunizieren und Teamdynamiken reflektieren
Flexibilität	Bei unerwarteten Veränderungen	Routinebereiche beibehalten, um Stabilität zu schaffen
Selbstdisziplin	Beim Erreichen von Zielen	Ausreichend Erholung und Belohnung für kleine Fortschritte

Überlege, welche inneren Stärken du besitzt und wie du sie in deinem Leben nutzen und schützen kannst:

- *Welche Fähigkeiten hast du, die dir in schwierigen Zeiten helfen?*
- *Wie kannst du diese Stärken in deinem Alltag bewusster einsetzen?*
- *Wie kannst du diese Stärken in deinem Alltag bewusster schützen?*

***Jana** hat die wertvolle Fähigkeit, sich schnell und flexibel an Veränderungen anzupassen. Diese Stärke ermöglicht es ihr, in dynamischen Situationen zu bestehen. Gleichzeitig ist es wichtig, dass sie ihre Grenzen kennt und darauf achtet, sich nicht zu sehr anzupassen und selbst zu verlieren. Indem sie bewusst abwägt, wo Anpassung sinnvoll und wo Selbstschutz wichtiger ist, kann sie ihre Belastbarkeit wahren und gut für sich sorgen.*

Die nachfolgende Tabelle zeigt dir, dass du schon vieles in dir trägst, was dir Kraft gibt. Deine Stärken sind das Fundament, auf dem du aufbauen kannst. Manchmal vergessen wir im Alltag, wie stark wir eigentlich sind. Es ist daher wichtig, sich diese Ressourcen bewusst zu machen und sie gezielt zu nutzen. Beginne damit, die Tabelle auszufüllen.

Fähigkeit	**In welcher Situation hilft sie dir?**	**Wie kannst du sie schützen?**

Sich der eigenen Fähigkeiten bewusst zu werden, schenkt Kraft und Zuversicht. Es lenkt den Blick darauf, was wir können, statt auf das, was uns fehlt. Denn Trauma lässt uns oft nur unsere Schwächen sehen – Heilung hingegen öffnet den Raum, unsere Stärken zu erkennen und zu feiern.

Langfristige Auswirkungen – Wie beeinflusst dich deine Vergangenheit heute?

Die Reflexion über Gefühle, Verhaltensmuster und ihre Ursachen ist ein essenzieller Schritt, um den Einfluss deiner Vergangenheit auf dein heutiges Leben besser zu verstehen. Die vorangegangenen Abschnitte haben dir gezeigt, wie tief emotionale Wunden und früh erlernte Schutzmechanismen in deinem Verhalten verwurzelt sein können. Dieser Abschnitt lädt dich ein, den nächsten Schritt zu machen: von der Betrachtung deiner Emotionen hin zur Analyse deiner Verhaltensmuster und ihrer Auswirkungen auf dein Leben.

Unser Verhalten und unsere Gefühle sind oft stark von unserer Vergangenheit geprägt. Vielleicht merkst du, dass du immer wieder in die gleichen Muster fällst oder dass bestimmte Situationen alte Wunden aufreißen. Die folgende Tabelle hilft dir dabei, solche Muster zu erkennen und mit den zuvor beschriebenen Gefühlen und Bewältigungsstrategien in Zusammenhang zu bringen.

Muster	Auswirkung auf dein Leben
Bindungsangst	Schwierigkeiten, enge Beziehungen zu führen
Perfektionismus	Starker Stress bei Fehlern
Misstrauen	Schwierigkeit, Vertrauen zu entwickeln
Vermeidungsverhalten	Aufschieben von unangenehmen Aufgaben
Selbstkritik	Geringes Selbstwertgefühl
Überanpassung	Verlust der eigenen Identität
Impulsivität	Unüberlegte Entscheidungen, die zu Problemen führen
Abhängigkeit von Bestätigung	Ständiges Bedürfnis nach Anerkennung von anderen
Rückzug bei Konflikten	Ungeklärte Konflikte, die zu Spannungen führen
Katastrophisieren	Ständiges Sorgen, das zu Angst und Stress führt
Schuldzuweisung	Schwierigkeit, Verantwortung für eigenes Verhalten zu übernehmen
Überverantwortung	Überforderung durch das Gefühl, für alles verantwortlich zu sein

Muster	Auswirkung auf dein Leben
Passiv-aggressives Verhalten	Unausgesprochene Konflikte und Spannungen in Beziehungen
Selbstverleugnung	Vernachlässigung eigener Bedürfnisse zugunsten anderer
Rollenfixierung	Schwierigkeit, neue oder flexible Rollen zu übernehmen
Emotionale Abhängigkeit	Verlust von Autonomie und persönliche Unzufriedenheit
Negative Selbstgespräche	Verstärkung von negativen Überzeugungen und Depressionen
Hypervigilanz	Erschöpfung und ständige Wachsamkeit gegenüber Gefahren
Kontrollzwang	Stress und Anspannung durch das Bedürfnis, alles zu kontrollieren
Verdrängung von Gefühlen	Unverarbeitete Emotionen, die zu körperlichen und psychischen Beschwerden führen
Vergleich mit anderen	Ständige Unzufriedenheit und Neid
Selbstsabotage	Unbewusste Verhinderung des eigenen Erfolgs
Überarbeitung	Burn-out und Vernachlässigung von Freizeit und Beziehungen
Perfektionismus in Beziehungen	Unzufriedenheit und Konflikte durch unrealistische Erwartungen an andere
Schwarz-Weiß-Denken	Extreme Sichtweisen, die zu Konflikten und Missverständnissen führen
Flucht in Fantasien	Verlust des Bezugs zur Realität und Vernachlässigung realer Probleme
Angst vor Ablehnung	Vermeidung von sozialen Interaktionen und Gelegenheiten

Betrachte deine Verhaltensmuster und wie sie mit deiner Vergangenheit zusammenhängen:

* *Gibt es Muster in deinem Verhalten, die sich immer wiederholen?*
* *Wie beeinflusst deine Vergangenheit dein heutiges Leben?*
* *Welche alten Gewohnheiten möchtest du loslassen?*

***Janas** Muster ist Überverantwortung. Schon als Kind hat sie gelernt, die Verantwortung für das Wohlergehen ihrer alkoholkranken Mutter zu übernehmen. Wenn ihre Mutter betrunken reglos und nicht ansprechbar auf dem Boden lag, ging Jana immer wieder voller Angst zu ihr, um zu schauen, ob sie noch lebt. Erst wenn ihre Mutter wieder zu sich kam und ins Bett ging, fühlte Jana Erleichterung. Dieses Gefühl der Sicherheit war für sie alles, was zählte – ihre eigenen Bedürfnisse blieben dabei völlig unbeachtet.*

Aus diesem Erleben hat sich Janas Muster entwickelt: »Wenn es anderen gut geht, dann geht es auch mir gut.« Heute, als Erwachsene, zeigt sich dieses Muster in ihrem Alltag. Jana übernimmt überall Verantwortung – in der Familie, im Job, im Freundeskreis. Sie kümmert sich um alle, während ihre eigenen Bedürfnisse zurückbleiben. Was früher ein notwendiger Schutzmechanismus war, hält sie heute in einem Zustand der Überforderung gefangen.

Das Erkennen solcher Muster ist der erste Schritt, um aus ihnen auszubrechen. Es mag schwierig sein, alte Gewohnheiten loszulassen, aber es ist möglich – und der Weg zu einem selbstbestimmten Leben beginnt genau hier. In der folgenden Tabelle kannst du eintragen, wie deine Vergangenheit dein heutiges Leben beeinflusst.

Muster	Auswirkung auf dein Leben

Muster	Auswirkung auf dein Leben

Trauma verstehen und Zusammenhänge und Ressourcen erkennen

Anhand dieser ausgefüllten Tabellen und Informationen kannst du beginnen, eine Mindmap zu erstellen, die dein persönliches Verständnis deines Traumas widerspiegelt. Anbei findest du ein Beispiel einer Mindmap, die zeigt, wie du die Auswirkungen, Ressourcen und Zusammenhänge deines Traumas besser verstehen und zu einem Gesamtbild zusammenfügen kannst.

Es ist unglaublich wertvoll, so eine Karte zu haben – ein Werkzeug, das dir ein tieferes Bewusstsein für all die Aspekte deines Lebens schenkt, die von deinem Erleben geprägt sind. Sie macht sichtbar, wie deine Symptome, deine Bewältigungsstrategien, die Auswirkungen deiner Vergangenheit und sogar deine Art, Beziehungen zu führen, miteinander verknüpft sind. Gleichzeitig erinnert sie dich daran, dass in dir nicht nur Verletzungen, sondern auch Stärken liegen, die du nutzen kannst, um deinen Weg zu gehen.

Im nächsten Schritt kannst du deine eigene, individuelle Mindmap erstellen, um dein persönliches Verständnis von Trauma zu vertiefen. Nimm dir ruhig Zeit dafür – dieses Schaubild ist nicht in Stein gemeißelt. Mit wachsender Erkenntnis und im Laufe des Lesens kannst du es jederzeit erweitern und anpassen. Mit so

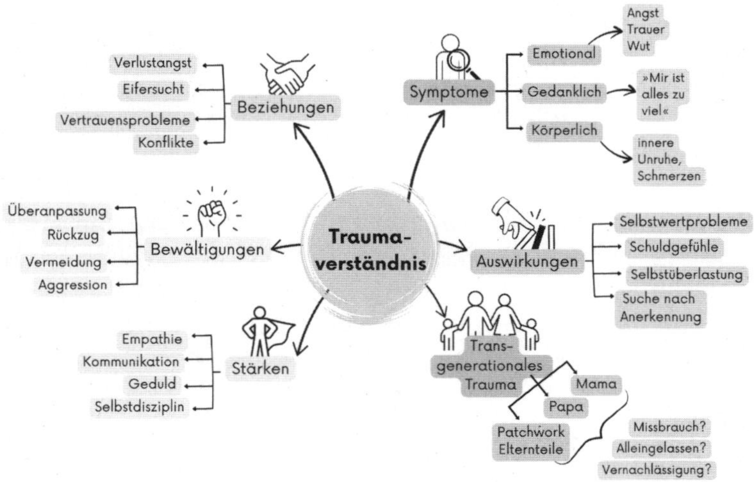

einer Karte kannst du immer wieder innehalten, dich selbst besser verstehen und bewusster mit dir umgehen. Du erkennst, wo deine wunden Punkte liegen, wo du dich vielleicht überforderst oder dir selbst zu wenig Raum gibst. Und gleichzeitig zeigt sie dir, wie du achtsamer mit dir sein kannst – wie du deine Bedürfnisse ernst nehmen und dich selbst besser schützen kannst.

Dieses Wissen ist wie ein innerer Leitfaden, der dir hilft, deinen Alltag mit mehr Verständnis und Selbstfürsorge zu gestalten. Es ist vergleichbar mit jemandem, der lernt, mit einer chronischen Erkrankung umzugehen – sei es durch Stressvermeidung oder Anpassungen im Lebensstil. Auch du kannst lernen, mit deiner Vergangenheit umzugehen, ohne dich von ihr beherrschen zu lassen.

Gerade auch in schwierigen Phasen lohnt es sich, einen Moment innezuhalten und einen Blick auf deine Traumakarte zu werfen. Sie kann dir zeigen, wo deine Verletzungen liegen, was dich vielleicht getriggert hat und vor allem, welche Ressourcen und Bewältigungsstrategien dir zur Verfügung stehen. Sie erinnert dich daran, dass du trotz der Herausforderungen nicht allein bist und dass du Wege hast, um dich zu regulieren und wieder ins

Gleichgewicht zu finden. Deine Karte ist wie ein liebevoller Begleiter, der dir Orientierung und Halt gibt, auch wenn es gerade schwerfällt.

Das Besondere an einer solchen Karte ist, dass sie sich mit dir entwickelt. Sie wächst mit deinen Erkenntnissen, ergänzt sich durch neue Einsichten und wird zu einem lebendigen Werkzeug, das dich begleitet. Sie schenkt dir die Möglichkeit, nicht nur deine Muster zu verstehen, sondern auch aktiv Einfluss auf dein Leben zu nehmen – Schritt für Schritt hin zu mehr Freiheit, Stabilität und innerem Frieden. Kehre gerne immer wieder zu deiner Traumakarte zurück und entwickle sie weiter.

3 Mitgefühl mit dir selbst – für ein liebevolleres Leben

Wir haben uns auf die Reise gemacht, Trauma wirklich zu verstehen – die Wunden zu erkennen, die es hinterlassen hat, und die tiefe Bedeutung sowie den weitreichenden Einfluss dieser Verletzungen auf dein Leben zu begreifen. Dieses Verständnis schafft die Grundlage, um Heilung möglich zu machen. Doch genauso wichtig wie das Verstehen ist der nächste Schritt: Selbstmitgefühl zu entwickeln – eine liebevolle, achtsame Haltung dir selbst gegenüber, die es dir erlaubt, Heilung und Frieden in dein Leben einzuladen.

Warum Mitgefühl mit dir selbst so wichtig ist

Stell dir vor, du stehst mitten in einem Sturm – Wind und Regen peitschen dir ins Gesicht, und du kämpfst damit, auf den Beinen zu bleiben. Genau so fühlen sich die Momente an, in denen wir uns schwach oder verletzlich fühlen. Was wäre, wenn du in diesem Sturm einen sicheren Unterschlupf findest – einen Ort, der dir Wärme, Schutz und Trost schenkt?

***Julia** lernte in der Therapie, in Momenten der Panik ihre Hand auf ihr Herz zu legen und sich selbst zu sagen: »Ich bin hier für mich. Es ist okay, dass ich mich so fühle.« Diese kleine Geste half ihr, sich selbst Trost zu spenden.*

Selbstmitgefühl ist der Schlüssel zu einem inneren Zufluchtsort, der uns Sicherheit gibt – besonders in schwierigen Momenten. Es ermöglicht uns, den Sturm auszuhalten, ohne uns darin zu verlieren.

Indem du wie Julia nach und nach lernst, dich selbst liebevoll anzunehmen, löst du dich von der ständigen Suche nach äußerer

Anerkennung und Bestätigung. Du wirst unabhängiger von der Meinung anderer, weil du erkennst, dass dein Wert nicht von äußeren Umständen oder der Leistung abhängt. Julias Geschichte zeigt uns, wie kleine Schritte im Alltag zu einer großen Veränderung führen können. Selbstmitgefühl bedeutet nicht, dass die Herausforderungen verschwinden – aber sie werden erträglicher, weil du dir selbst Trost und Sicherheit schenkst.

Wie wichtig es ist, in solchen Stürmen Mitgefühl für sich selbst zu entwickeln, wurde mir auf eindringliche Weise bewusst, als ich selbst vor einem Sturm stand, der mich fast überwältigt hätte. Vielleicht kannst du dich in meiner Erfahrung wiederfinden und erkennen, wie heilsam Selbstmitgefühl sein kann – gerade dann, wenn alles zu viel wird.

Im Sommer 2019 starb mein Vater, und ich fand ihn nach mehreren Tagen tot in seiner Wohnung. Der Schock, der Geruch, die Stille – alles war zu viel. Ich war wie gelähmt, mein Körper reagierte nicht. Die Polizei rufen, Fragen beantworten – ich funktionierte nur noch auf Autopilot. Ich weinte, weil es zu viel war, und doch fühlte ich mich allein mit dem Chaos in mir.

Als ein Sanitäter mich in den Arm nahm und sagte: »Es tut mir so leid, dass Sie ihn so sehen müssen«, berührten mich diese Worte tief. Es war, als gäben sie mir die Erlaubnis, mir mit Selbstmitgefühl zu begegnen und mich nicht selbst zu verurteilen. In den Tagen danach blieb die Anspannung, die Bilder verfolgten mich, und ich fühlte mich von mir selbst abgeschnitten.

Was mir damals half, war der Schritt zu mir selbst, innezuhalten und mir zu sagen: »Es war zu viel, und das ist okay.« Beim Spazierengehen, in der Stille der Natur, erlaubte ich mir zu spüren, wie überfordert und verloren ich war. Diese Erlaubnis, mir selbst Trost zu spenden, war heilsam. »Ich habe mein Bestes gegeben, so wie es in diesem Moment möglich war.«

Wie tiefgreifend und heilsam Selbstmitgefühl sein kann, habe ich in dieser schwierigen Situation erlebt: Es geht nicht darum, perfekt zu handeln oder immer stark zu sein. Selbstmitgefühl heißt auch, keine fertigen Lösungen parat haben zu müssen. Es bedeutet, sich selbst die Erlaubnis zu geben, menschlich zu sein – mit all der Überforderung, Angst und Hilflosigkeit, die in solchen Momenten auftauchen können. Und es heißt, sich später zu sagen: *»Ich habe mein Bestes gegeben, so wie es in diesem Moment möglich war.«*

Nach einigen Tagen begann ich langsam, wieder mit mir selbst in Kontakt zu kommen. Ich nahm mir bewusst Momente, um meine Gefühle wahrzunehmen und mich selbst zu trösten. Ich ging spazieren, suchte die Stille der Natur und spürte, wie überfordert und verloren ich mich fühlte. Während ich lief, sprach ich innerlich mit mir: *»Es war zu viel. Das war so überwältigend, und es ist völlig okay, dass ich mich jetzt so fühle.«* Das war ein entscheidender Moment: mir selbst zu erlauben, die Schwere dieser Erfahrung anzuerkennen, ohne mich dafür zu verurteilen.

Diese Schritte – innehalten, Gefühle anerkennen und uns selbst Trost spenden, in schwierigen Momenten liebevoll mit dir selbst zu sein – sind so heilsam. Es geht nicht darum, alles richtig zu machen, sondern darum, sich selbst mit Mitgefühl zu begegnen, gerade wenn das Leben überwältigend ist.

Diese Schritte helfen dir, wieder mehr in Kontakt mit dir selbst zu kommen. Besonders in Momenten, die von Traurigkeit, Überforderung oder Schmerz geprägt sind, können kleine, mitfühlende Worte eine große Wirkung haben. Hier einige Beispiele für Sätze, die du dir in schwierigen Situationen sagen kannst:

* *»Ich bin gerade wirklich traurig, und das ist völlig normal und in Ordnung.«*
* *»Es ist okay, dass ich mich verletzt fühle – dieser Schmerz ist real und darf da sein.«*
* *»Diese Situation ist gerade wirklich schwer, und ich spüre die Last auf meinen Schultern.«*
* *»Ich fühle mich überwältigt, und das ist in Ordnung – ich muss das nicht alleine tragen.«*
* *»Es ist in Ordnung, mir in dieser schweren Zeit Unterstützung zu suchen.«*
* *»Ich spüre, wie viel Kraft mich diese Situation kostet, und es ist in Ordnung, mir Zeit zu nehmen, um mich zu erholen.«*

Mit der Zeit lernst du, dass deine Gefühle nicht etwas sind, das du »wegmachen« musst, sondern dass sie ein Teil von dir sind, der gehört und geliebt werden will.

Nimm dir einen Moment

Welche Situationen in deinem Alltag fordern dich besonders heraus, liebevoll mit dir selbst zu sein?

Notiere dir einen Moment, in dem du dich selbst kritisiert hast. Wie könntest du in dieser Situation stattdessen mit dir sprechen?

Der innere Kritiker – die Last unangemessener Selbstkritik

Der innere Kritiker ist wie ein ständiger Begleiter, der dich unbarmherzig auf Fehler hinweist und dein Selbstbild verzerrt. Seine Botschaft ist klar: *»Du bist nicht genug.«* Doch diese Stimme entstand nicht von selbst – sie hat ihren Ursprung in den Erwartungen und Erfahrungen deiner Kindheit.

Diese innere Stimme entsteht häufig aus unrealistischen Erwartungen, die schon in der Kindheit geprägt wurden. Eltern, die selbst mit Überforderung kämpften, reagierten möglicherweise scharf oder ungeduldig. Ein Kind versteht diese Reaktionen jedoch nicht als Ausdruck elterlicher Überforderung, sondern interpretiert sie als persönliche Ablehnung. *»Ich bin nicht gut genug«*, *»Ich mache alles falsch«* – solche Gedanken verfestigen sich und werden zur Basis für den inneren Kritiker.

In der Kindheit war die Unterdrückung von Gefühlen ein Schutzmechanismus. Sätze wie »Sei still« oder »Reiß dich zusammen« sollten dich vor Kritik und Ablehnung schützen. Doch was damals half, schwierige Situationen zu überstehen, hindert dich heute daran, dich frei und liebevoll zu entfalten.

Durch die Unterdrückung von Gefühlen verlieren wir den Zugang zu unserer emotionalen Welt, und mit ihr die Möglichkeit, diese gesund zu regulieren.

Doch Heilung ist möglich. Wenn du dir heute in einem sicheren Umfeld erlaubst, solche Gefühle zu spüren, kannst du ihnen Schritt für Schritt begegnen. Mit der Zeit löst sich die Distanz zu deinen Emotionen auf, und Lebensfreude kann zurückkehren. Es mag ungerecht erscheinen: Ein Leben lang wurden wir dazu erzogen, unangenehme Gefühle zu unterdrücken, nur um dann zu hören, dass genau das der falsche Weg ist. Aber die Erkenntnis, dass diese Muster nicht unveränderlich sind, ist der erste Schritt. Es braucht Mut und bewusste Anstrengung, diese alten Gewohnheiten zu hinterfragen, doch es lohnt sich.

Unangenehme Emotionen wie Wut, Scham, Angst oder Traurigkeit tauchen oft genau dann auf, wenn wir zur Ruhe kommen. Es ist, als wollten sie uns einladen, hinzusehen und sie endlich zu verstehen – nicht als Gegner, sondern als Teile von uns, die gesehen und geheilt werden möchten. Besonders für Menschen mit traumatischen Erfahrungen kann diese Zeit herausfordernd sein, weil die lange unterdrückten Gefühle plötzlich überwältigend erscheinen. Doch genau hier liegt die Chance: Diese Emotionen anzunehmen und zu beruhigen, ermöglicht es, wieder mit dir selbst in Verbindung zu treten und einen neuen Zugang zu deinem inneren Gleichgewicht zu finden.

Die Hindernisse auf dem Weg zum Selbstmitgefühl

Gerade wenn wir anfangen, uns mit Selbstmitgefühl zu behandeln, meldet sich oft direkt der innere Kritiker. Er kommt sofort um die Ecke, flüstert uns Zweifel zu und stellt infrage, ob wir diese Liebe und Nachsicht überhaupt verdient haben. Vielleicht hast du gelernt, dass du nur wertvoll bist, wenn du alles perfekt machst.

Wenn du streng mit dir selbst bist, denkst du, Fehler vermeiden zu können. Aber diese ständigen Selbstvorwürfe fühlen sich an, als würdest du nie genug sein – egal, wie sehr du dich anstrengst.

Manchmal reicht eine kleine Situation, die dich triggert, und plötzlich bist du wieder in deinem alten Gefühl gefangen – das Gefühl, nicht genügend zu sein. Ein missglücktes Gespräch, ein kritischer Kommentar oder ein Moment der Unsicherheit können wie eine dunkle Wolke über dir aufziehen. Dieses Gefühl legt sich schwer auf dich und flüstert dir ein *»Eigentlich kannst du gar nichts«* oder *»Immer machst du alles falsch«*.

Vielleicht erkennst du in solchen Momenten gar nicht, dass die Stimme deines inneren Kritikers aus der Vergangenheit stammt. Sie fühlt sich an wie die Wahrheit – so vertraut und doch so schmerzhaft.

Und wenn wir ehrlich sind, so klappt in deinem Alltag dennoch sehr vieles gut – trotz all der Herausforderungen, die du tragen musst, und all der Schwierigkeiten, die du bewältigt hast. Doch in diesem Moment scheint dieser Gedanke so real, dass du dich nicht von ihm distanzieren kannst. Und während du bei anderen sehr leicht erkennen würdest, dass solche Gedanken falsch und ungerecht sind, fällt es dir bei dir selbst ungleich schwerer. Stattdessen breitet sich das Gefühl aus, als wärst du schuldig, nicht gut genug, oder als müsstest du dich schämen. Dieses alte Muster kann dich traurig und niedergeschlagen zurücklassen.

Vielleicht hast du schon erlebt, wie Glaubenssätze dich innerlich zermürben. Stefanie hat genau das erlebt und erkannt, wie ein kleiner Moment des Mitgefühls eine große Wirkung haben kann.

***Stefanie** ertappte sich nach einer Kritik bei der Selbstabwertung: »Warum habe ich das nicht besser gemacht?« Doch sie hielt inne und sagte sich: »Ich habe mein Bestes gegeben, das ist genug.« Indem sie diese alten Gedanken hinterfragte, erkannte sie: »Das bin nicht ich. Diese Muster stammen aus meiner Vergangenheit.«*

Weil diese Gefühle so schwer auszuhalten sind, versuchen wir oft, sie zu verdrängen. Wir stürzen uns in Leistung, perfektionieren uns selbst oder passen uns maximal an und hoffen, dass diese Anstrengungen die innere Leere füllen. Doch die Wahrheit ist, dass wir uns mit diesen Bemühungen noch weiter von uns selbst entfernen.

Diese alten Schutzmechanismen – wie die Verdrängung von Gefühlen oder die Flucht in Perfektionismus – hatten früher eine Funktion: Sie halfen uns, in schwierigen Umständen zu überleben. Heute jedoch sind sie oft einschränkend, weil sie verhindern, dass wir uns selbst wirklich spüren und mit unseren Bedürfnissen in Kontakt kommen.

Was Stefanie gemacht hat, war etwas sehr Mutiges. Im geschützten Rahmen der Therapie hat sie begonnen, sich diesen Gefühlen zu stellen. Sie hat innegehalten und den Mut gefunden, diese alten, tief schmerzenden Überzeugungen zu hinterfragen. Als sie diese Gefühle bewusst wahrnahm – die Scham, die Schuld, das Gefühl der Wertlosigkeit –, erkannte sie, dass sie zwar real wirken, aber nicht die Wahrheit über sie erzählen. Diese Glaubenssätze, die sich wie Schatten über ihr Leben gelegt hatten, waren nichts weiter als Lügen aus ihrer Vergangenheit. Sie hat diese Selbstkritik überprüft und gemerkt: *»Das bin nicht ich, und das macht mich nicht aus.«* In diesem Moment konnte sie einen inneren Abstand gewinnen, die alten Muster loslassen und sich selbst mit Mitgefühl begegnen.

Ein solcher Moment, wie Stefanie ihn erlebt hat, erfordert nicht nur Mut, sondern auch die Bereitschaft, innezuhalten und ehrlich hinzusehen. Doch genau hier taucht oft der innere Kritiker auf – laut, hart und überwältigend.

Wenn du nie gelernt hast, dir mit Selbstmitgefühl zu begegnen, dann wird genau in dem Moment, in dem du es versuchst, der innere Kritiker laut. Er flüstert oder schreit Dinge wie: *»Was soll das jetzt? Willst du dir dein Faulsein schönreden?« oder »Andere haben es doch viel schwerer«*. Diese Stimme ist hart und heftig, und sie kann so dominant sein, dass sie es fast unmöglich macht, dich selbst wirklich zu spüren oder dir mit Liebe zu begegnen.

Auf deinem Weg zur Heilung kann der innere Kritiker – diese nagende Stimme, die dich ständig kritisiert und deine Fehler betont – das größte Hindernis auf dem Weg zur Selbstakzeptanz sein. Diese Stimme ist oft so tief in uns verankert, dass wir sie kaum bemerken.

Doch der Schlüssel liegt darin, diese Stimme bewusst wahrzunehmen und sie Schritt für Schritt zu hinterfragen. Es ist ein Prozess, der Geduld erfordert – aber auch ein Weg, der dich näher zu dir selbst bringt.

Stell dir vor, du hast als Kind ein Glas Wasser umgestoßen. Deine Eltern hatten vielleicht einen stressigen Tag und reagierten mit einem genervten Ausruf oder Vorwürfen. Anstatt zu verstehen, dass ihre Reaktion nichts mit dir zu tun hatte, dachtest du: *»Ich mache immer alles falsch. Ich bin ein Problem.«* Aus solchen Momenten entsteht der innere Kritiker, der uns dazu bringen will, in Zukunft Fehler zu vermeiden – um Ärger oder Ablehnung zu entgehen.

Was dich früher vielleicht geschützt hat, hindert dich heute daran, eine Verbindung zu dir aufzubauen. Der innere Kritiker trennt dich von dir selbst. Ohne den inneren Kritiker zur Seite zu stellen, kann Selbstmitgefühl nicht funktionieren. Doch das ist kein einmaliger Akt – du wirst ihn immer wieder erkennen und immer wieder bewusst verabschieden müssen.

Es ist, als würdest du lernen, einem alten Reflex etwas Neues entgegenzusetzen. Jedes Mal, wenn der Kritiker laut wird, darfst du innehalten und entscheiden: *»Diese Stimme gehört nicht mehr zu mir.«* Mit der Zeit wirst du spüren, dass es leichter wird, Platz für Wärme und Verständnis in dir zu schaffen. Selbstmitgefühl braucht diesen Raum, den du dir schenken darfst.

Vielleicht hast du die Stimme des inneren Kritikers so oft gehört, dass sie wie die Wahrheit klingt. Doch sie ist keine Wahrheit – es sind alte Muster, die dich blockieren. Genau deshalb ist es so wichtig, diese Macht loszulassen, um dir selbst mit Wärme und Verständnis begegnen zu können.

Um den inneren Kritiker bewusst zu erkennen und ihm entgegenzuwirken, hilft es, alte, belastende Gedanken durch neue, mitfühlende Gedanken zu ersetzen. Die folgende Tabelle zeigt, wie du diese inneren Botschaften umformulieren kannst.

Alte, belastende Gedanken des inneren Kritikers	Neue, mitfühlende Gedanken
»Ich darf keine Fehler machen.«	»Fehler sind menschlich, und ich darf daraus lernen.«
»Ich bin nicht gut genug.«	»Ich bin gut genug, so wie ich bin.«
»Mein Wert hängt von meiner Leistung ab.«	»Mein Wert ist unabhängig von dem, was ich leiste.«
»Ich muss stark sein und darf keine Schwäche zeigen.«	»Es ist okay, verletzlich zu sein und Gefühle zu zeigen.«
»Selbstliebe ist egoistisch.«	»Selbstliebe ist wichtig und ein Akt der Fürsorge.«
»Ich muss es allen recht machen.«	»Ich darf auf meine eigenen Bedürfnisse achten.«
»Niemand wird mich lieben, so wie ich bin.«	»Ich bin liebenswert, genau so, wie ich bin.«
»Es ist meine Schuld, dass es mir schlecht geht.«	»Ich bin nicht schuld – ich gebe mein Bestes.«

Den inneren Kritiker verabschieden

Der erste Schritt, um mit deinem inneren Kritiker umzugehen, ist, ihn bewusst wahrzunehmen. Erkenne, wann er sich meldet, und frage dich wie besprochen: »*Wessen Stimme ist das? Ist das wirklich meine eigene?*« Häufig wirst du feststellen, dass es die Stimmen aus deiner Vergangenheit sind – die deiner Eltern, Lehrer oder anderer Autoritätspersonen.

Wir werden später im Buch noch tiefer eintauchen und mehr über den inneren Kritiker erfahren. Doch an dieser Stelle ist es zunächst wichtig, ihn klar und bewusst zu verabschieden – ein liebevoller, aber bestimmter Schritt. Das mag nicht beim ersten Versuch gelingen, denn der innere Kritiker ist hartnäckig und kehrt oft zurück. Doch mit jedem bewussten Abschied gewinnst du ein Stück mehr Freiheit. Es ist ein Prozess, der Geduld braucht, aber auch Mut und Sanftheit dir selbst gegenüber.

Lass uns zunächst einmal genauer hinschauen, wie diese Stimme überhaupt klingt und welche typischen Sätze sie dir zuflüstert. Denn erst wenn wir verstehen, wie sie sich ausdrückt, können wir beginnen, uns von ihrem Einfluss zu lösen.

Anstatt den inneren Kritiker zu ignorieren oder zu bekämpfen, verabschiede ihn. Du kannst ihm dankbar sein für diese Rolle, aber jetzt ist es an der Zeit, ihn liebevoll zur Tür zu begleiten.

Der innere Kritiker mag oft wie eine unumstößliche Wahrheit erscheinen, doch er ist nicht deine eigene Stimme – er ist ein erlerntes Muster. Indem du ihn bewusst wahrnimmst und ihm mit Mitgefühl begegnest, kannst du lernen, diese Stimme umzuwandeln und dich von ihrem Einfluss zu lösen. Max hat das auf eine besonders kraftvolle Weise erlebt.

***Max**, dessen innerer Kritiker oft sagte: »Du wirst das sowieso vermasseln«, lernte, diesen Gedanken mit einer neuen, mitfühlenden Stimme zu beantworten: »Ich weiß, dass du mich früher beschützen wolltest, aber heute darf ich Fehler machen, und bin trotzdem gut genug.« Diese bewusste Antwort gab ihm das Gefühl, nicht länger von dieser kritisierenden Stimme beherrscht zu werden.*

Genau wie Max kannst auch du lernen, dem inneren Kritiker mit einer klaren Antwort zu begegnen. Statt ihn zu bekämpfen, kannst du ihn wertschätzen für das, was er früher versucht hat – dich zu schützen. Doch jetzt darfst du diese alten Muster loslassen und dich auf eine neue, stärkende innere Stimme verlassen.

Wenn der innere Kritiker sagt: *»Du bist nicht gut genug«*, könntest du antworten:

* *»Danke, dass du mich beschützen möchtest. Aber ich bin heute erwachsen und kann selbst auf mich aufpassen.«*
* *»Ich weiß, dass du nur helfen wolltest, aber jetzt brauche ich dich nicht mehr in dieser Form. Ich entscheide mich für Mitgefühl.«*

Nimm dir einen Moment

Bevor du den Kritiker verabschiedest, halte inne: Welche Worte benutzt er? Klingt er wie jemand, den du kennst?

In diesem Moment kannst du dir sagen: »*Das ist ein altes Muster, das mir beigebracht wurde. Ich darf es loslassen und gut mit mir umgehen.*«

Diese Erkenntnis schafft die Grundlage, um anders mit dieser inneren Stimme umzugehen. Vielleicht weiß dein Verstand schon, dass es völlig in Ordnung ist, zu entspannen, aber oft braucht es Zeit, bis auch dein Gefühl dieses Wissen annehmen kann. Jedes Mal, wenn du innehältst und dir diese Erlaubnis bewusst gibst, löst du dich ein Stück mehr von den alten Glaubenssätzen, die dir einst vermittelt wurden. Und nach und nach spürst du: Es ist nicht nur in Ordnung, dir selbst zu vertrauen und an dich zu glauben – es ist ein Zeichen von Selbstfürsorge und eine wichtige Basis für dein Wohlbefinden.

Was dafür nötig ist, ist eine bewusste Auseinandersetzung mit dieser kritischen Stimme. Frag dich immer wieder, wenn du sie wahrnimmst: Woher kommt sie? Und was kannst du ihr entgegensetzen? Gerade anfangs fühlt es sich vielleicht ungewohnt oder sogar falsch an, dir Dinge zu erlauben, die du dir bisher stets verwehrt hast. Doch genau hier beginnt die Veränderung. Es ist wichtig, dir die Erlaubnis zu geben – immer wieder. Denn oft stellen wir fest, wie gut es uns tut, wenn wir endlich darauf hören, was wir wirklich brauchen.

Mit der Zeit kannst du die kritische Stimme des inneren Kritikers durch die sanfte, unterstützende Stimme des **inneren Freundes** ersetzen. Stück für Stück, in deinem Tempo. Er erinnert dich daran, dass Fehler menschlich sind und dass du es wert bist, geliebt und akzeptiert zu werden – genau so, wie du bist.

Im Alltag kann es hilfreich sein, dir solche Gedanken bewusst zu machen und sie dir wie einen liebevollen Anker ins Gedächtnis zu rufen. Hier sind einige Beispiele für mitfühlende Gedanken, die dir in schwierigen Momenten Halt geben können:

* *»Es ist okay, dass ich mich gerade so fühle.«*
* *»Ich darf mir Zeit nehmen, um zu heilen.«*
* *»Auch das wird irgendwann leichter werden.«*
* *»Ich verdiene Liebe und Verständnis, auch von mir selbst.«*
* *»Mein Schmerz ist real, und er hat eine Ursache.«*

Indem du dir selbst mit mitfühlenden Gedanken begegnest, schenkst du dir die Sicherheit und Fürsorge, die du vielleicht lange vermisst hast. Dieses innere Mitgefühl schafft Raum, um den inneren Kritiker wahrzunehmen, ohne dich von ihm überwältigen zu lassen. Du kannst ihn bewusst loslassen, indem du dich daran erinnerst, dass du nicht in seinen harten Worten gefangen bist, sondern jederzeit wählen kannst, dich selbst mit Freundlichkeit und Verständnis zu behandeln.

Die Schritte zum klaren Abschied:

1. **Erkenne die Anwesenheit des inneren Kritikers**
   Halte inne, wenn du merkst, dass die kritische Stimme in deinem Kopf laut wird. Frage dich: *»Ist das die Stimme meines Kritikers? Was sagt sie gerade?«*
2. **Mach dir ein Bild**
   Mach dir ein Bild von deinem inneren Kritiker. Das kann helfen, ihn von deinem wahren Selbst zu unterscheiden. Vielleicht stellst du ihn dir als einen strengen Lehrer vor.
3. **Drücke deine Dankbarkeit aus**
   Sag deinem Kritiker klar: *»Ich weiß, dass du mich früher beschützen wolltest. Dafür danke ich dir. Aber heute brauche ich diese Art von Schutz nicht mehr.«*
4. **Verabschiede den inneren Kritiker**
   Wenn dein innerer Kritiker dich abwertet, etwa mit: *»Das war bestimmt nicht gut genug«*, begleite ihn zur Tür und verabschiede dich. Lass dich auf keine Diskussionen ein.

5. **Baue Mitgefühl auf**
   Sprich mit Mitgefühl mit dir selbst: »*Es ist okay, wenn es nicht perfekt war. Ich habe mein Bestes gegeben.*«

Wenn es dir hilft, kannst du dir diesen Prozess aufschreiben oder mit einer vertrauten Person darüber sprechen.

Der klare Abschied vom inneren Kritiker öffnet dir den Weg zu einer neuen, stärkenden inneren Begleitung: der Kraft des inneren Freundes. Während der Kritiker dich oft klein hält und verunsichert, ist der innere Freund eine Stimme, die dich liebevoll unterstützt und an dein eigenes Potenzial erinnert. Indem du den Kritiker bewusst loslässt, schaffst du den Raum, um diese stärkende, mitfühlende Stimme in dir zu entwickeln.

So stärkst du den inneren Freund:

* **Sprich mit dir selbst wie mit einem geliebten Menschen**
  Überlege, was du einer guten Freundin oder einem Freund sagen würdest, der sich gerade in deiner Situation befindet, und richte diese Worte an dich selbst.
* **Übe liebevolle Affirmationen**
  Wiederhole stärkende Sätze, die dir helfen, neue Denkmuster zu entwickeln. Zum Beispiel:
  »*Ich bin genug, so wie ich bin.*«
  »*Ich darf Fehler machen und daraus lernen.*«
  »*Ich verdiene es, freundlich zu mir selbst zu sein.*«
* **Sei geduldig mit dir selbst**
  Von Selbstabwertung oder Selbstverachtung zu Selbstmitgefühl und Selbstliebe zu finden, ist ein großer Schritt. Gib dir Zeit.
* **Feiere deine Erfolge**
  Nimm dir bewusst Zeit, um deine kleinen und großen Erfolge zu würdigen – sei es ein gelöstes Problem, ein mutiger Schritt oder einfach nur ein liebevoller Moment mit dir selbst.

Die Schritte, um deinen inneren Freund zu stärken, bereiten den Boden dafür, liebevolle Worte für dich selbst zu finden. Indem du übst, mit dir so zu sprechen, wie du es bei einem geliebten Menschen tun würdest, formst du eine innere Stimme, die dich aufbaut und begleitet – besonders in schwierigen Momenten.

Du kannst beginnen, deine innere Stimme bewusst zu gestalten, indem du dich fragst: *Was sage ich zu einer guten Freundin oder einem guten Freund in einer herausfordernden Situation?* Diese Sätze dürfen auch zu dir gehören, zum Beispiel:

* *»Ich sehe, wie schwer das gerade für dich ist.«*
* *»Ich fühle mit dir.«*
* *»Es tut mir so leid, dass du das durchmachen musst.«*
* *»Das klingt so belastend.«*
* *»Ich kann deinen Schmerz spüren.«*

Es mag sich anfangs ungewohnt anfühlen, doch diese Worte sind ein erster Schritt, um neue Denkmuster aufzubauen. Wiederhole sie regelmäßig, und sie werden langsam zu einem Teil von dir.

Indem du dir selbst diese mitfühlenden Worte schenkst, legst du den Grundstein für eine tiefere Verbindung mit dir selbst. Selbstmitgefühl ist kein oberflächliches Pflaster, das den Schmerz verdecken soll. Es ist ein tiefgreifender Prozess, der dich einlädt, deinen Schmerz zu sehen und anzunehmen. Das mag unangenehm sein, doch es schafft den Raum, in dem Heilung beginnen kann.

Es braucht Raum für den Schmerz – und es braucht Mitgefühl. Wenn Max den alten Schmerz anschaut, den er so lange verdrängt hat, ist es nicht nur der Schmerz selbst, der ihn überwältigt. Es ist auch die Scham, die Abwertung, die alte Stimme in ihm, die sagt: *»Stell dich nicht so an. Du bist selbst schuld.«* Diese Stimme des inneren Kritikers ist laut und vertraut – sie war lange der Versuch, Kontrolle zu behalten und Schwäche zu verdrängen. Aber heute braucht Max diese Stimme nicht mehr. Heute darf er etwas Neues ausprobieren: sich selbst mit offenen Armen zu begegnen.

Lass uns genauer hinsehen: Max kann innehalten und sich erlauben zu sagen: *»Ja, es tut weh. Es hat wehgetan, und es tut immer noch weh.«* Dieses Anerkennen ist kein Sichbemitleiden. Es ist ein Schritt, der erlaubt, dass der Schmerz existieren darf – ohne ihn wegzuschieben oder sich dafür zu schämen. Die kritische Stimme, die abwertet oder vergleicht *(»Andere hatten es schlimmer«)*, darf erkannt werden. Max kann ihr innerlich sagen: *»Ich weiß, dass du mich schützen wolltest, aber jetzt lasse ich dich los.«* Es hilft, diese Stimme nicht zu bekämpfen, sondern ihr freundlich, aber bestimmt den Platz zuzuweisen, den sie verdient: draußen vor der Tür.

Sich selbst mitfühlende Worte zu schenken, ist der nächste Schritt. Worte, die man vielleicht einem geliebten Menschen sagen würde: *»Es tut mir so leid, dass du das erleben musstest.«* Oder: *»Kein Kind hat das verdient.«* Diese Worte können sich anfangs fremd anfühlen, weil die alte Stimme des Kritikers oft sofort da ist, um sie abzuwerten: *»Bemitleidest du dich jetzt etwa?«* Doch genau diese kritische Stimme gilt es zur Seite zu stellen, um den Raum für Mitgefühl und Heilung zu schaffen.

Wenn wir uns erlauben, unseren Schmerz mit Mitgefühl zu betrachten, anstatt ihn zu verdrängen, schaffen wir einen inneren Raum, der Heilung ermöglicht. Es ist, als ob wir eine Wunde reinigen, anstatt sie nur zu überdecken. Mitgefühl mit uns selbst schenkt uns das Gefühl, dass wir immer jemanden haben, der uns auffängt – nämlich uns selbst. Diese innere Sicherheit ist der Anker, der uns auch durch die schwersten Stürme trägt. Und wenn wir beginnen, diese inneren Muster zu durchbrechen, wenn wir erkennen, dass wir mehr sind als unsere Fehler, öffnet sich ein Weg, der uns wirklich befreit.

Die innere Arbeit: Mitgefühl in die Tiefe bringen

Selbstmitgefühl erfordert Mut, denn es bedeutet, sich den eigenen Verletzungen zu stellen und die vertraute Selbstabwertung zu hinterfragen. Doch gerade in dieser Konfrontation liegt die Chance zur Heilung.

Ein kurzer Exkurs: Was ist das innere Kind?

Das innere Kind ist ein Teil von uns, der unsere frühen Erfahrungen, Emotionen und Bedürfnisse in sich trägt – egal, ob sie positiv oder schmerzhaft waren. Es steht symbolisch für die jüngeren Versionen von uns selbst, die wir in verschiedenen Phasen unseres Lebens waren. Besonders die Erlebnisse aus der Kindheit, in denen wir uns verletzt, nicht gesehen oder nicht sicher gefühlt haben, hinterlassen Spuren, die oft bis ins Erwachsenenalter wirken.

Manchmal meldet sich das innere Kind durch intensive Gefühle, die wir vielleicht nicht sofort einordnen können: Traurigkeit, Angst, Wut oder auch Sehnsucht. Es sind oft alte Bedürfnisse, die damals nicht erfüllt wurden – nach Schutz, Trost oder Zugehörigkeit. Wenn wir uns mit dem inneren Kind verbinden, schaffen wir die Möglichkeit, diese unerfüllten Bedürfnisse heute auf eine neue, heilende Weise zu beantworten.

Um dein bester Freund zu werden, ist es wichtig, mit dir in Kontakt zu kommen. Hier sind konkrete Schritte, wie dies gelingen kann:

* **Gefühle anerkennen**
  Anstatt schwierige Emotionen zu unterdrücken, nimm sie wahr und benenne sie: *»Ich bin traurig. Ich bin wütend. Ich fühle mich überfordert.«*
* **Dir selbst Trost spenden**
  Sprich mit dir, als würdest du mit einem geliebten Menschen sprechen, der leidet: *»Es tut mir so leid, dass du das durchmachen musst. Ich bin für dich da.«*

* **Mit deinem inneren Kind arbeiten**
  Stell dir vor, du sprichst mit deinem jüngeren Ich, das vielleicht genau in diesem Moment Trost und Verständnis braucht. Sage ihm: »*Du bist sicher. Ich passe auf dich auf.*«

Die Verbindung zum inneren Kind ist besonders kraftvoll, denn sie erlaubt dir, alte Wunden in einem neuen Licht zu betrachten und sie mit Liebe zu heilen. Diese Arbeit öffnet einen Raum, in dem echter Trost und Heilung möglich werden – für das innere Kind und damit für dich selbst.

Doch oft kommt an diesem Punkt die Frage auf, ob es egoistisch ist, sich so intensiv mit sich selbst zu beschäftigen. *Ist es nicht falsch, die Aufmerksamkeit so auf mich zu richten, wenn andere doch auch leiden?* Hier liegt ein großes Missverständnis, denn Selbstmitgefühl ist kein Egoismus – es ist vielmehr eine Voraussetzung dafür, überhaupt nachhaltig für andere da sein zu können.

Woran wir in der heutigen Zeit oft hängen, ist die Unsicherheit darüber, was wir fühlen dürfen. Wenn wir als Kinder immer wieder zurechtgewiesen wurden – selbst wenn es gut gemeint war –, dann lernen wir irgendwann, unsere eigenen Gefühle infrage zu stellen. »*Ist das, was ich gerade fühle, überhaupt okay?*« wird zu einer ständigen inneren Frage.

Wenn Eltern sagen »*Du übertreibst*« oder »*Das machst du falsch*«, prägt sich das tief ein. Es macht uns empfindlich für Kritik und löst im Erwachsenenalter oft alte Wunden aus. In dem Moment, in dem wir kritisiert werden, spüren wir nicht nur den Schmerz von damals, sondern auch die Verunsicherung: »*Habe ich schon wieder etwas falsch gemacht?*« Doch oft liegt es gar nicht an den Kindern, dass Eltern so heftig reagieren. Oft sind es die Themen der Erwachsenen, die damals laut geworden sind – ihre Überforderung, ihre Hilflosigkeit. Sie haben drastisch reagiert, nicht weil Kinder wirklich etwas so gravierend falsch gemacht haben oder nicht okay waren, sondern weil sie selbst überfordert oder unausgeglichen waren.

Wenn du mitfühlend mit dir selbst umgehst, stärkt das deine Empathie für andere. Indem du lernst, deine eigenen Schwächen und Wunden anzunehmen, wächst deine Fähigkeit, auch die Schwächen und Verletzungen anderer mit mehr Geduld und Verständnis zu sehen. Selbstmitgefühl schafft zudem innere Stabilität. Diese Stabilität erlaubt es dir, dich nicht in den Problemen anderer zu verlieren, sondern in Beziehungen authentisch und präsent zu bleiben – ohne dich selbst aufzugeben.

Darüber hinaus ermöglicht Selbstmitgefühl, aus einer inneren Fülle heraus zu geben, anstatt aus Erschöpfung. Menschen, die sich selbst gut versorgen, haben mehr Energie und emotionale Ressourcen, um für andere da zu sein. Es ist also genau das Gegenteil von Egoismus: Du schenkst dir selbst das, was du brauchst, um dich kraftvoll, geduldig und liebevoll um andere kümmern zu können.

Verantwortung übernehmen und Selbstmitgefühl als Schlüssel zur Heilung

Im Gegensatz zu Selbstmitleid, das oft die Schuld nach außen verlagert, lädt dich Selbstmitgefühl ein, auf dich selbst zu schauen und deine Heilung aktiv zu gestalten. Es ermutigt dich, zu reflektieren und zu wachsen, anstatt in alten Mustern stecken zu bleiben.

Wenn du beispielsweise einen Konflikt mit einem Freund erlebst, könnte Selbstmitleid dazu führen, dass du denkst: *»Er hat mich verletzt, das ist allein seine Schuld.«* Selbstmitgefühl hingegen lässt dich innehalten und fragen: *»Wie hat mich diese Situation berührt? Was kann ich daraus lernen, um in Zukunft besser für mich zu sorgen?«* Dieser Ansatz öffnet den Raum für persönliches Wachstum und gleichzeitig für ein tieferes Verständnis der eigenen Bedürfnisse.

Ein zentraler Aspekt von **Selbstmitgefühl ist das Gefühl der Verbundenheit.** Es erinnert dich daran, dass Schmerz und Schwierigkeiten Teil der menschlichen Erfahrung sind – etwas, das wir alle teilen. Dieses Wissen schenkt Trost und lässt dich erkennen, dass du nicht allein bist.

Selbstmitleid hingegen verstärkt oft die Isolation. Es lässt dich glauben, dass deine Probleme einzigartig und unverstanden sind. Wenn du zum Beispiel mit einer großen Herausforderung kämpfst, könnte Selbstmitleid dich dazu bringen zu denken: »*Niemand versteht, wie schwer ich es habe.*« Selbstmitgefühl erinnert dich jedoch daran: »*Es ist menschlich, solche Momente zu erleben. Viele andere kämpfen ebenfalls mit ähnlichen Gefühlen.*«

Diese Perspektive kann dir helfen, dich nicht nur mit dir selbst, sondern auch mit anderen zu verbinden. Indem du Mitgefühl für dich entwickelst, wächst zugleich dein Verständnis für die Herausforderungen anderer, und es wird leichter, Hilfe anzunehmen oder selbst Unterstützung zu bieten.

Manchmal fühlt sich das Leben überwältigend an – als würdest du nur noch »funktionieren«, um durch den Tag zu kommen. Dieser Überlebensmodus ist eine natürliche Reaktion auf Stress und Trauma, doch er ist unglaublich kräftezehrend. Selbstmitgefühl lädt dich ein, bewusst aus diesem Modus auszusteigen, indem du dir Pausen gönnst und dir erlaubst, durchzuatmen.

In Momenten, in denen alles zu viel wird, kannst du dich fragen: »*Was brauche ich jetzt, um mich sicher zu fühlen?*« Vielleicht ist es ein paar Minuten Ruhe, ein Spaziergang an der frischen Luft oder einfach ein sanftes »*Ich bin hier für mich*«. Solche kleinen Gesten sind ein Zeichen von Selbstfürsorge und helfen deinem Nervensystem, sich zu entspannen und zur Ruhe zu finden.

Wenn du dir diese liebevolle Zuwendung schenkst, reagiert auch dein Körper darauf. Dein Gehirn schüttet Oxytocin aus – das sogenannte Bindungs- oder Wohlfühlhormon. Es sorgt dafür, dass du dich geborgen, sicher und verbunden fühlst. Gleichzeitig sinkt der Cortisolspiegel, das Stresshormon, und dein Nervensystem findet wieder zurück in den Ruhezustand. Dein Herzschlag wird ruhiger, dein Atem tiefer – es ist, als würde dein Körper spüren: »*Ich bin sicher, ich darf entspannen*«.[4]

In diesem Zustand kannst du bewusster wahrnehmen, was du wirklich brauchst, und Entscheidungen treffen, die dir guttun. Solche Momente der Selbstfürsorge sind wie kleine Inseln im Alltag, die dir helfen, aus dem Überlebensmodus auszusteigen und inneren Frieden zu finden. Diese innere Stabilität gibt dir die

Grundlage, dein Leben mit mehr Leichtigkeit und Zuversicht zu gestalten.

Wie Selbstmitgefühl dein Leben bereichern kann

Lasst uns die wesentlichsten Punkte dieses dichten Kapitels klar benennen. Es geht darum, für dich selbst da zu sein – vielleicht zum ersten Mal. Dieser Weg mag sich ungewohnt, sogar holprig anfühlen, und das ist völlig in Ordnung. Denn genau darum geht es: mit Liebe und Selbstmitgefühl zu dir selbst zu finden.

Eine wichtige Voraussetzung dafür ist, die Stimme des inneren Kritikers loszulassen. Diese Stimme, die dir einreden will, dass du es nicht verdienst oder dass andere Dinge wichtiger sind, darf nicht länger die Oberhand haben. Stattdessen darfst du dich bewusst dafür entscheiden, dir selbst zu begegnen – mit Mitgefühl, Vertrauen und Stärke.

Es ist entscheidend, immer wieder innezuhalten und dir bewusst zu machen: Du verdienst es, dir selbst liebevoll zu begegnen. Du darfst dir selbst Mitgefühl schenken, auch dann – und besonders dann –, wenn du dich verletzlich, traurig oder überfordert fühlst.

Du bist es wert, dir selbst die Liebe zu schenken, die du vielleicht so lange vermisst hast. Das ist es, worum es in diesem Kapitel geht – um dich, in all deiner Menschlichkeit und deinem Mut, dich selbst zu sehen.

Statt dich selbst zu verurteilen, kannst du mit dir sprechen wie mit einem geliebten Menschen: *»Es tut mir so leid, dass du das durchmachen musst.«* Dieser Schmerz ist echt.

Solche Worte sind wie eine Umarmung für deine Seele. Sie schaffen einen Raum, in dem Heilung möglich ist, und erinnern dich daran, dass du auch in den dunkelsten Momenten Liebe und Trost finden kannst – in dir selbst.

Vielleicht fragst du dich, wie sich dieser sichere Hafen im Alltag anfühlen kann. Jana, die ihr Leben lang daran gewöhnt war, ihre Bedürfnisse hintanzustellen, zeigt, wie kleine Schritte zu mehr Selbstmitgefühl führen können:

Jana *übte in der Therapie, sich selbst Pausen zu erlauben. Als sie sich eines Tages völlig erschöpft fühlte, sagte sie sich: »Es ist okay, dass ich eine Pause brauche. Ich muss nicht immer stark sein.« Diese Worte fühlten sich anfangs ungewohnt an, doch sie halfen ihr, sich selbst die Erlaubnis zur Selbstfürsorge zu geben.*

Wie Jana kannst auch du lernen, dir in schwierigen Momenten die Erlaubnis zu geben, für dich selbst zu sorgen. Solche kleinen Gesten sind wie Anker, die dir Halt geben – inmitten der Herausforderungen des Lebens.

Es erfordert Geduld, Mut und die Bereitschaft, dich selbst anzunehmen – mit all deinen Stärken und Schwächen. Doch es ist auch der Schlüssel zu einem Leben, das von Liebe, Verbundenheit und innerer Stabilität geprägt ist.

Indem du dir selbst Mitgefühl schenkst, lernst du, das Leben mit seinen Herausforderungen und Freuden zu umarmen – und dich selbst als den wertvollen, liebenswerten Menschen zu sehen, der du bist. Mitgefühl mit dir selbst ist der erste Schritt, doch um wirklich frei zu werden, braucht es auch die Fähigkeit, dir selbst zu vergeben.

Sich selbst zu verzeihen, ist einer der kraftvollsten und auch schwierigsten Schritte auf dem Weg der Heilung. Oft tragen wir Schuldgefühle oder Selbstvorwürfe mit uns herum, die uns wie unsichtbare Ketten fesseln. Wir verurteilen uns für Fehler, die wir gemacht haben, für Worte, die wir bereuen, oder für Entscheidungen, die wir im Nachhinein anders getroffen hätten. Doch Selbstvergebung ist ein Akt der Stärke, der uns von der Last befreit, die wir uns selbst auferlegen.

Vergebung bedeutet nicht, unsere Fehler zu rechtfertigen oder zu leugnen. Es bedeutet, sie anzuerkennen und uns selbst die Erlaubnis zu geben, weiterzugehen. Fehler sind Teil des Menschseins. Sie zeigen uns, dass wir wachsen und lernen. Sich selbst zu verzeihen heißt, die eigene Menschlichkeit anzunehmen und sich mit Mitgefühl und Verständnis zu begegnen.

Der Prozess der Selbstvergebung

Selbstvergebung geschieht nicht von heute auf morgen. Es ist ein Prozess, der Zeit und Geduld erfordert. Ein möglicher Ansatz besteht darin, dir bewusst zu machen, was genau dich belastet. Frage dich: *Was werfe ich mir vor? Warum fällt es mir schwer, mir selbst zu vergeben?* Indem du diese Fragen stellst, kommst du den Wurzeln deiner Schuldgefühle näher.

Vielleicht hast du einen wichtigen Termin vergessen, der dir oder jemand anderem viel bedeutet hat. Statt dich dafür selbst zu verurteilen, könntest du dir sagen: *»Ich habe einen Fehler gemacht, und das tut mir leid. Doch ich bin bereit, daraus zu lernen und es in Zukunft anders zu machen.«*

Diese Haltung erlaubt es dir, die Situation zu reflektieren, Verantwortung zu übernehmen und gleichzeitig loszulassen, was dich zurückhält. Mit Selbstvergebung schaffst du Raum für Wachstum und Mitgefühl – sowohl für dich selbst als auch für andere. Selbstvergebung bedeutet auch, sich mit Freundlichkeit und Verständnis zu begegnen. Sprich mit dir selbst auch dabei so, wie du mit einem guten Freund sprechen würdest, der mit Schuldgefühlen kämpft. Du würdest ihm nicht sagen: *»Du bist ein schlechter Mensch, weil du diesen Fehler gemacht hast.«* Stattdessen würdest du ihn ermutigen und ihm Trost spenden.

Einige mögliche Sätze, die dir helfen können, dir selbst zu verzeihen, sind:

* *»Dieser Fehler bestimmt nicht meinen Wert.«*
* *»Ich verdiene genauso viel Mitgefühl wie jeder andere.«*
* *»Ich lerne jeden Tag und werde daran wachsen.«*
* *»Ich gehe auch liebevoll mit mir um, wenn ich Fehler mache.«*

Diese Worte sind keine Ausrede für Fehlverhalten, sondern eine Einladung, dich selbst mit Mitgefühl zu betrachten und dich von der Last der Selbstverurteilung zu befreien.

Sich selbst zu verzeihen, schenkt dir Freiheit – die Freiheit, dich nicht länger von der Vergangenheit bestimmen zu lassen. Es ermöglicht dir, nach vorne zu schauen, anstatt in alten Mustern oder Vorwürfen gefangen zu bleiben. Vergebung öffnet den Raum für Heilung, Wachstum und die Erkenntnis, dass du trotz deiner Fehler liebenswert und wertvoll bist.

Indem du dir selbst vergibst, machst du Platz für Liebe und Mitgefühl in deinem Leben – für dich selbst und für andere. Dieser Akt der Befreiung ist ein Geschenk, das du dir selbst machst, und ein entscheidender Schritt auf deinem Weg zu einem liebevolleren und erfüllteren Leben.

Praktische Wege, Selbstmitgefühl in den Alltag zu integrieren

Selbstmitgefühl ist wie ein Muskel – je öfter du ihn trainierst, desto stärker wird er. Hier findest du einige einfache, aber wirkungsvolle Übungen, die dir helfen können, Selbstmitgefühl in dein tägliches Leben zu integrieren:

* **Sanfte Morgenrituale:** Starte deinen Tag mit einem positiven Satz, der dir Kraft gibt, wie: »*Heute werde ich freundlich mit mir selbst sein, egal, was kommt.*« Dieser kleine Moment der Achtsamkeit hilft dir, den Tag mit einer liebevollen Haltung zu beginnen.
* **Kurze Pausen im Alltag:** Gönn dir während des Tages bewusste Pausen, auch wenn sie nur ein paar Minuten dauern. Atme tief ein, leg eine Hand auf dein Herz und sage dir: »*Ich bin hier für mich. Es ist okay, dass es gerade schwer ist.*«
* **Reflexion am Abend:** Frage dich am Ende des Tages: »*Was habe ich heute gut gemacht? Wie habe ich gut für mich gesorgt?*« Schreibe deine Antworten in ein kleines Notizbuch oder denke bewusst darüber nach. Das stärkt deinen Blick für die positiven Seiten und schafft Raum für Dankbarkeit dir selbst gegenüber.
* **Selbstmitfühlende Worte:** In schwierigen Momenten kannst du innerlich oder laut mit dir selbst sprechen, wie

du es mit einem guten Freund tun würdest: *»Es ist okay, dass ich mich so fühle. Ich bin hier für mich.«*

* **Mitgefühlsanker setzen und Dankbarkeit pflegen:** Wähle einen Gegenstand, wie ein Armband oder einen Stein, der dich im Alltag an liebevolle Gedanken erinnert. Jedes Mal, wenn du ihn siehst, nimm dir einen Moment, um dir selbst eine mitfühlende Botschaft zu schenken, wie: *»Ich gebe mein Bestes, und das ist genug.«* Ergänzend kannst du am Abend drei Dinge aufschreiben, die dir gelungen sind oder für die du dankbar bist. Diese Übung hilft dir, Positives bewusster wahrzunehmen und Mitgefühl zu stärken.
* **Bewusste Selbstfürsorge:** Plane regelmäßig Zeiten für dich selbst ein – ein Spaziergang, eine entspannende Tasse Tee oder ein inspirierendes Buch. Diese Momente der Ruhe sind wichtige Inseln im Alltag, um dich wieder mit dir selbst zu verbinden.
* **Feiere kleine Erfolge:** Vielleicht hast du eine schwierige Aufgabe gemeistert oder dir selbst eine liebevolle Pause gegönnt – auch das sind Erfolge, die zählen und die es wert sind, gefeiert zu werden.

Nimm dir einen Moment

Welches Ritual kannst du morgen ausprobieren, um liebevoll mit dir umzugehen?

Selbstmitgefühl und innere Freiheit

Indem du Selbstmitgefühl übst, veränderst du nicht nur, wie du mit schwierigen Momenten umgehst, sondern öffnest dich einer neuen Sichtweise auf dein Leben – einer, die von Verständnis, Akzeptanz und Freundlichkeit geprägt ist. Der Druck, perfekt sein zu müssen, lässt nach, und du erkennst, dass Fehler ein natürlicher Teil des Menschseins sind.

Mit dieser inneren Freiheit wirst du unabhängiger von der Meinung anderer. Dein Wert hängt nicht länger davon ab, wie andere dich sehen, sondern davon, wie du dich selbst wahrnimmst. Wenn du dir mit Liebe und Respekt begegnest, gewinnst du die Kraft, dein Leben nach deinen eigenen Werten zu gestalten – nicht nach den Erwartungen anderer.

Selbstmitgefühl schenkt dir darüber hinaus den Mut, Neues auszuprobieren. Es schafft einen inneren Raum, in dem du wachsen kannst – ohne den Druck, perfekt sein zu müssen. Wenn Rückschläge passieren, kannst du sie gelassener betrachten und jeden Schritt als Fortschritt anerkennen. Diese innere Stabilität erlaubt dir, dich auf das Wesentliche zu konzentrieren und dein Leben authentisch zu gestalten.

Gleichzeitig verändert Selbstmitgefühl deine Beziehungen. Indem du deine eigenen Schwächen liebevoll annimmst, fällt es dir leichter, auch die Schwächen anderer zu akzeptieren. Dadurch entsteht Raum für tiefere, ehrlichere Verbindungen, die auf Vertrauen und Nähe basieren.

Mit Selbstmitgefühl kannst du dir sagen: »*Ich muss nicht perfekt sein, um Spaß daran zu haben. Es reicht, dass ich es probiere.*« Und plötzlich öffnen sich neue Türen.

Selbstmitgefühl ist nicht nur ein Werkzeug zur Bewältigung von Herausforderungen. Es ist eine Haltung, die dein Leben grundlegend verändern kann. Es schenkt dir den Mut, Neues auszuprobieren und das Leben in seiner Vielfalt zu erleben – nicht, um dich zu beweisen, sondern um authentisch du selbst zu sein.

Selbstmitgefühl in Konfliktsituationen

Die Beziehung zu dir selbst ist die Grundlage für jede andere Beziehung. Und je besser du lernst, dir selbst nahezukommen, desto sicherer und erfüllter können auch deine Verbindungen zu anderen werden. Darum möchte ich diesen wichtigen Aspekt

– Selbstmitgefühl in Beziehungen – noch beleuchten. Es ist der Schlüssel, um selbst in schwierigen Zeiten Stabilität und Frieden in dir zu finden.

Beziehungen können wundervoll sein, aber sie fordern uns auch immer wieder heraus. Konflikte, Missverständnisse, Einsamkeit, das Gefühl, nicht gesehen oder verstanden zu werden – all das bringt starke Emotionen mit sich. Und je intensiver diese Gefühle sind, desto eher geraten wir in den Überlebensmodus. Wir fühlen uns hilflos, überfordert, manchmal wie gelähmt. Genau in diesen Momenten scheint es am schwersten, sich selbst mit Selbstmitgefühl zu begegnen. Doch genau dann ist es am wichtigsten.

Selbstmitgefühl ist kein Luxus, sondern eine Notwendigkeit, gerade in Beziehungen. Es hilft dir, in Kontakt mit dir selbst zu bleiben, auch wenn dich die Emotionen überwältigen. Es gibt dir die Möglichkeit, innezuhalten und dich zu fragen: *Was brauche ich gerade? Wie kann ich für mich da sein, unabhängig von der Reaktion meines Gegenübers?*

Wenn wir diesen Selbstliebemuskel immer wieder trainieren – egal, wie klein die Trainingseinheiten sind –, bemerken wir nicht nur Veränderungen in uns selbst, sondern auch in unseren Beziehungen. Traumatisierte Menschen neigen oft dazu, sich mit Menschen zu umgeben, die ihre Bedürfnisse nicht sehen oder respektieren. Selbstmitgefühl ist oft das erste Werkzeug, das dich spüren lässt: »*Hier stimmt etwas nicht.*« Es hilft dir, klarer wahrzunehmen, was du verdienst, und mutiger Grenzen zu setzen, wenn jemand dich nicht respektvoll behandelt.

Dieser Aspekt ist so entscheidend, weil er uns lehrt, dass wir nicht auf andere angewiesen sind, um Trost zu finden. Selbstmitgefühl ist der Anker, der uns durch die stürmischsten Momente trägt. Es erlaubt uns, ruhig zu bleiben, wenn wir uns verletzt fühlen, uns selbst zu halten, wenn wir uns einsam fühlen, und uns zu trösten, wenn wir uns unverstanden oder abgelehnt fühlen.

Konflikte gehören zum Leben, und oft werden sie zur Bewährungsprobe für unsere Beziehung zu uns selbst. Gerade in schwierigen Auseinandersetzungen kann Selbstmitgefühl den Unterschied machen. Es hilft dir, nicht nur die Situation, sondern auch deine eigenen Reaktionen mit mehr Verständnis und Ruhe zu betrachten.

Was passiert in Konflikten?

In Konfliktsituationen geraten viele von uns in den »Kampf- oder Fluchtmodus«. Ohne es zu merken, können wir entweder überreagieren oder uns zurückziehen – oft begleitet von Selbstvorwürfen im Nachhinein.

Du streitest dich mit einem Freund oder Partner und sagst etwas, das du sofort bereust. Danach kritisierst du dich vielleicht: »*Warum habe ich das gesagt? Ich hätte mich besser unter Kontrolle haben müssen.*« Dieser innere Druck verstärkt oft das Gefühl von Scham oder Schuld.

In solchen Momenten kann Selbstmitgefühl wie ein Anker sein, der dir hilft, zur Ruhe zu kommen. Statt dich selbst zu verurteilen, kannst du innehalten und dir erlauben, die Situation mit Mitgefühl zu betrachten:

* **Erkenne deine Emotionen an:** »*Ich bin gerade sehr wütend/frustriert/verletzt, und das ist okay.*«
* **Schenke dir Verständnis:** »*Es ist menschlich, in einem Konflikt emotional zu reagieren. Ich habe mein Bestes gegeben.*«
* **Beruhige dein Nervensystem:** Nimm einen Moment für dich, atme tief durch und wiederhole innerlich einen Satz wie: »*Ich darf mir jetzt Zeit nehmen, um mich zu beruhigen.*«

Mit dieser Haltung schaffst du nicht nur Raum, um den Konflikt klarer zu sehen, sondern du gibst dir selbst auch die Erlaubnis, aus der Situation zu lernen, ohne dich selbst zu verurteilen.

Selbstmitgefühl und alte Verletzungen

Häufig kommen in Konflikten alte Wunden hoch – zum Beispiel das Gefühl, nicht gehört oder nicht respektiert zu werden. Diese

Emotionen können intensiver sein als die eigentliche Situation, weil sie tief in deiner Vergangenheit verwurzelt sind.

Dein Partner vergisst, dir zum Geburtstag zu gratulieren, und du fühlst dich tief verletzt, was dich sogar die Beziehung infrage stellen lässt. Anstatt deine Verletzlichkeit zu zeigen und deinem Partner ruhig mitzuteilen, wie traurig dich das Vergessen macht und dass du dich ungesehen fühlst, könnten Wut oder der Impuls, dich emotional zurückzuziehen, die Oberhand gewinnen. Die Intensität deiner Reaktion deutet darauf hin, dass es nicht nur um diesen Moment geht, sondern um ein altes Gefühl, übersehen oder nicht wertgeschätzt zu werden.

Selbstmitgefühl hilft dir, solche alten Wunden zu erkennen und ihnen mit Freundlichkeit zu begegnen:

* **Anerkennen, was da ist:** *»Dieser Schmerz fühlt sich vertraut an. Er erinnert mich an eine Zeit, in der ich mich oft übersehen gefühlt habe.«*
* **Mitfühlend mit dir sprechen:** *»Es tut mir so leid, dass du das erleben musstest. Es war damals wirklich schwer, aber heute bin ich hier, um für dich da zu sein.«*
* **Dich selbst beruhigen:** Lege eine Hand auf dein Herz, atme tief durch und sage dir: *»Ich bin sicher. Ich darf diesen Schmerz loslassen.«*

Durch diese Praxis gibst du dir selbst die Fürsorge, die du früher gebraucht hättest, und erlaubst alten Verletzungen, Stück für Stück zu heilen. Dieses Vorgehen hilft, die verletzten Gefühle zunächst in Ruhe wahrzunehmen und die innere Wunde ein wenig beruhigen zu lassen, bevor man mit dem Partner darüber spricht. Wenn du dich bereit fühlst, könntest du das Gespräch vielleicht so führen: *»Ich möchte etwas mit dir teilen, das mich sehr bewegt hat. Es hat mich verletzt, dass du meinen Geburtstag vergessen hast. Nicht nur wegen der Situation an sich, sondern auch, weil es mich an frühere Erfahrungen erinnert hat. Früher bin ich oft vergessen worden, habe mich unwichtig und wenig wertgeschätzt gefühlt. Deshalb trifft mich so etwas besonders. Ich weiß, dass die Situation nur teilweise mit* *dir zu tun hat, aber ich würde mich sehr freuen, wenn du auf diesen Punkt in meinem Leben Rücksicht nehmen könntest.«*

Dieses ehrliche Teilen deiner Gefühle kann deinem Partner helfen zu verstehen, warum die Situation so schmerzhaft war. Es öffnet die Tür für eine liebevolle und verbindende Antwort, wie: *»Es tut mir wirklich leid, dass ich deinen Geburtstag vergessen habe. Ich wusste nicht, wie sehr dich das trifft. Es bedeutet mir sehr viel, dass du mir das gesagt und mir anvertraut hast. Du bist mir unglaublich wichtig, und ich werde in Zukunft besser darauf achten. Ich möchte dir auch im Alltag mehr zeigen, wie viel du mir bedeutest.«*

Solche Gespräche können eine Möglichkeit sein, mehr Nähe und Verständnis in die Beziehung zu bringen. Sie geben dir die Chance, deine verletzlichen Punkte auf eine achtsame Weise zu teilen, und deinem Partner die Möglichkeit, mit Mitgefühl darauf zu reagieren. Das stärkt nicht nur eure Verbindung, sondern auch das gegenseitige Vertrauen.

Selbstmitgefühl im Umgang mit anderen

Selbstmitgefühl verändert also nicht nur, wie du mit dir selbst umgehst, sondern auch, wie du mit anderen interagierst. Es ermöglicht dir, empathischer zu sein, ohne dich selbst aufzugeben, und klare Grenzen zu setzen, ohne Schuldgefühle zu empfinden.

Viele von uns haben gelernt, dass »Nein« sagen egoistisch oder unhöflich ist. Doch gesunde Grenzen sind ein Akt der Selbstfürsorge – sie schützen deine Energie und dein Wohlbefinden.

Mit Selbstmitgefühl kannst du lernen, Grenzen klar und freundlich zu setzen: *»Ich würde gerne helfen, aber ich habe gerade keine Kapazitäten. Ich hoffe, du verstehst das.«* Solche Formulierungen zeigen nicht nur, dass du dich selbst respektierst, sondern laden auch dein Gegenüber ein, dich besser zu verstehen.

Übungen: Selbstmitgefühl Schritt für Schritt entwickeln

Eine wichtige Facette der Selbstfürsorge und des Selbstmitgefühls ist die Fähigkeit, sich selbst zu feiern. Es geht darum, die eigenen Fortschritte und Erfolge bewusst wahrzunehmen und anzuerkennen – egal, ob sie groß oder klein sind. Sich selbst zu feiern, ist ein Akt der Selbstliebe, der uns zeigt, dass wir wertvoll sind.

Stell dir vor, du könntest dir häufiger selbst auf die Schulter klopfen: für einen mutigen Schritt, einen gelungenen Arbeitstag oder einfach dafür, dass du dir Zeit für dich genommen hast. Solche Momente der Wertschätzung bauen uns auf und helfen uns, den Blick auf das Positive zu richten. Es geht nicht um Perfektion, sondern darum, auf dem Weg zu sein.

Mit der Zeit verlernen wir oft, stolz auf uns selbst zu sein. Das liegt vor allem daran, dass unsere Leistungen schon früh mit denen anderer verglichen werden. *»Wer ist schneller? Wer kann das besser?«* Solche Vergleiche rauben uns die Freude am eigenen Fortschritt. Statt stolz zu sein, denken wir oft: *»Das ist doch nichts Besonderes.«*

Hinzu kommt, dass wir Angst entwickeln, uns zu sehr zu freuen. Was, wenn andere unsere Freude kritisieren oder uns lächerlich machen? Doch uns zu freuen, ist ein Zeichen von Stärke, nicht Schwäche. Es zeigt, dass wir uns selbst anerkennen und wertschätzen – und genau das brauchen wir, um innerlich zu wachsen.

Stell dir vor, du würdest aufhören, dich mit anderen zu vergleichen. Stattdessen würdest du stolz darauf sein, was du selbst erreicht hast – ganz unabhängig davon, wie andere es machen. Kinder zeigen uns, wie das geht: Sie feiern ihre kleinen Erfolge, einfach weil sie Freude daran haben. Das sollten wir auch tun.

Vergleiche nehmen uns oft die Freude. Doch wenn wir uns darauf konzentrieren, was wir selbst geschafft haben, gewinnen wir Freiheit und innere Stärke. Egal, ob es ein schwieriger Arbeitstag war oder ein kleiner Schritt, den du dich getraut hast – es zählt, dass du auf deinem Weg bist. Ohne Vergleiche wird aus jedem Erfolg ein Grund zum Feiern.

Übungen: Sich selbst feiern lernen

1. **Tägliches Feiern:** Nimm dir jeden Abend eine Minute Zeit, um dir eine Sache bewusst zu machen, für die du dich heute feierst. Es kann etwas Großes sein, wie ein schwieriges Gespräch, oder etwas Kleines, wie ein freundliches Lächeln, das du jemandem geschenkt hast.
2. **Schreib es auf:** Führe ein »Erfolgstagebuch«, in das du jeden Tag kleine und große Erfolge einträgst. Lies es dir immer wieder durch, um zu sehen, wie viel du schon geschafft hast.
3. **Teile deine Freude:** Erzähl einem guten Freund oder einer Freundin, was dir heute gelungen ist. Lass dich von ihrer Freude anstecken und feiere zusammen mit ihnen.
4. **Eine Geste für dich selbst:** Belohne dich – mit einer kleinen Pause, einem guten Buch oder einem Moment der Ruhe. Zeige dir selbst, dass du wertvoll bist und es verdient hast, gefeiert zu werden.

Du bist weiter eingeladen, deine eigenen Erfahrungen zu reflektieren und zu üben, wie du dich in schwierigen Momenten liebevoll begleiten kannst. Diese weiteren Übungen unterstützen dich dabei, dich stärker mit deiner mitfühlenden Seite zu verbinden. Vielleicht möchtest du ein Notizbuch zur Hand nehmen, um deine Gedanken festzuhalten und die folgenden Übungen darin zu bearbeiten. Schreiben kann helfen, Gefühle bewusster wahrzunehmen und Mitgefühl für dich selbst zu entwickeln.

1. **Gefühle erkennen und benennen:**
   Notiere drei Situationen, in denen du dich in den vergangenen Tagen selbst kritisiert hast.
   * Wie hast du dich in diesen Momenten gefühlt?

   * Was hättest du gebraucht, um dich sicherer oder getröstet zu fühlen?
   * Schreibe für jede Situation einen Satz auf, den du dir mit Mitgefühl hättest sagen können.
2. **Antworte dem inneren Kritiker:**
   Schreibe auf, was dein innerer Kritiker dir in einer belastenden Situation gesagt hat.
   * Antworte dem Kritiker mit einer liebevollen und unterstützenden Stimme, so wie du mit einem guten Freund sprechen würdest. Hier ein Beispiel:
   * Kritiker: »*Warum hast du das nicht besser gemacht?*«
   * Mitfühlende Stimme: »*Du hast dein Bestes gegeben, und das ist genug.*«
3. **Visualisierung deines inneren Freundes:**
   * Schließe die Augen und stelle dir vor, dass ein liebevoller innerer Freund an deiner Seite steht.
   * Welche Worte sagt er dir in schwierigen Momenten? Schreibe diese Sätze auf und lies sie dir laut vor.
4. **Mitgefühlsanker setzen:**
   * Wähle einen Gegenstand (zum Beispiel eine Uhr, ein Armband oder einen Ring), der dich an Selbstmitgefühl erinnert.
   * Jedes Mal, wenn du diesen Gegenstand siehst, nimm dir einen Moment, um dir eine liebevolle Botschaft zu schenken, wie: »*Ich bin gut so, wie ich bin.*«

Reflexion

* Um das Kapitel abzurunden, lade ich dich ein, noch einmal innezuhalten und zu reflektieren, wie Selbstmitgefühl dein Leben bereichern kann. Diese Fragen helfen dir, deine Gedanken zu ordnen und gezielt Schritte für mehr Mitgefühl mit dir selbst zu entwickeln.

Abschließende Gedanken

Nachdem wir unsere Verletzungen erkannt haben, führt uns der nächste Schritt zur **Entwicklung von Selbstmitgefühl.** Es bedeutet, uns selbst mit der gleichen Güte und Liebe zu begegnen, die wir einem geliebten Menschen schenken würden. Selbstmitgefühl lädt uns ein, unsere Wunden nicht zu verurteilen, sondern sie anzunehmen, zu halten und zu pflegen. Es ist wie ein sanfter Boden, auf dem Heilung wachsen kann – eine liebevolle Grundlage, um Schritt für Schritt wieder Vertrauen in uns selbst aufzubauen.

Auf diesem nährenden Boden folgt der dritte Schritt: den **inneren Kritiker zu verabschieden**. Diese oft strenge und abwertende Stimme in uns ist ein Überbleibsel vergangener Erfahrungen. Sie wollte uns einst schützen, doch sie hält uns oft klein und verstärkt unsere Selbstzweifel. Indem wir den inneren Kritiker bewusst erkennen und uns liebevoll von ihm verabschieden, schaffen wir Raum für neue, stärkende Gedanken. Gedanken, die uns ermutigen, unsere Stärke zu erkennen, unsere Schritte zu würdigen und uns auf unserem Weg zur Heilung zu unterstützen.

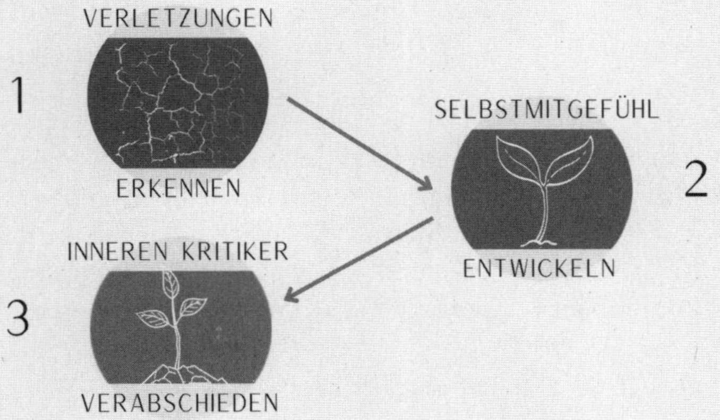

Als Nächstes betrachten wir, wie Trauma dein Denken beeinflusst. Lass uns herausfinden, wie alte Muster und Überzeugungen entstanden sind – und wie du sie loslassen kannst.

4 Kognitive Traumareaktion

Trauma wirkt tiefgreifend und beeinflusst Gedanken, Gefühle und Körper gleichermaßen. Diese Reaktionen sind eng miteinander verbunden – ein Gedanke kann Angstgefühle auslösen, die sich körperlich zeigen, während körperliche Empfindungen Erinnerungen wecken. In diesem Kapitel konzentrieren wir uns auf die kognitiven Traumareaktionen wie Katastrophendenken, Selbstkritik und Gedächtnislücken.

Kognitive Traumareaktionen sind belastend und schwer zu greifen, aber Veränderung ist möglich. Das gilt nicht nur für die Gedankenwelt, sondern auch für die körperlichen und emotionalen Traumareaktionen, die wir in den nächsten Kapiteln betrachten werden. Alles, was du hier liest, ist der Beginn eines neuen Verständnisses – und dieses Verständnis öffnet dir den Weg zu mehr innerer Ruhe und Klarheit.

Stell dir vor, du sitzt im Meeting, und dein Chef stellt eine inhaltliche Frage an dich. Alle Augen sind auf dich gerichtet, und dein Kopf wird plötzlich leer. Gedanken rasen: »*Was, wenn ich alles falsch mache? Was, wenn ich eine dumme Antwort gebe?*« Dein Herz schlägt schneller, die Atmung wird flach, dein Magen zieht sich zusammen. Ein vertrauter Druck lastet auf deiner Brust, und die Welt um dich verblasst. Was bleibt, ist pure Angst. Das ist mehr als Lampenfieber – es ist die Nachwirkung eines Traumas.

In diesem Kapitel schauen wir uns an, wie Trauma unsere Gedankenwelt verändert, wie es uns in Gedankenschleifen gefangen hält und wie es unser Selbstbild formt.

Katastrophendenken

Trauma verändert die Art, wie wir die Welt wahrnehmen. Ein häufiges Phänomen ist das Katastrophendenken – die unaufhörliche

Erwartung, dass das Schlimmste eintritt. Doch das ist nur eine von vielen Möglichkeiten, wie sich ein Trauma in unserer Wahrnehmung zeigt. Manche entwickeln ein tiefes Misstrauen, andere fühlen sich emotional abgestumpft oder reagieren mit ständiger Überanpassung. Katastrophendenken hält uns jedoch oft besonders stark in einem Zustand ständiger Alarmbereitschaft. Der erste Schritt, diesen Kreislauf zu durchbrechen, ist das Erkennen dieser Gedanken: »*Ist das wirklich wahr, oder denke ich nur an das Schlimmste?*«

Katastrophendenken zeigt sich nicht nur im Beruf oder in stressigen Situationen, sondern auch in den stillen Momenten des Alltags, in denen die Gedanken unkontrolliert abschweifen.

***Sveas** Partner sitzt an einem ruhigen Abend neben ihr, aber sagt wenig. Sie merkt, wie ihre Gedanken sofort zu kreisen beginnen: »Ist er sauer auf mich? Habe ich etwas falsch gemacht? Will er mich verlassen?« Obwohl ihr Partner vielleicht nur müde ist, wirkt die Stille auf Svea wie eine laute Anklage. Ihr innerer Alarm schreit: »Gefahr!« – und sie fühlt sich bedroht, obwohl die Realität viel harmloser ist.*

Reflexion:

* *Wann hast du das letzte Mal gespürt, dass du die Stille oder das Verhalten einer anderen Person als bedrohlich empfunden hast, obwohl es keine Anzeichen dafür gab?*

***Stefanie** bekommt eine kurze E-Mail von ihrem Chef mit der Betreffzeile: »Bitte kurz vorbeikommen«. Dies lässt sofort ihre Gedanken kreisen: »Was habe ich falsch gemacht?« Ihr Körper steht unter Spannung, und sie fühlt sich blockiert. Ihr Chef bittet sie jedoch nur um eine Einschätzung. Die Anspannung fällt ab, doch der Stress sitzt tief.*

Reflexion:

* *Kennst du das Gefühl, innerlich schon erschöpft zu sein, bevor die Situation überhaupt begonnen hat?*

Das Katastrophendenken äußert sich auf verschiedene Weise und entwickelt dabei bestimmte Muster, die auf den ersten Blick schützen sollen, jedoch oft zu Überforderung führen.

Typische Merkmale von Katastrophendenken sind:

Fixierung auf Worst-Case-Szenarien: Gedanken kreisen unaufhörlich um die schlimmstmöglichen Ausgänge einer Situation.

Unrealistische Annahmen: Häufig entstehen Überzeugungen, dass negative Ereignisse unvermeidlich oder sehr wahrscheinlich sind.

Generalisiertes Misstrauen: Auch alltägliche Interaktionen werden mit Argwohn betrachtet, oft ohne reale Grundlage.

Kontrollverlust-Angst: Das Gefühl, keine Kontrolle über Situationen zu haben, kann den Stress verstärken.

Starke Emotionalisierung: Negative Gedanken lösen nicht nur Angst aus, sondern auch Wut, Traurigkeit oder Ohnmacht.

Gedankenrasen: Ein Zustand, in dem Gedanken schnell und unaufhörlich eine Bedrohung verstärken.

Vergangenheit projizieren: Erlebte Traumata werden unbewusst als Maßstab für zukünftige Erlebnisse herangezogen.

Schwarz-Weiß-Denken: Situationen werden ohne Nuancen wahrgenommen – alles ist entweder sicher oder gefährlich.

Beeinträchtigte Realitätsprüfung: Es fällt schwer, zwischen realistischen und irrationalen Ängsten zu unterscheiden.

Erhöhte Reizbarkeit: Schon kleine Trigger können massive emotionale oder kognitive Reaktionen auslösen.

Diese Merkmale zeigen, wie tiefgreifend Katastrophendenken das Leben beeinflussen kann. Sie sind nicht nur kognitive Muster, sondern auch Ausdruck eines Nervensystems, das nach Sicherheit sucht und dabei oft über das Ziel hinausschießt. Genau wie ein Rauchmelder, der auf maximale Empfindlichkeit gestellt ist, versucht dein Gehirn, dich vor möglichen Gefahren zu schützen – selbst wenn diese gar nicht real sind. Oft bleibt die dadurch entstehende Spannung innerlich, und Betroffene halten sie mühsam aus. Doch manchmal führt Katastrophendenken auch zu übertriebenen Reaktionen, die für das Umfeld sichtbar werden. Ein missverstandener Blick, ein Schweigen oder ein unklarer Satz kann zu impulsiven Handlungen, Konflikten oder Rückzügen führen. Diese Dynamik bleibt für die Betroffenen häufig schambesetzt, während das Umfeld ratlos reagiert oder sich ebenfalls unter Druck gesetzt fühlt. Meistens jedoch wird die innere Anspannung still ertragen – ein ständiger, unsichtbarer Kampf, der die Lebensfreude trübt und enorm viel Energie kostet.

Wir erinnern uns an ***Svea****. Nachdem ihr Partner ins Bett gegangen ist, bleibt Svea noch eine Weile auf dem Sofa sitzen. Ihre Gedanken kreisen weiter: »War ich zu still? Hätte ich etwas sagen sollen?« Sie spürt die Müdigkeit, doch die Anspannung lässt sie nicht los. Als sie schließlich ins Bett geht, liegt sie wach, ihr Kopf bleibt voller Fragen, und die ersehnte Ruhe bleibt aus.*

Reflexion:

* *Kennst du solche Momente, in denen deine Gedanken dich immer wieder vom Schlimmsten ausgehen lassen, obwohl es keine eindeutigen Anzeichen dafür gibt?*

Selbstkritik: Wenn wir unser schärfster Kritiker sind

Trauma hinterlässt oft nicht nur Wunden in der Seele, sondern auch eine leise, aber mächtige Stimme in deinem Kopf. Diese Stimme, die dich erinnert, dass du nicht gut genug bist. Dass du schuld bist. Dass du mehr leisten musst, um überhaupt ein wenig Wert zu haben. Selbstkritik ist nicht einfach nur ein Gedanke – es ist eine innere Haltung, die uns kleinmacht und unser Selbstwertgefühl erdrückt.

***Julia** vergisst, ihre gute Freundin wie verabredet zum Bahnhof zu bringen. Als die Freundin verständnisvoll reagiert und sagt: »Kein Problem, ich habe ein Taxi genommen«, bleibt Julia äußerlich ruhig. Doch innerlich tobt ein Sturm. Sie denkt: »Wie konnte ich das nur vergessen? Sie wird denken, dass ich unzuverlässig bin. Ich bin eine schlechte Freundin.«*

Julia verbringt den ganzen Abend damit, sich Vorwürfe zu machen. Sie entschuldigt sich mehrfach, auch als ihre Freundin längst das Thema gewechselt hat. Ihre Selbstkritik lässt sie nicht los – es ist, als müsse sie sich selbst bestrafen, um die Schuld zu tilgen.

Reflexion:

* *Wie oft kannst du dir selbst nicht vergeben, obwohl andere dir längst vergeben haben?*
* *Welche inneren Sätze wiederholen sich in solchen Momenten bei dir?*

Selbstkritik ist oft die verzerrte Stimme unserer Vergangenheit – der innere Kritiker, der aus alten Erfahrungen spricht. Vielleicht hast du als Kind oft gehört: »*Warum hast du das schon wieder falsch gemacht?*« Oder: »*Das darf doch nicht wahr sein!*« Diese Sätze wurden Teil deines inneren Dialogs und haben sich wie eine Schallplatte in deinem Kopf festgesetzt, die immer wieder dieselben Sätze abspielt.

Hier begegnet uns der innere Kritiker wieder, über den wir in Kapitel 3 im Zusammenhang mit Selbstmitgefühl bereits gesprochen haben. Darin ging es darum, wie diese Stimme dich kleinmacht und wie du ihr mit Selbstmitgefühl begegnen kannst. Nun wollen wir uns anschauen, wie dieser Kritiker durch traumatische Erlebnisse verstärkt wird und wie er dir ein verzerrtes Bild von Schuld und Verantwortung vermittelt.

Der innere Kritiker sagt dir, dass du schuld bist, dass du anders hättest handeln müssen. Er gibt dir das Gefühl, dass alles, was passiert ist, deine Verantwortung war – auch wenn das nicht stimmt.

Reflexion:

* *Welche Stimme aus deiner Kindheit hörst du noch in deinem Kopf?*
* *Was sagt sie dir über dich – und wie prägt das dein Leben heute?*

***Max** lebt ein scheinbar makelloses Leben. Doch innerlich treibt ihn die Angst, dass ein einziger Fehler alles zunichtemachen könnte. Er arbeitet unermüdlich, ohne jemals Zufriedenheit zu spüren. Vor jeder Präsentation überprüft Max seine Folien unzählige Male. Sein innerer Kritiker flüstert ihm zu: »Was, wenn du einen Fehler machst? Was, wenn sie denken, du bist nicht kompetent genug?«*

Der Drang, perfekt zu sein, lässt Max nie zur Ruhe kommen. Selbst seine Erfolge fühlt er nicht als verdient – für ihn sind sie Glück oder Zufall. Die Angst, beim nächsten Fehler als »Betrüger« entlarvt zu werden, treibt ihn weiter an. Das ist das **Impostor-Syndrom**: der unermüdliche Zweifel an sich selbst, trotz aller sichtbaren Erfolge.

Reflexion:

* *Wie oft bemühst du dich, perfekt zu sein, aus Angst, dass andere deine Schwächen sehen könnten?*
* *Was denkst du, würde passieren, wenn du einmal etwas nicht perfekt machst?*

Lob nicht annehmen können

Selbstkritik hinterlässt nicht nur emotionale Spuren, sondern wirkt sich auf dein gesamtes Leben aus. Sie macht es schwer, Lob anzunehmen, weil du es für unverdient hältst. Sie lässt dich an dir zweifeln, selbst wenn dir andere vertrauen. Sie führt dazu, dass du dich kleiner machst, als du bist, um bloß keine Angriffsfläche zu bieten.

Reflexion:

* *Wann hast du dich das letzte Mal über einen Fehler geärgert, den niemand sonst als gravierend empfunden hat?*

* *Wie oft hältst du dich zurück, aus Angst, nicht gut genug zu sein?*

Dein innerer Kritiker ist wie ein Zerrspiegel, der dich kleiner macht, als du bist. Er verzerrt deine Stärken und überzeichnet deine Schwächen – ein Bild, das du dir nicht mehr glauben musst.

Selbstkritik ist nicht die Wahrheit. Sie ist eine alte Stimme, die aus Angst und Unsicherheit entstanden ist. Der erste Schritt, sie zu durchbrechen, ist, sie wahrzunehmen. *Wann wird sie lauter? Welche Worte benutzt sie?* Frag dich in solchen Momenten: »*Ist das wirklich wahr? Würde ich so mit einem Freund sprechen?*«

Auch wenn der innere Kritiker laut ist, kannst du lernen, nicht mehr auf ihn zu hören, sondern ihn liebevoll, aber klar zu verabschieden (siehe Kapitel 3). Mit Selbstmitgefühl und Geduld wirst du nach und nach bemerken, dass du nicht auf seine Urteile angewiesen bist. Du darfst ihm widersprechen und deinen eigenen, liebevollen Worten mehr Raum geben.

Reflexion:

* *Bemerkst du deinen inneren Kritiker häufiger im Alltag?*
* *Gelingt es dir, ihn zu verabschieden?*

Gedächtnislücken

Manchmal fühlt sich die eigene Vergangenheit an wie ein unvollständiges Bild. Du weißt, dass bestimmte Erlebnisse da waren – Momente, die dein Leben geprägt haben –, aber wenn du versuchst, sie hervorzuholen, findest du nichts als Leere. Es ist, als hättest du ein Buch mit zerrissenen Seiten vor dir. Diese Gedächtnislücken sind auch ein Schutzmechanismus deines Gehirns, um dich vor überwältigenden Erinnerungen zu bewahren.

***Jana** sitzt mit Freunden zusammen. Sie lachen über eine gemeinsame Kindheitserinnerung: eine »Burg« aus Decken und Stühlen, die sie beim Spielen gebaut haben. Jana lächelt höflich, nickt und gibt zustimmende Kommentare ab. Doch innerlich ist sie wie abgeschnitten.*

Sie erinnert sich nicht an diese Szene, nicht an die Lieder, die sie gesungen haben, nicht an das Lachen.

Später, als sie allein ist, kommen Gedanken auf: »*Warum weiß ich das nicht mehr? Stimmt etwas nicht mit mir?*« Diese Leere fühlt sich schwer an, wie eine unsichtbare Wand zwischen ihr und ihrer Vergangenheit.

Reflexion:

* *Gibt es Momente in deinem Leben, an die du dich nicht mehr erinnern kannst?*

Gedächtnislücken sind oft ein Schutzmechanismus deines Gehirns. Wenn eine Erinnerung zu überwältigend oder schmerzhaft ist, wird sie wie in einen Tresor gelegt – verschlossen und außerhalb deiner Reichweite. Dieser Prozess nennt sich **Dissoziation**. Er sorgt dafür, dass du emotionalen Schmerz und Überforderung nicht in vollem Ausmaß spüren musst. Damals war das überlebenswichtig, damit du weitermachen konntest.

Reflexion:

* *Wenn du an eine schwierige Zeit in deinem Leben denkst, welche Details fehlen dir?*
* *Hast du das Gefühl, weniger Erinnerungen an deine Kindheit zu haben als andere? Und wenn Erinnerungen da sind, fühlen sie sich unangenehm an?*

Diese fehlenden Details können dir das Gefühl geben, dass ein Teil deiner Vergangenheit wie ausgelöscht ist. Warum diese Lücken entstehen und wie unser Gehirn Erinnerungen verarbeitet, lässt sich mithilfe der Gedächtnispsychologie besser verstehen.

Ein kleiner Exkurs zur Gedächtnispsychologie

Es ist ganz normal, dass wir uns nicht an alles erinnern können. Jeden Tag strömen unzählige Eindrücke auf uns ein – es wäre kaum sinnvoll, jede einzelne Situation zu speichern. Unser Gedächtnis wählt vor allem das aus, was emotional bedeutsam für uns ist: Momente, die uns Freude, Schmerz oder zum Beispiel Wut bereitet haben. Bei **Dissoziation** ist das anders. Hier werden vor allem die unangenehmen, belastenden Erinnerungen abgespalten. Es ist, als würde die Tür zu diesen Erlebnissen geschlossen, um uns zu schützen.

Trauma wirkt besonders stark auf den Hippocampus, das »Gedächtniszentrum« deines Gehirns. In Extremsituationen übernimmt jedoch die Amygdala, die für Angst und Überleben zuständig ist. Dein Gehirn speichert nicht mehr wie gewohnt, sondern fragmentiert – wie einzelne Bilder ohne Zusammenhang.

Interessant ist, dass unsere Stimmung bei der Erinnerungsleistung eine große Rolle spielt. Wenn es uns gut geht, erinnern wir uns eher an positive Momente. Geht es uns schlecht, tauchen eher unangenehme Erinnerungen auf. Unsere Grundstimmung beeinflusst also, welche Erinnerungen uns leichter zugänglich sind.

Diese fehlenden Puzzlestücke hinterlassen oft ein Gefühl der Entfremdung. Es ist, als würdest du dich selbst nicht vollständig kennen. Vielleicht fühlst du dich wie Jana bei Gesprächen mit Freundinnen oder Familienmitgliedern ausgeschlossen, wenn gemeinsame Erinnerungen aufkommen, die dir nicht vertraut sind. Diese Momente können Scham oder Unsicherheit hervorrufen –

Gefühle, die es dir erschweren, Nähe zuzulassen oder authentisch du selbst zu sein.

Es ist wichtig zu wissen: Gedächtnislücken sind kein Zeichen von Schwäche oder Fehler. Sie sind ein Schutzmechanismus deines Gehirns, um dich zu bewahren – damals, als das Erlebte zu überwältigend war. Dein Geist hat dich beschützt, indem er Türen zu diesen Erinnerungen verschlossen hat.

Vielleicht fühlt sich das heute wie ein Hindernis an, doch dieser Mechanismus war einst ein Akt der Stärke. Es bedeutet, dass dein Körper und Geist alles getan haben, um dich zu unterstützen.

***Jana** fragt sich: »Wie viel von mir fehlt noch? Wie kann ich mich ganz fühlen, wenn ich nicht weiß, wer ich war?« Diese Unsicherheit nagt an ihrem Selbstbild und lässt sie in sozialen Situationen unsicher wirken.*

***Max** geht es ähnlich. Er ist beruflich erfolgreich. Doch wenn jemand ihn fragt, was ihn in der Kindheit geprägt hat, wird er ausweichend. »Nichts Besonderes«, sagt er dann. In Wahrheit fehlen ihm große Teile seiner Erinnerungen – besonders die an seinen Vater. Max weiß, dass er als Kind oft Angst hatte. Doch die Details sind verschwommen. Manchmal hört er Geschichten von Freunden über liebevolle Gesten ihrer Eltern, und dann spürt er eine diffuse Traurigkeit. Er denkt: »Warum kann ich mich an so etwas nicht erinnern? Gab es so etwas bei mir überhaupt?« Diese Lücken hinterlassen eine innere Unruhe, die Max nicht ganz einordnen kann.*

Reflexion:

* *Wie gehst du damit um, wenn dir Erinnerungen fehlen, die andere leicht abrufen können?*

Gedächtnislücken führen nicht nur zu Unsicherheit, sondern auch zu einem Gefühl von Machtlosigkeit. Wie kannst du die Kontrolle über dein Leben zurückgewinnen, wenn Teile deiner Geschichte für dich verschlossen bleiben? Dieses innere Ringen kann zu einem tiefen Schmerz führen, der schwer in Worte zu fassen ist.

Stell dir vor, deine Erinnerungen sind ein großes Haus. Manche Räume stehen weit offen, du kannst sie jederzeit betreten. Diese Räume sind hell, einladend und voller vertrauter Momente. Doch es gibt Türen, die verschlossen sind – Räume, die im Dunkeln liegen und die du nur erahnen kannst. Sie erinnern dich daran, dass es Teile von dir gibt, die verborgen sind, um dich zu schützen. Du weißt, dass dahinter etwas ist, aber du hast keinen Schlüssel. Dieses Haus ist kein Zeichen dafür, dass du etwas falsch gemacht hast. Es zeigt vielmehr, wie dein Geist dich schützen wollte – indem er dich von Räumen fernhält, die zu schmerzhaft waren, um sie zu betreten.

Akzeptanz ist der erste Schritt: Du musst nicht alles erinnern oder alles wissen. Es ist in Ordnung, wenn einige Räume verschlossen bleiben. Erlaube dir, freundlich mit dir selbst zu sein und nicht gegen das Vergessen anzukämpfen. Dein Wert liegt nicht darin, was du erinnern kannst, sondern darin, wer du heute bist.

Akzeptanz statt Zwang

Es geht nicht darum, jede einzelne Erinnerung wie ein Detektiv aufzuspüren. Viel wichtiger ist es, diesen Schutzmechanismus anzunehmen und zu verstehen, dass unser Körper nur das freigibt, was wir gerade verkraften können.

Oft sind es stille Momente, in denen der Körper sich meldet: Herzklopfen, ein wirres Gedankenkarussell oder ein innerer Kritiker, der plötzlich laut wird. Das sind Gelegenheiten, tiefer zu spüren – sanft in Kontakt zu kommen mit dem, was noch verschlossen ist.

Unser Körper hat die Fähigkeit, uns langsam wieder zu öffnen. Schritt für Schritt. Immer dann, wenn wir uns sicher genug fühlen. Wie dieser Weg aussehen kann und wie der Körper dabei hilft, wird im Kapitel zur körperlichen Traumareaktion erklärt. Es braucht Zeit, Geduld und vor allem Mitgefühl für sich selbst.

Gedächtnislücken zu akzeptieren, ist ein Akt der Selbstliebe.

Dein Geist hat dich geschützt, selbst wenn es heute wie ein Hindernis erscheint. Du musst dich nicht zwingen, diese verschlossenen Türen zu öffnen. Der Schlüssel ist Geduld – mit dir selbst und mit dem Tempo, das deine Seele braucht.

Reflexion:

* *Was wäre, wenn du dir erlaubst, nicht alles wissen zu müssen?*
* *Wie könntest du dich stattdessen auf das Hier und Jetzt konzentrieren?*

Auswirkungen kognitiver Traumareaktionen

Kognitive Traumareaktionen hinterlassen oft unsichtbare Spuren, die das Leben auf eine Weise beeinflussen, die nur schwer in Worte zu fassen ist. Sie wirken wie ein leiser Schatten, der sich in Gedanken, Gefühlen und Handlungen einnistet und die Leichtigkeit des Lebens überschattet.

Manchmal fühlt sich dein Alltag an wie ein Spielfeld, auf dem du ständig Ausweichmanöver machen musst. Jede E-Mail, jeder Anruf, jede unvorhergesehene Situation kann zu einer gedanklichen Hürde werden.

Eine E-Mail mit dem Betreff »Kurzes Gespräch bitte« reicht, um Stefanies Gedanken in eine Spirale zu schicken: »*Was habe ich falsch gemacht?*« Noch bevor sie das Büro betritt, fühlt sie sich gestresst und blockiert. Diese ständige Anspannung beeinträchtigt nicht nur ihre Produktivität, sondern auch ihre Lebensfreude. Sie geht nach einem Arbeitstag nach Hause, fühlt sich müde und ausgelaugt – und fragt sich, warum sie es nicht schafft, sich zu entspannen.

Reflexion:

* *Gibt es Alltagssituationen, die dich mehr Kraft kosten, als sie sollten?*
* *Welche Gedanken begleiten dich dabei?*

Diese anhaltende innere Anspannung bleibt nicht auf den Arbeitsalltag beschränkt – sie begleitet dich oft auch in deine Beziehungen. Denn die gleichen Muster, die im Alltag Stress verursachen, zeigen sich auch im Umgang mit anderen Menschen.

Beziehungen unter Druck

Kognitive Traumareaktionen beeinflussen nicht nur deinen Alltag, sondern auch, wie du Beziehungen erlebst. Sie sind wie ein unsichtbarer Dritter, der immer zwischen dir und deinem Gegenüber steht. Nähe kann sich anfühlen wie ein Risiko, und Konflikte wie eine Bedrohung.

***Max** lebt das in seiner Beziehung. Er denkt: »Wenn ich alles richtig mache, gibt es keinen Grund, mich abzulehnen.« Doch dieser Gedanke treibt ihn in einen Kreislauf der Überanpassung. Er organisiert jedes Detail – vom perfekten Geburtstagsgeschenk bis zur idealen Planung eines Ausfluges. Seine Partnerin merkt, dass Max nie zur Ruhe kommt, doch er kann ihre Worte – »Du musst nicht perfekt sein« – nicht wirklich annehmen. Sein Perfektionismus schafft Distanz, statt Nähe zu stärken.*

Reflexion:

- *Welche Muster erkennst du in deinen Beziehungen?*
- *Gibt es Situationen, in denen du dich anstrengst, um perfekt zu sein, statt einfach du selbst zu sein?*

Auch dein Selbstbild ist durch das Trauma beeinträchtigt. Es flüstert dir Sätze zu wie *»Ich bin nicht gut genug«*, *»Ich bin eine Belastung«*. Oder: *»Ich mache alles falsch.«* Diese Überzeugungen nisten sich ein und bestimmen, wie du dich selbst siehst.

***Julia** kennt diese Gedanken gut. Ihre Freundin lobt sie für ihre Herzlichkeit, doch Julia kann das Lob nicht annehmen. Stattdessen fühlt sie sich, als müsse sie sich ständig entschuldigen, obwohl niemand das von ihr erwartet.*

Reflexion:

- *Welche inneren Überzeugungen über dich selbst prägen deinen Alltag?*
- *Welche davon helfen dir – und welche hindern dich?*

Stell dir vor, dein Verstand ist ein Glas. Jede Sorge, jede Kritik und jede Unsicherheit ist ein Tropfen Wasser, der ins Glas fällt. Trauma sorgt dafür, dass dein Glas von Anfang an schon recht voll ist. Jeder zusätzliche Tropfen – eine herausfordernde E-Mail, ein Kommentar deines Chefs oder ein Streit – lässt das Glas überlaufen. Dieses ständige Überlaufen macht es schwer, den Alltag ruhig und gelassen zu bewältigen.

Das Zusammenspiel von Gedanken, Gefühlen und Körperempfindungen

Deine Gedanken, Gefühle und dein Körper sind untrennbar miteinander verbunden. Ein unangenehmer Gedanke wie *»Ich werde das nie schaffen«* kann Gefühle von Angst, Scham oder Verzweiflung auslösen. Diese Emotionen wiederum zeigen sich in deinem Körper: Herzrasen, ein Kloß im Hals oder Schweißausbrüche verstärken den Eindruck, dass du in Gefahr bist.

***Jana** kennt diesen Kreislauf gut. Wenn sie ein Abendessen plant, überlegt sie schon Tage vorher: »Habe ich an alles gedacht? Was, wenn das Essen jemandem nicht schmeckt?« Selbst wenn alles reibungslos läuft, bleibt ihr Körper angespannt. Ihr Nacken schmerzt, sie hat Kopfschmerzen, und abends fällt es ihr schwer, zur Ruhe zu kommen.*

Ein weiterer unangenehmer Gedanke ist: *»Ich bin in Gefahr.«* Schauen wir uns das genauer an: Dieser Gedanke löst sofort eine Alarmreaktion im gesamten System aus. Emotionen wie Angst und Panik steigen auf, oft begleitet von einem Gefühl der Hilflosigkeit oder Ohnmacht. Der Körper reagiert unmittelbar: Das Herz beginnt schneller zu schlagen, der Atem wird flach und hektisch, als müsse der Körper auf eine Bedrohung reagieren. Die Muskeln spannen sich an, während die Hände zittern oder feucht werden. Ein kalter Schweiß legt sich auf die Haut, der Bauch fühlt sich wie zugeschnürt an, vielleicht kommt Übelkeit hinzu. Manchmal entsteht ein Schwindelgefühl, weil der Körper mehr Sauerstoff verbraucht, als er benötigt.

Alles im Körper signalisiert: »*Achtung, hier ist Gefahr!*« – auch wenn die tatsächliche Bedrohung vielleicht gar nicht existiert. Emotionen, Körperempfindungen und Gedanken verstärken sich gegenseitig zu einem Zustand höchster Alarmbereitschaft, der schwer zu durchbrechen ist.

Reflexion:

* *In welchen Momenten fühlst du dich von deinen eigenen Gedanken blockiert?*
* *Wie oft kritisierst du dich für Dinge, die du anderen verzeihen würdest?*

Unsere Gedanken können Wunden sein, die aus der Vergangenheit stammen. Sie schmerzen, auch wenn wir die Ursache längst vergessen haben. Doch jede dieser Wunden trägt auch eine Geschichte in sich – eine Geschichte von Angst, Schutz und Überleben.

Stefanie, Julia, Max und Jana tragen diese Geschichten in sich, so wie du vielleicht deine eigene trägst. Es sind Geschichten von Unsicherheit, Selbstzweifeln und der Suche nach Liebe.

Vielleicht erscheint der Weg aus diesen kognitiven Mustern noch überwältigend. Doch denk daran: Jeder neue Gedanke, jede kleine Pause zählt. Jedes Mal, wenn du innehältst und beginnst, einen Gedanken zu hinterfragen oder dir Mitgefühl zu schenken, gehst du einen Schritt in Richtung Freiheit. Dieses Buch begleitet dich Kapitel für Kapitel auf diesem Weg – mit dem Ziel, dass du Vertrauen, Akzeptanz und innere Ruhe in deinem eigenen Tempo wiederfinden darfst.

Ein Gedanke für dich

Du bist mehr als deine Gedanken. Mehr als die Zweifel, die in dir aufkommen. Was wäre, wenn du heute einen neuen Gedanken pflanzen könntest? Einen, der dir Kraft gibt, statt dich festzuhalten?

Vielleicht: »*Ich bin genug.*«
Vielleicht: »*Ich darf loslassen.*«
Vielleicht: »*Ich darf neue Wege gehen.*«

Reflexion:

* *Welche dieser Gedanken möchtest du heute pflanzen, um sie zu einem neuen Teil deiner Geschichte werden zu lassen?*

Abschließende Gedanken

Deine Gedanken können wie ein Labyrinth sein, das dich in alten Mustern gefangen hält. Doch dieses Kapitel hat gezeigt, dass du kein Opfer deiner Gedanken bleiben musst. Zu erkennen, dass sie geprägt wurden von deinen Erfahrungen, ist der erste Schritt, sie zu hinterfragen und zu verändern.

Trauma heilt in Schichten, und jede Erkenntnis ist ein Schritt nach vorne. Die kognitive Traumareaktion zeigt uns, wie tief unsere Gedanken von vergangenen Erlebnissen geprägt sind. Das Verstehen dieser Muster ist essenziell, denn es ist der erste Schritt, um sie nach und nach zu verändern.

Hier sind wir wieder bei Schritt 1: Verletzungen erkennen. Dabei geht es nicht darum, uns zu verurteilen, sondern darum, uns mit Selbstmitgefühl zu betrachten und zu verstehen, dass diese Gedanken ein Teil unserer Geschichte sind.

Im nächsten Kapitel gehen wir tiefer in die körperliche Dimension. Wie reagiert dein Körper, wenn er sich in Gefahr glaubt? Lass uns erforschen, wie diese Reaktionen entstanden sind und was sie dir sagen möchten.

5 Körperliche Traumareaktionen

Stell dir vor, dein Körper ist ein Tagebuch, in dem jede Erfahrung, die du jemals gemacht hast, festgehalten ist – die schönen, die aufregenden, aber auch die schmerzhaften und überwältigenden. Während dein Verstand vielleicht gelernt hat, die schmerzhaften Erinnerungen zu verdrängen, um dich zu schützen, trägt dein Körper sie weiter mit sich. Er bewahrt sie in einer Sprache, die nicht aus Worten besteht, sondern aus Empfindungen, Spannungen und Bewegungen.

Vielleicht hast du schon einmal gespürt, wie sich ein Kloß in deinem Hals bildet oder dein Herz plötzlich wild schlägt, ohne dass du weißt, warum. Oder du hast dich plötzlich wie gelähmt gefühlt, während dein Herz wild zu schlagen beginnt. Manchmal sind es auch diese unerklärlichen Rückenschmerzen oder die schlaflosen Nächte, die dich fragen lassen: »*Was will mein Körper mir sagen?*« Wir haben zuvor gesehen, wie Gedanken diesen Alarmmodus auslösen können. Hier zeigt sich, dass auch die Wahrnehmung körperlicher Reaktionen bedrohliche Gefühle und Gedanken – wie Angst – auslösen kann. Das Zusammenspiel von Körper, Gedanken und Emotionen wird in solchen Momenten besonders deutlich. All diese Empfindungen sind wie Notizen in deinem inneren Tagebuch. Du spürst sie nicht zufällig – sie erzählen eine Geschichte.

Die Sprache des Körpers ist subtil, aber sie ist immer ehrlich. Während unser Verstand oft versucht, Dinge zu beschönigen oder zu ignorieren, bleibt unser Körper ein unbestechlicher Zeuge. Er erinnert sich an das, was wir vergessen wollen. Und manchmal spricht er lauter, als wir es ertragen können, um uns darauf aufmerksam zu machen, dass etwas in uns noch nicht geheilt ist.

Dieses Kapitel lädt dich ein, dein Tagebuch zu öffnen und die Botschaften deines Körpers zu entschlüsseln. Es geht nicht darum, Antworten zu erzwingen oder alles sofort zu verstehen. Vielmehr geht es darum, neugierig und liebevoll hinzuhören. Dein Körper ist kein Feind – er ist ein Verbündeter, der dir zeigt, wo Heilung beginnen kann.

Wie Trauma den Körper prägt

Trauma hinterlässt Spuren in deinem Körper, selbst wenn dein Verstand sie verdrängt oder keinen bewussten Zugriff darauf hat. Er trägt die Energie, die nicht abfließen konnte, die Anspannung, die nie gelöst wurde, und die Starre, die damals dein Überleben sicherte.

Wenn etwas in deiner Vergangenheit zu viel, zu schnell oder zu überwältigend war, konnte dein Nervensystem oft nicht darauf reagieren, wie es für dich gesund gewesen wäre. Ein nicht gelebtes »Kämpfen«, »Fliehen«, »Erstarren« oder »Unterwerfen« bleibt wie eingefroren in deinem Körper zurück. Dein Körper erinnert sich. Vielleicht spürst du es als unbewusste Anspannung in den Schultern, als Schwere im Bauch oder als plötzliche Taubheit in Momenten, die keine offensichtliche Bedrohung darstellen.

***Julia** fühlte sich als Kind oft hilflos und ohnmächtig während der Übergriffe ihres Vaters. Diese Erfahrung hat ihren Körper geprägt: Noch heute fühlt sie sich in Situationen, in denen sie beobachtet oder bewertet wird, wie damals – klein, ausgeliefert und völlig erstarrt. Ihr Herz beginnt zu rasen, ihre Muskeln spannen sich an, und die Erinnerung an damals drängt sich auf, ohne dass sie es bewusst wahrnimmt. Ihr Körper spricht die Sprache ihrer Vergangenheit, auch wenn ihr Verstand sich auf die Gegenwart konzentriert.*

Körperliche Reaktionen wie Zittern, ein schneller Herzschlag oder plötzliche Schweregefühle sind nicht »unnormal« oder »falsch«. Sie sind Botschaften. Dein Körper signalisiert dir, dass da etwas ist, das noch nicht verarbeitet wurde. Diese Signale sind kein Zeichen von Schwäche, sondern von Überlebenswillen. Dein Körper hat dir einst geholfen, in einer überwältigenden Situation zu bestehen – und diese Schutzmechanismen wirken noch immer, selbst wenn sie heute nicht mehr notwendig sind.

__Max__, der als Kind Gewalt durch seinen Vater erfahren hat, spürt das in Momenten von Konflikten mit seiner Frau. Er reagiert nicht bewusst, sondern automatisch: Seine Brust fühlt sich eng an, sein Atem wird flach, und er zieht sich emotional zurück. Diese körperliche Reaktion ist keine bewusste Entscheidung, sondern ein Überbleibsel seines Überlebensmodus aus der Kindheit. Sein Körper erinnert sich an die Gefahr, auch wenn sie in der Gegenwart gar nicht existiert.

Reflexion:

* *Wann hast du das Gefühl, dein Körper spricht zu dir?*
* *Was könnte er dir mit einem Kloß im Hals, einer Enge in der Brust oder einem Zittern in den Händen sagen wollen?*

Das autonome Nervensystem: Dein innerer Schutzmechanismus

Dein Nervensystem ist wie ein unsichtbares Sicherheitssystem, das dein Überleben sichert und deinen Körper in Balance hält. Es entscheidet in Bruchteilen von Sekunden, ob du dich sicher fühlen kannst oder ob Gefahr droht. Trauma bringt dieses fein abgestimmte System jedoch aus dem Gleichgewicht, sodass es nicht mehr flexibel reagieren kann. Um besser zu verstehen, wie dein Nervensystem in diesen Momenten funktioniert und warum es manchmal in Alarmbereitschaft verharrt, werfen wir einen Blick auf die Polyvagal-Theorie. Diese Theorie basiert auf soliden theoretischen Grundlagen und wird durch eine wachsende Zahl von Studien gestützt. Sie hat sich als äußerst nützlich erwiesen, um die komplexen Mechanismen des Nervensystems verständlich zu machen und praktische Ansätze für Heilung und Regulation aufzuzeigen.[5]

Die Polyvagal-Theorie beschreibt drei grundlegende Zustände, in denen wir uns befinden können. Sie zeigt, wie dein Körper auf Sicherheit oder Gefahr reagiert – und wie er dir dabei helfen möchte, zu überleben:

1. **Soziale Verbundenheit (ventraler Vagus-Modus):**
   In diesem Zustand fühlst du dich ruhig, sicher und verbunden mit anderen. Dein Körper ist entspannt, dein Herz schlägt regelmäßig, und du kannst offen auf dein Umfeld reagieren. Dieser Modus ist die Basis für Heilung, Wachstum und echte Nähe. Es ist der Zustand, in dem dein Körper sagt: *»Alles ist gut, du bist sicher.«*
2. **Kampf- oder Fluchtmodus (Sympathikus):**
   Sobald dein Nervensystem eine Bedrohung wahrnimmt, schaltet es in den Kampf- oder Fluchtmodus. Dein Herz rast, deine Muskeln spannen sich an, und du bereitest dich darauf vor, entweder zu kämpfen oder zu fliehen. Dieser Überlebensmodus ist oft hilfreich, aber wenn er durch Trauma chronisch wird, fühlst du dich ständig gehetzt, angespannt oder ruhelos.
3. **Erstarrung (dorsaler Vagus-Modus):**
   Wenn die Gefahr überwältigend ist und weder Kampf noch Flucht möglich sind, schaltet dein Nervensystem in die Erstarrung. Dein Körper fährt herunter, dein Herzschlag verlangsamt sich, und du fühlst dich emotional taub oder von der Welt abgetrennt. Dieser Zustand ist ein letzter Schutzmechanismus, der uns kurzfristig bewahrt, aber langfristig belastend ist.

Dein Nervensystem erinnert sich an vergangene Gefahren, selbst wenn sie längst vorbei sind. Dadurch erlebst du vielleicht Stresssymptome, die dir das Gefühl geben, dein Körper handelt »gegen dich«. Aber tatsächlich versucht er nur, dich zu schützen.

Wir erinnern uns an Julia, deren Herz plötzlich zu rasen begann, ihre Hände zitterten, und sie spürte Panik. Sofort fühlte sie sich wieder wie ein hilfloses Kind, obwohl sie äußerlich in Sicherheit war. Ihr Nervensystem erkannte den Unterschied zwischen damals und heute nicht, was zu einer starken Reaktion führte. Vielleicht war es deshalb so schwer, aus dem Fluchtmodus herauszukommen: Die Bedrohung war nicht real, und es gab keine Möglichkeit, sie durch eine Handlung aufzulösen.

Trauma kann das Gleichgewicht deines Nervensystems dauerhaft stören. Manche Menschen bleiben im Kampf- oder Fluchtmodus, andere erstarren. Wieder andere beschwichtigen und versuchen, Gefahren durch Anpassung abzuwenden. Einige pendeln zwischen diesen Zuständen und fühlen sich, als hätten sie die Kontrolle verloren.

Reflexion:

* *Wann fühlt sich dein Körper in Verbundenheit an?*
* *Wann im Kampf- oder Fluchtmodus?*
* *Wann in Erstarrung oder Unterwerfung?*

Um besser zu verstehen, wie diese Prozesse im Gehirn ablaufen und welche Schlüsselregionen dabei eine Rolle spielen, werfen wir nun einen Blick auf die neurobiologischen Grundlagen von Trauma und seine Auswirkungen.

Es gibt eine Fülle an Literatur über neurobiologische Grundlagen und biologische Stressmodelle, die detailliert die Mechanismen hinter Traumareaktionen beleuchten. Diese Informationen sind wichtig und wertvoll, doch an dieser Stelle liegt mein Fokus darauf, dir ein grundlegendes Verständnis zu vermitteln, ohne dich mit zu viel Tiefe oder Komplexität zu überwältigen. Mein Ziel ist es, die Zusammenhänge so zugänglich und verständlich wie möglich darzustellen, damit du nach dem Lesen mehr Klarheit und Orientierung hast. Deshalb habe ich mich bewusst für Kürze und Prägnanz entschieden, um den Fokus auf das für das Verständnis Wesentliche zu richten.

Neurobiologische Grundlagen: Wie Trauma das Gehirn beeinflusst

Trauma verändert nicht nur unsere Gefühle und Gedanken, sondern greift tief in die Funktionsweise unseres Gehirns und Nervensystems ein. Drei wesentliche Hirnregionen – die Amygdala, der Hippocampus und der präfrontale Kortex – arbeiten normalerweise eng zusammen, um unser emotionales Gleichgewicht zu sichern. Bei traumatischen Erfahrungen geraten diese Bereiche jedoch aus dem Gleichgewicht, was zu den typischen Symptomen von Trauma führt.

Wie Trauma diese Schlüsselregionen beeinflusst, wie die daraus entstehenden Reaktionen unser Leben prägen und warum sie so schwer zu durchbrechen sind – und vor allem, wie Heilung dennoch möglich wird –, das werden wir uns nun genauer ansehen.

Die Amygdala – Dein emotionales Alarmsystem

Die Amygdala ist wie ein Rauchmelder, der jede potenzielle Gefahr sofort registriert und blitzschnell das Alarmsystem deines Körpers aktiviert. Sie löst automatische Schutzreaktionen wie Kampf, Flucht, Erstarrung oder Unterwerfung aus, oft ohne, dass du bewusst wahrnimmst, was geschieht.

Bei traumatisierten Menschen ist die Amygdala oft überempfindlich. Sie reagiert nicht nur auf echte Gefahren, sondern auch auf harmlose Reize, die mit vergangenen Erfahrungen verknüpft sind. Diese sogenannten »Trigger« können Gerüche, Geräusche oder bestimmte Situationen sein.

***Stefanie** hört ein lautes Klirren im Büro. Sofort schlägt ihr Herz schneller, ihre Atmung wird flach, und sie fühlt sich wie gelähmt. Unbewusst erinnert sie das Geräusch an Streitigkeiten in ihrer Kindheit, bei denen laut geschrien und Gegenstände geworfen wurden. Ihre Amygdala reagiert, als wäre sie wieder in dieser bedrohlichen Situation, obwohl sie heute in Sicherheit ist.*

Der Hippocampus – Dein Gedächtnisarchiv

Der Hippocampus speichert normalerweise Erlebnisse und sortiert sie zeitlich ein, damit wir Vergangenes als abgeschlossen erleben können. Bei traumatischen Erfahrungen wird diese Funktion jedoch gestört. Traumatische Erinnerungen bleiben fragmentiert – wie einzelne Puzzleteile ohne Zusammenhang –

und tauchen oft in Form von Flashbacks oder intensiven Gefühlen auf, als wären sie noch gegenwärtig.

Julia *wird oft von Albträumen geplagt, in denen sie die Übergriffe ihres Vaters wieder durchlebt. Sie wacht auf, schweißgebadet und mit rasendem Herzen, und braucht Stunden, um sich wieder zu beruhigen. Ihr Hippocampus konnte die Erinnerungen nicht als Vergangenheit abspeichern, weshalb sie immer wieder unkontrolliert zurückkehren.*

Der präfrontale Kortex – Dein rationaler Denker

Der präfrontale Kortex hilft, die Alarmsignale der Amygdala zu regulieren und Gefahren objektiv zu bewerten. Er gibt uns die Fähigkeit, innezuhalten, Situationen zu analysieren und bewusst zu reagieren. Bei traumatisierten Menschen wird dieser Bereich jedoch durch Stresshormone wie Cortisol gehemmt. Das führt dazu, dass sie in kritischen Momenten nicht rational handeln können und sich stattdessen hilflos oder überwältigt fühlen.

Max *gerät in einen Konflikt mit seinem Chef. Obwohl die Kritik sachlich und konstruktiv ist, fühlt Max sich wie ein kleines Kind, das ausgeschimpft wird. Sein präfrontaler Kortex kann die Situation nicht regulieren, weil die Amygdala bereits den Alarm ausgelöst hat. Max reagiert entweder mit Aggression oder zieht sich emotional zurück – nicht, weil er es möchte, sondern weil sein Gehirn in den Überlebensmodus schaltet.*

Normalerweise arbeiten Amygdala, Hippocampus und präfrontaler Kortex wie ein Team:

1. Die Amygdala erkennt potenzielle Gefahren und schlägt Alarm.
2. Der Hippocampus überprüft, ob die Bedrohung real ist oder eine Erinnerung aus der Vergangenheit.
3. Der präfrontale Kortex entscheidet, ob eine Reaktion notwendig ist oder ob Entwarnung gegeben werden kann.

Bei Trauma jedoch übernimmt die Amygdala die Kontrolle. Der Hippocampus kann die Situation nicht mehr als Vergangenheit einordnen, und der präfrontale Kortex wird durch Stresshormone gehemmt. Das Ergebnis ist ein Körper, der ständig in Alarmbereitschaft bleibt, selbst wenn keine reale Gefahr besteht.[6]

Wie sich diese Prozesse im Alltag zeigen

* Überreaktionen auf harmlose Reize: Ein bestimmter Ton, ein Blick oder ein Geruch können intensive körperliche und emotionale Reaktionen auslösen, die sich schwer kontrollieren lassen.
* Gefühl der Hilflosigkeit: Viele traumatisierte Menschen fühlen sich ihren Reaktionen ausgeliefert und erleben einen Kontrollverlust über ihre Gedanken, Gefühle und Körperempfindungen.
* Chronische Anspannung: Das ständige Gefühl, »auf der Hut« sein zu müssen, führt zu körperlicher und mentaler Erschöpfung.

Die gute Nachricht ist: Diese Prozesse sind veränderbar. Mit gezielten Ansätzen kannst du lernen, dein Nervensystem zu regulieren und die Balance zwischen Amygdala, Hippocampus und präfrontalem Kortex wiederherzustellen:

1. **Achtsamkeit:** Übungen wie Meditation helfen, den präfrontalen Kortex zu aktivieren und die Alarmsignale der Amygdala zu beruhigen.
2. **Körperarbeit:** Methoden wie Yoga, Massagen, Atemübungen fördern die Integration von Körperempfindungen und unterstützen den Hippocampus bei der Verarbeitung von Erinnerungen.
3. **Sichere soziale Bindungen:** Verbindungen zu Menschen, bei denen du dich sicher fühlst, stärken das ventrale Vagus-System, beruhigen die Amygdala und fördern den präfrontalen Kortex, um emotionale Regulation zu unterstützen.

Wie du diese Ansätze konkret umsetzen kannst und welche Strategien dir helfen, dein emotionales Gleichgewicht wiederzufinden, erfährst du ausführlich in Kapitel 8 und folgenden.

Ich erinnere mich an Situationen, in denen mein Mann später als erwartet von der Arbeit nach Hause kam. Mein erster Gedanke war sofort: Es muss etwas Schlimmes passiert sein. Obwohl es dafür nie einen Anlass gab und obwohl es nie zuvor so war, schaltete sich mein inneres Alarmsystem ein – ein System, das sofort das Schlimmste erwartet.

Das ist, wie unser innerer Rauchmelder funktioniert. Er springt bei jedem kleinsten Hinweis an, auch wenn keine reale Gefahr besteht. Es ist nicht unser Fehler, dass unser Körper und unser Geist so reagieren. Es ist der Versuch unseres Nervensystems, uns zu schützen, auch wenn diese Überreaktion uns belastet.

Reflexion:

* *Wann bemerkst du, dass dein »innerer Rauchmelder« überreagiert?*
* *Was könnte dir in solchen Momenten helfen, dich sicherer zu fühlen?*

Stressreaktionen des Körpers: Die Sprache des Überlebens

Dein Körper ist ein Meister des Überlebens. Er reagiert blitzschnell, wenn Gefahr droht, und übernimmt die Kontrolle, bevor dein Verstand überhaupt realisiert, was geschieht. Diese automatischen Schutzreaktionen – Kampf, Flucht, Erstarrung und Unterwerfung – sind tief in deinem Nervensystem verankert und haben uns evolutionär das Überleben gesichert. Die Frage, was passiert, wenn diese Reaktionen auch dann auftreten, wenn keine echte Bedrohung mehr besteht, haben wir bereits im vorherigen Kapitel beleuchtet. Doch jetzt geht es um einen wichtigen nächsten Schritt: Was genau passiert in deinem Inneren, wenn dein Körper Alarm schlägt, obwohl keine Gefahr mehr da ist?

Diese vier **biologischen Stressreaktionen – Fight** (Kampf), **Flight** (Flucht), **Freeze** (Erstarrung) und **Fawn** (Unterwerfung) – helfen uns zu verstehen, wie unser Körper auf Trauma reagiert. Sie sind Schutzstrategien, die uns einst halfen zu überleben. Heute jedoch können sie das Gefühl vermitteln, im eigenen Körper gefangen zu sein. Es ist wichtig zu wissen, dass wir alle diese vier Stressreaktionen nutzen. Je nach Persönlichkeit, Erlebnissen und Situation greifen wir mal stärker auf die eine, mal auf die andere Reaktion zurück. Alle vier Reaktionen sind Ausdruck unserer Fähigkeit, mit Stress und Gefahr umzugehen. Besonders in traumatischen Kontexten kann eine dieser Reaktionen dominanter werden und unser Leben prägen.

Die Kampfreaktion **(Fight)** mobilisiert deinen Körper, um gegen die Bedrohung anzutreten. Dein Herz schlägt schneller, deine Muskeln spannen sich an, und Adrenalin durchströmt deinen Körper. Es ist, als würdest du dich bereit machen, deine Stellung zu verteidigen – körperlich oder emotional.

***Max** erlebt diese Reaktion oft, wenn seine Frau ihn kritisiert. In solchen Momenten wird er schnell gereizt und defensiv. »Ich spüre, wie meine Brust eng wird und mein Kopf anfängt zu pochen. Alles in mir sagt: ›Das ist ein Angriff!‹«, beschreibt er.* Dabei fühlt er sich innerlich gefangen zwischen dem Drang, sich zu verteidigen, und der Angst, die Situation noch schlimmer zu machen. *Dieser innere Kampfmodus hat ihn als Kind vor der Strenge seines Vaters geschützt. Heute jedoch führt er zu Konflikten, die seine Beziehungen belasten.*

Diese Anzeichen verdeutlichen, dass der Kampfmodus nicht immer laut und direkt sein muss. Passiv-aggressive Reaktionen sind oft ein subtilerer Ausdruck der gleichen inneren Spannung und des Bedürfnisses, Kontrolle oder Macht zu wahren.

Typische Anzeichen des Kampfmodus (Fight):

- Gereiztheit oder plötzliche Wutausbrüche
- der Drang, sich zu verteidigen oder »recht haben zu müssen«
- Muskelverspannungen, besonders in Schultern und Kiefer
- übermäßige Lautstärke oder Dominanz in Gesprächen

* schnell gereizte, impulsive Reaktionen auf Kritik
* starkes Bedürfnis, Kontrolle auszuüben

Typische Anzeichen des Kampfmodus im passiv-aggressiven Modus:

* indirekte Angriffe, oft als Sarkasmus getarnt
* Verzögern von Aufgaben oder Anfragen aus Unzufriedenheit
* Schweigen als subtile Form von Ablehnung
* abwertende Kommentare, die nicht offen konfrontativ wirken
* vorgetäuschte Zustimmung bei heimlichem Widerstand
* Betonen des eigenen Leids, um Schuldgefühle zu erzeugen

Auch wenn diese Reaktionen weniger offensichtlich erscheinen, entspringen sie denselben inneren Mechanismen wie die offene Kampfreaktion: dem Bedürfnis, sich zu schützen und Kontrolle zu bewahren.

Reflexion:

* *Wann merkst du, dass dein Körper in den Kampfmodus geht?*
* *Was könnte die Ursache sein?*

Die Fluchtreaktion **(Flight)** ist darauf ausgerichtet, der Gefahr zu entkommen. Dein Körper bereitet dich darauf vor, so schnell wie möglich wegzulaufen oder dich zu verstecken. Dein Herz schlägt schneller, deine Atmung wird flach, und dein Fokus verengt sich.

***Stefanie** flüchtet sich in ständige Aktivität. Nach der Kritik eines Kollegen verbringt sie Stunden damit, ihre Arbeit zu überarbeiten, als ob sie dadurch die Angst vor weiteren Abwertungen abwehren könnte. »Ich kann einfach nicht still sitzen, wenn ich das Gefühl habe, nicht gut genug zu sein,« erklärt sie. Diese rastlose Flucht vor dem Gefühl der Unzulänglichkeit war für Stefanie als Kind eine Überlebensstrategie, heute treibt sie sie in die Erschöpfung.*

Typische Anzeichen des Fluchtmodus (Flight):

* ständige Beschäftigung, zum Beispiel exzessive Arbeit oder Ablenkung
* Vermeidung von Konflikten oder unangenehmen Gesprächen
* Unruhe und Schwierigkeiten, zur Ruhe zu kommen
* sozialer Rückzug oder Meiden von Situationen
* Perfektionismus und übertriebene Detailgenauigkeit
* exzessive digitale Ablenkung durch Handy oder Serien

Reflexion:

* *Wie oft versuchst du, Konflikten oder unangenehmen Gefühlen durch Aktivität, Rückzug oder Vermeidung zu entkommen?*

Wenn weder Kampf noch Flucht möglich sind, bleibt oft nur die Erstarrung **(Freeze)**. Dein Körper schaltet in einen Zustand der Starre, ähnlich wie ein Tier, das sich totstellt. Dein Herzschlag und deine Atmung verlangsamen sich, deine Muskeln werden steif, und dein Körper wirkt wie gelähmt.

Julia *erlebt Erstarrung während ihrer Panikattacken im Büro. »Es war, als ob mein Körper nicht mehr gehorcht. Ich konnte nicht sprechen, nicht weinen, nicht weglaufen – ich war einfach nur da«, erinnert sie sich. Diese Reaktion ist tief mit den Erinnerungen an die Übergriffe ihres Vaters verbunden, in denen sie sich weder wehren noch fliehen konnte.*

Typische Anzeichen des Erstarrungsmodus (Freeze):

* emotionale Taubheit und das Gefühl, innerlich »abgeschaltet« zu sein
* körperliche Starre oder das Gefühl, eingefroren zu sein
* Abspaltung, sich distanziert fühlen oder nicht präsent sein
* tiefe Erschöpfung und überwältigende Kraftlosigkeit
* innere Leere, Gedanken und Emotionen scheinen blockiert
* sozialer Rückzug, sich von anderen abkapseln

Reflexion:

* *In welchen Situationen fühlst du dich wie gelähmt oder handlungsunfähig? Was könnte dahinterstecken?*

Der Anpassungsmodus **(Fawn)** ist eine weniger bekannte, aber ebenso wichtige Stressreaktion. Dein Körper versucht, die Bedrohung durch Unterwerfung oder Anpassung zu entschärfen. Du wirst übermäßig freundlich, vermeidest Konflikte und stellst die Bedürfnisse anderer über deine eigenen.

Jana *zeigt diese Reaktion in ihren Beziehungen. Nach der Trennung von ihrem Partner beschreibt sie, wie sie sich oft selbst aufgegeben hat, um Harmonie zu bewahren. »Ich habe immer Ja gesagt und mich untergeordnet, auch wenn ich innerlich Nein geschrien habe«, sagt sie. Diese Strategie hat ihr in ihrer Kindheit geholfen, die unberechenbare Wut ihrer Mutter zu vermeiden, lässt sie heute jedoch in Beziehungen oft ausgelaugt und unsichtbar zurück.*

Die Fawn-Reaktion bleibt oft unsichtbar, weil sie in vielen Gesellschaften als positiv oder angepasst wahrgenommen wird. Doch genau das macht sie so schwer zu erkennen. Diese Überlebensstrategie führt dazu, dass Menschen ihre eigenen Bedürfnisse ignorieren, um Harmonie zu bewahren. Anpassung ist ein Schutzmechanismus, der häufig bei Kindern traumatisierender Eltern zu beobachten ist, da sie oft unbewusst versuchen, die Stimmung ihrer Eltern zu regulieren, um Konflikte zu vermeiden. Leider wird dieser Mechanismus selten als das erkannt, was er ist: eine tief verwurzelte Überlebensreaktion, die aus einem Gefühl der Unsicherheit entsteht.[7]

Typische Anzeichen des Anpassungsmodus (Fawn):

* übermäßiges Bemühen, allen Erwartungen gerecht zu werden
* Schwierigkeiten, »Nein« zu sagen oder Grenzen zu setzen
* Zurückstellen eigener Wünsche zugunsten anderer
* Anpassung an die Meinungen und Bedürfnisse anderer
* häufiges Vermeiden von Konflikten oder Konfrontationen
* starkes Bedürfnis nach äußerer Bestätigung

Reflexion:

* *Wann hast du das Gefühl, du tust Dinge nur, um Ärger zu vermeiden oder gemocht zu werden?*

Diese Reaktionen sind Ausdruck deines Nervensystems, das versucht, dich zu schützen. Sie haben dir einst geholfen, in schwierigen Situationen zu bestehen. Doch heute dürfen sie nicht mehr dein Leben bestimmen. Indem du diese Muster erkennst, legst du den ersten Grundstein, um dich davon zu befreien.

Beachte

Bei Entwicklungstrauma entwickelt jede Person individuelle Überlebensmuster, die von den damaligen Umständen, den Bezugspersonen und der Dauer der Belastung geprägt sind. Die Fawn-Reaktion bleibt dabei oft unbemerkt, weil sie mit gesellschaftlich akzeptiertem Verhalten wie Freundlichkeit, Anpassungsfähigkeit und Hilfsbereitschaft verwechselt wird. Besonders Frauen sind hiervon häufig betroffen, da sie in vielen Kulturen dazu erzogen werden, Harmonie zu bewahren, fürsorglich zu sein und sich anzupassen. Menschen im Fawn-Modus wirken nach außen oft besonders harmonisch und »pflegeleicht«, während sie innerlich ihre eigenen Bedürfnisse und Grenzen ignorieren oder gar nicht wahrnehmen.

Während die Fight- (Kampf) und Flight- (Flucht) Reaktionen eher bei akuten Bedrohungen aktiviert werden, treten Freeze (Erstarren) und Fawn (Anpassen) vor allem bei chronischen, überwältigenden Situationen auf, in denen die Betroffenen weder fliehen noch kämpfen können. Insbesondere bei Kindern in belastenden Familiensituationen wird die Fawn-Reaktion häufig zur bevorzugten Überlebensstrategie. Für sie kann Anpassung – zum Beispiel übermäßig freundlich sein, Konflikte vermeiden oder die

Bedürfnisse der Eltern erfüllen – der einzige Weg sein, um in einem emotional unsicheren Umfeld Sicherheit zu finden. Diese Strategie wird besonders bei Mädchen durch gesellschaftliche Erwartungen bestärkt, da sie oft für ihre Anpassungsfähigkeit und »gutes Benehmen« gelobt werden, während Jungen häufiger dazu ermutigt werden, Grenzen zu setzen und sich durchzusetzen.

Langfristig kann diese Strategie jedoch zu tiefsitzenden Herausforderungen führen. Menschen, die die Fawn-Reaktion verinnerlicht haben, verlieren oft das Gefühl für ihre eigenen Bedürfnisse und Grenzen. Sie definieren sich über die Zufriedenheit und Anerkennung anderer, was dazu führen kann, dass sie sich ausgelaugt, unsichtbar und emotional leer fühlen. In Beziehungen übernehmen sie häufig die Rolle des »Friedensbewahrers« und tun alles, um Konflikte zu vermeiden – selbst auf Kosten ihres eigenen Wohlbefindens.

Das Paradoxe am Fawn-Modus ist, dass er im Ursprung ein Schutzmechanismus war, der das Überleben in einer unsicheren Umgebung gesichert hat. Doch in einem sicheren Umfeld – zum Beispiel in gesunden Beziehungen oder im Erwachsenenleben – steht dieser Modus dem Betroffenen oft im Weg. Er hindert sie daran, authentisch zu sein, klare Grenzen zu setzen und gesunde Beziehungen zu führen.

Interessant ist auch, wie tief der Fawn-Modus mit Scham und dem Bedürfnis nach Zugehörigkeit verbunden ist. Menschen im Fawn-Modus denken oft, dass sie nur dann geliebt oder akzeptiert werden, wenn sie sich »anpassen« und die Erwartungen anderer erfüllen. Frauen, die besonders stark auf diese gesellschaftlichen Erwartungen konditioniert sind, laufen Gefahr, dieses Muster unbewusst an die nächste Generation weiterzugeben, wenn keine bewusste Arbeit daran erfolgt.[8]

Die Sprache des Körpers: Somatische Marker

Dein Körper ist nicht nur ein Begleiter durch den Alltag – er ist auch ein Archiv: ein Ort, der Erinnerungen speichert, selbst wenn dein Verstand sie längst verdrängt hat. Besonders bei Trauma wird der Körper zum Zeugen des Unsagbaren. Er spricht mit dir, oft leise und unbemerkt, manchmal jedoch laut und unüberhörbar. Diese körperlichen Signale, auch somatische Marker genannt, sind wie kleine Post-its, die dein Körper hinterlässt, um dir zu sagen: »*Hier ist noch etwas, das gesehen werden möchte.*«

Somatische Marker sind körperliche Empfindungen, die dir zeigen, dass etwas nicht im Gleichgewicht ist. Sie sind direkte Botschaften deines Nervensystems, das auf alte Verletzungen reagiert. Ein Druck auf der Brust, ein Kloß im Hals, ein Ziehen im Bauch – all das können Hinweise darauf sein, dass in deinem Inneren etwas berührt wurde, das noch ungeheilt ist.

Stefanie *fühlt oft einen unangenehmen Druck in ihrem Magen, wenn sie kritisiert wird. »Es ist, als ob mein Bauch sich zusammenzieht und mir sagen will: ›Pass auf, hier wird es gefährlich‹«, erklärt sie. Dieses Gefühl begleitet sie seit ihrer Kindheit, in der Kritik gleichbedeutend mit Liebesentzug war. Ihr Körper erinnert sich an diese Verbindung – auch wenn Stefanies Verstand längst weiß, dass die Kritik ihres Kollegen keine Bedrohung darstellt.*

Warum spricht der Körper in Empfindungen?

Dissoziation ist eine Überlebensstrategie deines Nervensystems, die dich in extremen Momenten vor überwältigenden Gefühlen schützt. Dabei spaltet sich ein Teil deiner Erfahrung ab und bleibt in einem »eigenen Raum« deines Körpers oder Nervensystems gespeichert. Während dies kurzfristig hilft, die Situation zu überstehen, führt es langfristig zu ungelösten Spannungen, die sich durch Symptome wie Taubheitsgefühle, Schwere oder ein plötzliches »Abschalten« zeigen können.

Wir erinnern uns, die Amygdala, das emotionale Alarmsystem, bleibt bei Dissoziation überaktiv. Selbst harmlose Reize wie ein Geräusch oder Geruch können eine Alarmreaktion auslösen, die den Körper in den Überlebensmodus versetzt – auch wenn keine reale Gefahr besteht. Der Hippocampus hingegen, unser »Zeitmanager«, kann traumatische Erinnerungen nicht als Vergangenheit einordnen. Diese bleiben fragmentiert und kehren als körperliche Empfindungen oder Flashbacks zurück.

Menschen mit Dissoziation fühlen sich oft wie »neben sich stehend« oder von ihrem Körper getrennt. Wir erinnern uns an Julia, die während einer Präsentation plötzlich das Gefühl hatte, abwesend zu sein, obwohl sie körperlich präsent war. Ihr Nervensystem reagierte auf eine unsichtbare Erinnerung an frühere Übergriffe, und ihr Körper schaltete in den Schutzmodus.

Die Symptome deines Körpers sind der Versuch, mit dir in Kontakt zu treten, um die Dissoziation zu reduzieren oder aufzuheben. Diese Signale, so unangenehm sie auch sein mögen, sind also keine Schwäche, sondern ein Wegweiser zur Integration alter Wunden. Doch langfristig bleibt die abgespaltene Energie im Körper und meldet sich durch unklare Symptome zurück, die den Alltag belasten können. Es geht darum, den Körper liebevoll wahrzunehmen und seine Sprache zu verstehen. Die Sprache deines Körpers ist subtil, doch eindringlich. Er kommuniziert über Empfindungen, die manchmal schwer zu deuten sind, aber immer eine Bedeutung haben.

Typische somatische Marker bei Trauma:

* Kloß im Hals: Könnte darauf hinweisen, dass Worte oder Gefühle unterdrückt werden.
* Druck auf der Brust: Kann mit dem Gefühl verbunden sein, »keine Luft zu bekommen«, und könnte auf Ohnmacht oder Angst hinweisen.
* Ziehen im Bauch: Möglicherweise ein Ausdruck von Unruhe oder emotionalem Schmerz.
* Zittern: Könnte eine Reaktion auf unterdrückte Energie oder Angst sein.

* Muskelverspannungen: Besonders in Nacken, Rücken oder Kiefer – könnten als Schutz vor weiteren Verletzungen interpretiert werden.

Die somatischen Marker, die sich durch Empfindungen im Körper zeigen, sind wie Wegweiser zu den Erinnerungen, die tief in deinem Nervensystem gespeichert sind. Sie sind Signale dafür, dass etwas aus deiner Vergangenheit aktiviert wurde – oft durch Trigger, die alte Wunden berühren. Trigger öffnen alte Wunden deines Nervensystems, ausgelöst durch Gerüche, Geräusche oder Bilder. Dein Körper erinnert sich, auch wenn du es nicht tust. Diese Trigger reaktivieren alte Schutzmechanismen, oft unverhältnismäßig und ohne sichtbaren Grund.

***Julia** fühlt bei beruflichen Präsentationen ein Herzrasen und das lähmende Gefühl, weglaufen zu wollen. Der Anblick der auf sie gerichteten Blicke ihrer Vorgesetzten aktiviert das Gefühl von Hilflosigkeit, das sie während der Übergriffe ihres Vaters erlebte. Ihr Körper spricht: »Ich bin ausgeliefert.« Doch in der Realität ist keine Gefahr da – es sind alte Erinnerungen, die sich als körperliche Reaktion zeigen.*

Die Verbindung von Körper und Emotionen

Dein Körper ist untrennbar mit deinen Gefühlen verbunden. Traurigkeit drückt den Körper oft zusammen, während Freude ihn öffnet. Angst macht ihn wachsam, Wut lässt ihn anspannen. Doch bei Trauma ist diese Verbindung oft gestört. Die Emotionen, die damals zu viel waren, bleiben eingeschlossen – und der Körper reagiert, als ob die Gefahr immer noch präsent wäre.

***Jana**, die in ihrer Kindheit oft vernachlässigt wurde, fühlt in Momenten von Einsamkeit eine schwere Last auf ihrer Brust. »Es ist, als ob mein Körper mir sagen will, wie allein ich bin«, beschreibt sie. Diese Empfindung ist ein Überbleibsel ihrer Kindheit, in der sie emotional und physisch oft auf sich gestellt war. Es ist die alte Einsamkeit von damals, die sie heute noch bedrückt – nicht die aktuelle Situation.*

Doch jetzt, als erwachsener Mensch, kann sie ihr etwas entgegensetzen: Sie kann Verbindungen aufbauen, die ihr guttun, sich selbst trösten und lernen, dass sie heute nicht mehr allein ist.

Reflexion:

* *Welche körperlichen Empfindungen bemerkst du in stressigen Momenten?*

Indem du lernst, die Sprache deines Körpers zu verstehen, kannst du beginnen, die Geschichten zu entschlüsseln, die er dir erzählt. Dein Körper ist dein Freund – er zeigt dir den Weg zu dem, was gesehen und geheilt werden möchte.

Körperhaltung und Körpersprache

Dein Körper zeigt, was Worte nicht sagen können, und trägt die Last von Verletzungen, die vielleicht nie ausgesprochen wurden. Die Haltung, Bewegungen und Spannungen deines Körpers sind nicht zufällig – sie sind Ausdruck dessen, was du erlebt hast und was dich innerlich bewegt.

Traumatische Erlebnisse hinterlassen oft unausgesprochene Spuren, die sich in der Haltung und Körpersprache zeigen. Der Körper »merkt sich«, wie er sich schützen oder anpassen musste, um schwierige Situationen zu überstehen.

Typische Hinweise auf traumatische Belastungen:

* Zusammengezogene Haltung: Eingefallene Schultern, ein gesenkter Kopf oder eine gebeugte Körperhaltung können darauf hinweisen, dass jemand versucht, sich unsichtbar zu machen – ein Schutzmechanismus, um Konflikten oder Bedrohungen zu entgehen.
* Angespannte Haltung: Hochgezogene Schultern, ein steifer Nacken oder ein verspannter Kiefer signalisieren, dass der Körper sich auf mögliche Gefahren vorbereitet.
* Nervöse Bewegungen: Zappeln, häufiges Umschauen oder

schnelle, hektische Gesten zeigen, dass jemand innerlich in Alarmbereitschaft ist.

***Max**, der in seiner Kindheit häufig Gewalt durch seinen Vater erlebte, sitzt in Besprechungen oft mit hochgezogenen Schultern und leicht gesenktem Kopf. »Ich merke gar nicht, dass ich das mache«, sagt er, »aber mein Körper fühlt sich ständig angespannt an.« Diese Haltung ist ein Überbleibsel seiner Vergangenheit, in der er sich klein machte und auf Gefahren vorbereitete.*

Unsere Muskeln sind wie kleine Speicher für Emotionen. Sie tragen die Last von Gefühlen, die wir nicht verarbeiten konnten. Diese Anspannung kann so lange bestehen bleiben, bis wir bewusst wahrnehmen, was unser Körper uns mitteilen will.

Typische »Speicherorte« für traumatische Erfahrungen:

* Nacken und Kiefer: Könnten auf unterdrückte Wut oder das Zurückhalten von Worten hindeuten, die nicht gesagt werden durften.
* Schultern: Könnten das Gefühl widerspiegeln, Verantwortung zu tragen oder alles allein bewältigen zu müssen.
* Rücken: Kann ein Ausdruck von emotionalen Schmerzen oder Überforderung sein.
* Bauch: Könnte auf Angst, Unruhe oder tiefen emotionalen Schmerz hinweisen.
* Beine: Möglicherweise ein Hinweis auf einen unbewussten Drang, fliehen zu wollen, oder das Gefühl, festzustecken.

Zusätzlich gibt es die **Pseudo-Unabhängigen**, die so tun, als ob sie völlig unberührt wären. Ihre Körpersprache wirkt distanziert und unnahbar. Diese Menschen strahlen aus, dass sie niemanden brauchen und nichts sie verletzt – ein Schutzmechanismus, der häufig in belastenden Kindheitserfahrungen wurzelt. Sie haben gelernt, dass Verletzlichkeit gefährlich ist, weil sie zu Verletzungen führt. Deshalb zeigen sie sich nicht mehr verletzlich. Ihr Körper bleibt in einem Zustand ständiger Anspannung, was oft unbewusst geschieht. Das Schwierige ist: Sie spielen diese Rolle so überzeugend, dass sie selbst nicht merken, wie dringend sie Hilfe brauchen.

***Stephanie** wirkt nach außen stark und unabhängig. Ihr beruflicher Erfolg gibt ihr Sicherheit, und sie tut so, als käme sie mit allem klar. Doch ihre chronischen Verspannungen im Kiefer zeigen, wie sehr sie innerlich angespannt ist. »Ich beiße ständig die Zähne zusammen«, sagt sie, »das habe ich irgendwie immer gemacht.« Dieses Muster hat sie in ihrer Kindheit entwickelt, um mit ihrer narzisstischen Mutter umgehen zu können. Sie vermeidet es unbewusst, sich verletzlich zu zeigen, da sie gelernt hat, dass Nähe verletzt. Erst bei Kritik merkt sie, wie verletzlich sie tatsächlich ist – ein altes Schutzmuster, das sie bis heute begleitet.*

Emotionen drücken sich nicht nur in unseren Worten aus, sondern auch in der Art, wie wir uns bewegen oder wie wir stillstehen. Angst kann den Körper erstarren lassen, Trauer kann ihn schwer machen, und Wut kann ihn in Spannung versetzen.

***Jana**, die in ihrer Kindheit Vernachlässigung und Mobbing erlebte, sitzt oft mit verschränkten Armen und einem leicht zurückgelehnten Oberkörper in der Therapie. »Ich weiß, dass ich manchmal distanziert wirke«, sagt sie, »aber ich fühle mich sicherer, wenn ich mich ein bisschen zurückziehe.« Ihre Körpersprache spiegelt ihren inneren Schutzmechanismus wider: die Distanz, die sie schafft, um nicht verletzt zu werden.*

Unsere Bewegungen spiegeln Überlebensstrategien wider – von Rastlosigkeit bis hin zu Rückzug. Diese Muster sind oft nicht bewusst gesteuert – sie sind Reflexe, die aus vergangenen Erfahrungen stammen.

Typische Bewegungsmuster bei Trauma:

* Unruhe: Rastlosigkeit oder das ständige Bedürfnis, in Bewegung zu bleiben, könnte darauf hindeuten, dass unangenehme Gefühle vermieden werden sollen, zum Beispiel: häufiges Fingertrommeln, Fußwippen oder ständiges Umschauen, auch in ruhigen Situationen.
* Starre: Langsame Bewegungen oder das Gefühl, »eingefroren« zu sein, könnten ein Schutzmechanismus gegen überwältigende Emotionen sein, etwa wie ein »Gefühl von

Schwerfälligkeit« oder in sozialen Situationen »wie angewurzelt« stehen, ohne sich in die Interaktion einzubringen.

* Überanpassung: Kleine, unauffällige Bewegungen könnten darauf abzielen, Konflikte zu vermeiden oder die Umgebung zu beruhigen, zum Beispiel häufiges Nicken oder übertriebene Freundlichkeit in Gestik und Mimik, um sicherzustellen, dass die Umgebung nicht verärgert wird.

Reflexion:

* *Wie steht dein Körper, wenn du dich unsicher fühlst?*
* *Gibt es Bewegungen oder Haltungen, die du unbewusst einnimmst, um dich zu schützen?*

Abschließende Gedanken

In deinem Körper lebt eine alte Geschichte – eine Geschichte von Schutz und Überleben. Aber diese Geschichte ist nicht abgeschlossen. Du hast die Macht, sie umzuschreiben, die Spannungen zu lösen und deinem Körper wieder zu vertrauen.

Unser Körper erzählt die Geschichte des Erlebten – oft deutlicher, als es Worte je könnten. Die körperlichen Reaktionen auf Trauma sind wichtige Hinweise, die wir wahrnehmen und verstehen dürfen. Auch hier geht es darum, weitere Verletzungen zu erkennen. Zu sehen, wo der Körper belastet ist, und ihm Raum zu geben, schafft die Basis für Heilung.

Dabei geht es nicht nur darum, diese Verletzungen zu erkennen, sondern ihnen mit Selbstmitgefühl zu begegnen. Unser Körper verdient es, nicht als Feind, sondern als Verbündeter gesehen zu werden. Wenn ein innerer Kritiker vorhanden ist, der diese Verletzungen kleinredet oder abwertet, darf auch er verabschiedet werden – liebevoll, aber bestimmt. Nur so entsteht der Raum, den der Körper für die ersten Schritte in Richtung Heilung braucht.

Mit jedem Atemzug, mit jeder achtsamen Bewegung schreibst du neue Kapitel. Im nächsten Abschnitt betrachten wir die emotionale Ebene.

6 Emotionale Traumareaktionen

Kennst du das Gefühl, wenn dich eine beiläufige Bemerkung oder ein unerwarteter Streit so tief trifft, dass es dich tagelang verfolgt? Als ob diese Worte oder Momente eine unsichtbare Wunde berühren, die du nicht erklären kannst? Für viele Menschen mit traumatischen Erfahrungen ist dieses Gefühl Alltag. Es ist, als ob die Vergangenheit in die Gegenwart einbricht und die Emotionen unkontrollierbar werden.

Emotionale Traumareaktionen sind wie Echos aus einem alten, tiefen Tal. Sie hallen durch die Zeit und erreichen uns in Momenten, in denen wir sie am wenigsten erwarten. Diese Emotionen sind nicht nur intensiver als gewöhnliche Gefühle – sie sind wie Wellen, die über uns hereinbrechen und uns den Boden unter den Füßen wegziehen. Diese Reaktionen entstehen nicht aus einem Mangel an Stärke oder Selbstdisziplin. Sie sind Ausdruck eines Nervensystems, das in der Vergangenheit versucht hat, dich zu schützen, und das diesen Schutzmechanismus beibehalten hat – manchmal zu deinem Nachteil.

In diesem Kapitel tauchen wir tief in die Welt der emotionalen Traumareaktionen ein. Wir wollen verstehen, was sie ausmacht, warum sie so intensiv sein können und wie sie sich von »normalen« Gefühlsregungen unterscheiden. Es geht nicht darum, diese Reaktionen zu bewerten oder zu verurteilen, sondern darum, sie als wichtige Hinweise zu erkennen – als Spuren, die dein Körper und deine Psyche hinterlassen haben, um dich auf etwas aufmerksam zu machen.

Trauma speichert sich tief in unserem Körper – wie ein Schwindelgefühl, ein Ziehen in der Brust oder ein Knoten im Bauch. Doch es lebt ebenso in unseren Emotionen. Es ist die Angst, die uns lähmt, die Trauer, die plötzlich hochkommt, oder die Hilflosigkeit, die uns wie ein Schatten begleitet. Diese Gefühle sind wie eine stille Erinnerung an das, was wir durchlebt haben – und oft sind sie so überwältigend, dass wir sie kaum aushalten können. Sie definieren nicht, wer du bist, aber sie können dir helfen, besser zu verstehen, was dich geprägt hat (siehe Kapitel 2).

***Jamila** erlebt das besonders deutlich in zwischenmenschlichen Beziehungen. Sie erzählt: »Mein Partner wollte mich in den Arm nehmen, und plötzlich habe ich eine unglaubliche Beklemmung gespürt. Es war, als wollte ich weglaufen, obwohl er mir gar nichts getan hat.« Dieses Gefühl der Beklemmung stammt nicht aus ihrer aktuellen Beziehung – es ist eine körperliche Erinnerung an frühere Verletzungen, die noch in ihr gespeichert sind.*

Jamilas Angst und Ohnmacht waren ein Echo ihrer Kindheit, in der sie oft ausgeliefert war. Ihr Nervensystem reagierte, als wäre die damalige Gefahr plötzlich wieder real, obwohl sie heute in Sicherheit war.

Reflexion:

* *Hast du manchmal das Gefühl, dass deine Reaktionen größer sind, als es die Situation rechtfertigt? Woher kennst du dieses Gefühl?*

Was sind emotionale Traumareaktionen?

Unsere Emotionen sind erstaunlich schnelle Reaktionen, die oft in Sekundenbruchteilen auftreten – so schnell, dass wir sie manchmal gar nicht bewusst bemerken oder verstehen können. Besonders bei Menschen mit Entwicklungstrauma entstehen diese Emotionen jedoch nicht nur aus der aktuellen Situation, sondern sie tragen die Prägungen der Vergangenheit in sich.

Studien zeigen, dass viele Menschen in kulturellen oder sozialen Kontexten aufwachsen, in denen unangenehme Emotionen wie Angst, Trauer oder Scham oft nicht offen ausgedrückt werden. Kinder lernen früh, dass solche Emotionen in bestimmten Bereichen wie Schule, Arbeit oder manchmal auch im familiären Umfeld unerwünscht sind.[9] Die implizite Botschaft lautet häufig, dass Emotionen störend sein könnten oder uns aus dem Gleichgewicht bringen.

Dieses gesellschaftliche Muster der Unterdrückung kann dazu führen, dass wir den Zugang zu unseren **primären Emotionen** verlieren. Insbesondere intensivere Gefühle wie Angst oder Trauer werden oft verdrängt – nicht nur vor anderen, sondern auch vor uns selbst. Als Folge davon treten häufig **sekundäre Emotionen** in den Vordergrund, die kulturell akzeptierter erscheinen, wie etwa Wut oder Gleichgültigkeit. Diese sekundären Emotionen überdecken die darunterliegenden primären Gefühle, die möglicherweise verarbeitet werden müssten, um Heilung zu ermöglichen.[10]

Exkurs: Wo Trauma lebt – Körper und Emotionen

Um die Tiefe emotionaler Traumareaktionen zu verstehen, ist es wichtig, einen weiteren Aspekt zu betrachten: Die Verbindung zwischen Trauma, Körper und Emotionen. Wir sprechen immer darüber, dass Trauma im Körper sitzt. Ja, das ist vollkommen richtig. Trauma speichert sich im Körper ab, und das haben wir in Kapitel 5 ausführlich besprochen. Der Körper ist angespannt, er reagiert mit Schmerzen, der Magen-Darm-Bereich spielt verrückt, vegetative Funktionen sind gestört. Wir zittern, sind unruhig, nervös. All das sind körperliche Reaktionen auf Trauma, die wir deutlich spüren können.[11]

Doch unser Verständnis von Trauma ist oft stark körperzentriert. Das kann dazu führen, dass wir wichtige Hinweise auf Trauma übersehen – besonders bei Entwicklungstrauma. Denn dieses zeigt sich nicht immer in akuten, sichtbaren körperlichen Symptomen, sondern häufig in der Art, wie wir fühlen und uns verhalten. Ohne die emotionale

Dimension zu betrachten, bleibt ein großer Teil des Traumas unsichtbar.

Aber was wir oft übersehen oder zu selten besprechen, ist, dass Trauma eben nicht nur im Körper sitzt. **Trauma sitzt auch und vor allem in unseren Emotionen.** Wie oft fühlen wir uns ängstlich, unsicher, hilflos, verzweifelt oder tieftraurig? Wie oft tauchen diese Gefühle in Situationen auf, die uns an alte Verletzungen erinnern, und plötzlich sind all die Emotionen wieder da – als wären sie nie verschwunden. Es sind genau diese Momente, die uns zeigen, dass das Trauma immer noch da ist, tief in uns verankert. Nicht nur im Körper, sondern vor allem auch in unseren Gefühlen.

Gerade bei Entwicklungstrauma sind es oft die Emotionen, die die deutlichsten Spuren hinterlassen. Ängste, Scham, Unsicherheit oder überwältigende Trauer können starke Hinweise auf eine unbewältigte Traumatisierung sein. Diese emotionale Ebene ist entscheidend, um Trauma wirklich zu verstehen und zu heilen.

Wenn wir traumatische Situationen erlebt und keinen Beistand erfahren haben, bleiben die Spannungen und Emotionen in uns gefangen. Und genau da setzt die Heilung an. Es geht darum, nicht nur den Körper zu entlasten, sondern auch unsere Emotionen zu lösen. Loslassen wird zu einem wichtigen Schlüssel.

Unsere Masken des Alltags

Wir Menschen haben immer Emotionen. Sie begleiten uns in jeder Situation unseres Lebens – ob wir einkaufen gehen, auf der Straße unterwegs sind oder im Büro sitzen. Und doch scheint es, als wären sie unsichtbar. Im Supermarkt begegnet uns häufig eine sachliche oder neutrale Atmosphäre. Neutralität ist jedoch keine Emotion. Wenn wir überhaupt etwas bei unseren Mitmenschen wahrnehmen, dann oft Gereiztheit, Stress, Hektik oder ein Lächeln. Freudige Ausgelassenheit oder ehrliche Traurigkeit? Kaum.

Das ist erstaunlich, wenn wir uns vor Augen halten, wie hoch die Zahlen für Depressionen und Angststörungen in Deutschland sind. So viele Menschen tragen eine tiefe Belastung mit sich, aber wir sehen sie nicht. Wir sehen keine Tränen im Supermarkt, keine Menschen, die öffentlich weinen, oder zumindest viel zu selten. Warum ist das so? Es liegt nicht nur daran, dass diese Menschen zu Hause bleiben. Sie gehen vor die Tür, aber sie tragen Masken. Masken, die ihre wahren Gefühle verbergen, weil vor allem unangenehme Emotionen in unserer Gesellschaft nicht willkommen sind. Sie sind nicht erwünscht.

Wann hast du das letzte Mal jemanden im Supermarkt weinen sehen? Vielleicht noch nie. Denn Tränen gehören in unserer Kultur nicht ins Öffentliche. Weinen darf man allein, im Verborgenen. Aber genau das ist Teil eines transgenerationalen Traumas. Einer tief verwurzelten gesellschaftlichen Dynamik, die wir selten hinterfragen. Es ist eine Botschaft, die von Generation zu Generation weitergegeben wurde: Emotionen gehören nicht ins öffentliche Leben.

Diese Dynamik lässt sich auch als Teil eines kollektiven transgenerationalen Traumas betrachten. Während transgenerationales Trauma oft innerhalb von Familien weitergegeben wird, zeigt sich hier ein ähnliches Muster auf gesellschaftlicher Ebene: eine unausgesprochene, aber tief verwurzelte Norm, die das öffentliche Zeigen von Gefühlen als Schwäche definiert. Diese Botschaft prägt unser Verhalten und führt dazu, dass wir Emotionen unterdrücken – nicht nur vor anderen, sondern oft auch vor uns selbst. Die Scham, die wir dabei empfinden, kann sich negativ auf unser individuelles und kollektives Wohlbefinden auswirken.

War das jemals anders? In früheren Gemeinschaften oder Kulturen, in denen das Zusammenleben enger war, gab es oft Rituale und Räume, in denen Emotionen kollektiv gelebt wurden – durch gemeinsames Trauern, Singen oder Feiern. Das Zeigen von Gefühlen war Teil des menschlichen Zusammenhalts. Doch unsere heutige Gesellschaft ist geprägt von Individualisierung und Leistungsdruck, in der Offenheit als Risiko gilt.

Umso wichtiger ist es, diesen Zusammenhang zu reflektieren: Wie können wir Räume schaffen, in denen Emotionen wieder ihren Platz finden – öffentlich und ohne Scham? Die Art, wie wir unsere Gefühle zeigen und teilen, könnte nicht nur uns selbst heilen, sondern auch eine tiefgreifende Veränderung auf kollektiver Ebene bewirken.

Was du dich als traumatisierte Person fragen kannst

Stell dir vor, du gehst als Erwachsene mit deiner Mutter in ihren Stamm-Supermarkt. Vielleicht lebt sie noch, vielleicht nicht – stell dir einfach vor, sie ist dabei. Du merkst, dass du traurig bist, und beginnst zu weinen. Wie würde sie reagieren? Würde sie es überhaupt bemerken? Würde sie dich in den Arm nehmen? Würde sie mit dir hinausgehen, damit es niemand sieht? Oder würde sie es ignorieren und weitermachen, als sei nichts geschehen?

Die gleiche Frage kannst du dir in Bezug auf deinen Vater stellen. Wie würde er reagieren? Diese Antworten, deine ganz persönlichen Antworten, verraten dir viel über deine eigene Beziehung zu deinen Emotionen. Sie zeigen dir, warum es dir vielleicht schwerfällt, deine Gefühle zuzulassen oder sie zu zeigen. Und sie können dir helfen zu verstehen, wie tief diese Botschaften in dir verwurzelt sind.

Das Verstehen der Überlagerung von Emotionen

Dieses gesellschaftliche Phänomen – die Unterdrückung primärer Emotionen und das Verstecken hinter sekundären – betrifft uns alle. Doch bei traumatisierten Menschen ist diese Dynamik häufig besonders ausgeprägt. Traumatische Erfahrungen können dazu führen, dass primäre Emotionen wie Angst oder Trauer als überwältigend erlebt und durch sekundäre Emotionen wie Scham, Wut oder Hilflosigkeit verdeckt werden. Diese Überlagerung macht es jedoch oft schwer, die eigentliche Ursache eines Gefühls zu erkennen.

Meistens fällt es uns leichter, Wut zu empfinden als Trauer. Wut schützt uns, während Trauer uns verletzlich macht. Wenn ein Freund regelmäßig absagt, sind wir vielleicht ärgerlich, weil er schon wieder nicht kann. Doch hinter dieser Wut steckt oft Traurigkeit – die Enttäuschung darüber, dass das Treffen nicht stattfindet, und das Gefühl, den geliebten Menschen zu vermissen.

***Julia** erlebt im Büro eine kritische Rückmeldung ihres Vorgesetzten. Sofort spürt sie ein Gefühl der Scham: »Ich bin einfach nicht gut genug.« Doch unter dieser Scham liegt etwas Tieferes – die Angst, wieder ausgeliefert zu sein, wie sie es in ihrer Kindheit erlebte. Diese Angst ist die primäre Emotion, während die Scham als sekundäre Emotion darüber liegt und das eigentliche Gefühl überdeckt.*

Sekundäre Emotionen können daher verwirrend sein. Sie scheinen oft wie ein dichter Nebel, der den Zugang zu den primären Gefühlen blockiert. Doch wenn wir uns die Zeit nehmen, genauer hinzusehen, können wir den Ursprung dieser Gefühle entschlüsseln.

***Max** erlebt im Gespräch mit seiner Frau ein unangenehmes Gefühl von Gereiztheit, wenn sie über seine emotionale Distanz spricht. Auf den ersten Blick erscheint seine Reaktion als Wut. Doch bei genauerer Betrachtung zeigt sich, dass diese Gereiztheit eine sekundäre Emotion ist. Unter der Wut liegt die primäre Emotion: tiefe Angst vor Abwertung und das Gefühl, nicht genug zu sein.*

Sekundäre Emotionen entstehen oft durch wiederholte negative emotionale Erfahrungen in der Kindheit, die sich tief in unser Nervensystem eingebrannt haben. Wenn ein Kind zum Beispiel regelmäßig für seine Ängste oder Tränen verspottet wurde, lernt es, dass diese primären Emotionen gefährlich oder unerwünscht sind. Stattdessen entwickeln sich Scham oder Schuld – als Schutzmechanismus, um die ursprünglichen Gefühle zu unterdrücken und Ablehnung zu vermeiden.

Erlebnisse in der Kindheit prägen, wie wir die Welt wahrnehmen und auf sie reagieren. Wir erinnern uns:

* Die Amygdala speichert besonders bedrohliche Erfahrungen und aktiviert bei ähnlichen Reizen sofort den Alarmmodus – oft ohne bewusste Kontrolle.
* Emotionen, die immer wieder in bestimmten Kontexten erlebt werden, schaffen feste neuronale Bahnen. Diese Bahnen verstärken sich mit der Zeit und führen dazu, dass wir automatisch und blitzschnell auf vermeintliche Gefahren reagieren – selbst wenn diese gar nicht real sind.

***Stefanie** hat in ihrer Kindheit gelernt, dass Fehler unverzeihlich sind und sie nur durch Perfektion Anerkennung erhält. Heute reagiert sie auf jede Form von Kritik mit intensiver Selbstverurteilung. Ihr Nervensystem erinnert sich an die frühere Bedrohung durch Liebesentzug – und aktiviert automatisch Schuldgefühle als sekundäre Emotion.*

Das Gehirn mag auf frühere Erfahrungen programmiert sein, doch es ist keineswegs starr. Dank der Plastizität unseres Gehirns können wir alte Muster erkennen, hinterfragen und schrittweise neue Bahnen schaffen. Das bedeutet, dass wir lernen können, unsere sekundären Emotionen zu entwirren und wieder Zugang zu unseren primären Gefühlen zu finden.

Ein wichtiger Schritt ist dabei, die Funktion dieser sekundären Emotionen zu verstehen:

* **Scham** und **Schuld** dienen oft dazu, soziale Bindungen zu schützen, auch wenn sie uns selbst schaden.
* **Wut** signalisiert uns, dass unsere Grenzen verletzt wurden, und hilft, diese zu verteidigen.

Diese Dynamik von primären und sekundären Emotionen lässt sich oft an typischen Beispielen erkennen. Häufig verdecken sekundäre Emotionen, die sich im Laufe der Zeit als Schutzmechanismen entwickelt haben, die ursprünglichen primären Emotionen. Hier sind einige typische Muster und ihre Beispiele:

Primäre Emotion	Häufig überlagerte sekundäre Emotion	Beispiel
Angst	Wut, Gereiztheit, Scham	Angst vor Ablehnung → Gereiztheit, wenn Kritik geäußert wird
Trauer	Wut, Schuld, Gleichgültigkeit	Trauer über einen Verlust → Wut auf andere, die nicht »genug da waren«
Scham	Rückzug, Perfektionismus	Scham über Versagen → Perfektionismus, um Fehler zu vermeiden
Hilflosigkeit	Wut, Vermeidung, zynische Abwehr	Gefühl von Hilflosigkeit → Zynismus, um sich unberührbar zu machen
Einsamkeit	Rückzug, selbstschützende Härte	Einsamkeit → Härte nach außen, um Schwäche zu vermeiden

Das Verstehen dieser Zusammenhänge ist entscheidend. Indem wir erkennen, welche primären Emotionen hinter unseren sekundären Reaktionen liegen, können wir die eigentliche Ursache unserer Gefühle erforschen. So lernen wir, die Botschaften unserer Emotionen anzunehmen, statt von ihnen überwältigt zu werden.

Reflexion:

* *Welche Emotionen fühlst du in Situationen, die dich besonders belasten? Könnte hinter der vordergründigen Emotion eine andere, tiefere Emotion verborgen sein?*
* *Welche Botschaften über Emotionen hast du in deiner Kindheit gelernt, und wie beeinflussen sie deinen Umgang mit Gefühlen heute?*

Emotionale Intensität und Kontrollverlust

Emotionen können wie ein Sturm über uns hinwegfegen – intensiv, unvorhersehbar und manchmal erschreckend überwältigend. Besonders bei Menschen mit Entwicklungstrauma sind diese emotionalen Wellen oft größer und unkontrollierbarer. Doch warum ist das so, und was macht diese Intensität so schwer zu greifen?

Unsere emotionalen Reaktionen sind eng mit den Überlebensstrategien unseres Nervensystems verbunden. Wie wir bereits besprochen haben, reagieren traumatisierte Menschen häufig über, selbst auf harmlose Reize. Ihr Nervensystem schlägt Alarm (Hyperarousal) oder schaltet ab (Hypoarousal), weil es Gefahren falsch einschätzt.

Hyperarousal bedeutet, dass das Nervensystem in einen Zustand der Überaktivierung gerät. Das zeigt sich durch Symptome wie innere Unruhe, Zittern, schnelle Atmung, erhöhte Herzfrequenz oder übermäßige Reizbarkeit. Zum Beispiel könnte jemand, der ein Trauma erlebt hat, bei lauten Geräuschen sofort in Alarmbereitschaft geraten, als wäre eine unmittelbare Gefahr vorhanden.

Hypoarousal, im Gegensatz dazu, beschreibt eine Unteraktivierung des Nervensystems. Menschen in diesem Zustand fühlen sich oft emotional taub, antriebslos oder wie betäubt. Sie ziehen sich zurück und können Schwierigkeiten haben, auf äußere Reize zu reagieren. Ein Beispiel hierfür wäre jemand, der auf Kritik oder Konflikte nicht mit sichtbaren Emotionen reagiert, sondern stattdessen erstarrt und innerlich »abschaltet«.

Das Verständnis für Hyperarousal und auch Hypoarousal möchte ich an dieser Stelle noch einmal hervorheben, da es so wesentlich und relevant ist: Dieses Verständnis hilft uns, unsere Reaktionen besser einzuordnen. Es zeigt uns, dass diese Reaktionen keine Schwäche sind, sondern ein Ausdruck eines überforderten Systems. Mit diesem Wissen können wir liebevoller mit uns selbst umgehen und gezielt daran arbeiten, unser Nervensystem wieder ins Gleichgewicht zu bringen.

Die gute Nachricht ist, dass unser Nervensystem lernfähig ist. Mit verschiedenen Regulationstechniken kann das Nervensystem wieder in einen Zustand der Sicherheit zurückfinden. So wird es möglich, die Intensität der emotionalen Reaktionen schrittweise zu regulieren.

Julia *sitzt in einem Teammeeting, als ihr Kollege plötzlich die Lautstärke erhöht. Obwohl es nur eine sachliche Diskussion ist, fühlt Julia, wie Panik in ihr aufsteigt. Ihr Herz rast, ihre Gedanken überschlagen sich, und sie hat das Gefühl, fliehen zu müssen. Diese Reaktion ist nicht durch die aktuelle Situation erklärbar, sondern durch ihre Kindheitserfahrungen, in denen lautstarke Konfrontationen oft mit Gefahr verbunden waren.*

Die Erfahrung von Kontrollverlust

Ein weiteres Merkmal emotionaler Traumareaktionen ist das Gefühl des Kontrollverlustes. Die Emotionen scheinen plötzlich zu kommen, als würden sie von außen auf uns eindringen, statt aus uns selbst zu entstehen. Das liegt daran, dass sie eng mit den automatisierten Schutzmechanismen unseres Nervensystems verbunden sind, wir erinnern uns an die biologischen Stressreaktionen (siehe Kapitel 5).

Stefanie *erlebt häufig plötzliche Selbstzweifel, die sie völlig aus der Bahn werfen. Nach einem Missverständnis mit ihrer Chefin verbringt sie Tage damit, die Situation zu analysieren und sich selbst zu kritisieren. Ihr innerer Kritiker schreit förmlich, dass sie »nichts richtig macht«. Diese Selbstzweifel erscheinen überwältigend, weil sie nicht nur aus der aktuellen Situation stammen, sondern die Ablehnungserfahrungen ihrer Kindheit wieder aktivieren.*

Die Intensität emotionaler Traumareaktionen entsteht häufig durch ein dysreguliertes Nervensystem: In einem Zustand von Hyperarousal (Fight oder Flight) reagiert es mit Alarmbereitschaft, bei Hypoarousal (Freeze) mit Erstarrung oder emotionaler Taubheit – oder durch die Fawn-Reaktion, bei der Sicherheit durch Anpassung gesucht wird.

Max *beschreibt, wie er während eines Streits mit seiner Frau plötz-*

lich nichts mehr fühlt. Seine Gedanken werden leer, sein Körper schwer, und er schafft es nicht, auf ihre Vorwürfe zu reagieren. Obwohl er äußerlich ruhig wirkt, tobt innerlich ein Sturm aus Hilflosigkeit und Angst, der ihn in die Erstarrung zwingt.

Reflexion:

* *Gibt es Situationen, in denen du das Gefühl hast, deine Emotionen überrollen dich? Welche Auslöser kannst du erkennen?*
* *Welche Emotionen scheinen dir besonders schwer kontrollierbar zu sein, und was könnten sie dir über deine inneren Schutzmechanismen sagen?*

Emotionen bewusst wahrnehmen

Die Intensität emotionaler Traumareaktionen kann oft überwältigend sein, doch der erste Schritt, um mit diesen Gefühlen umzugehen, ist nicht, sie zu verändern oder zu regulieren, sondern sie wahrzunehmen. Es geht darum, einen Moment innezuhalten und sich zu fragen, »*Was fühle ich gerade?*« und »*Woher kenne ich dieses Gefühl?*«.

Genau hier kommen auch die Tabellen aus dem zweiten Kapitel dieses Buchs ins Spiel, insbesondere die Emotionstabellen. Sie erinnern uns daran, welche Emotionen wir haben können, wie häufig sie auftreten, welche Auslöser sie haben und wie wir mit ihnen umgehen. Sie zeigen uns, in welchen Bereichen wir Herausforderungen erleben, wie wir darauf reagieren und – auf der anderen Seite – welche stärkenden Ressourcen wir haben, um mit diesen Emotionen umzugehen und unsere Grenzen zu wahren.

Wenn Julia in einer Teambesprechung sitzt und der Kollege laut wird, empfindet sie plötzlich Panik. Dieses Gefühl drängt sie, den Raum verlassen zu wollen. Doch wenn sie innehalten und genauer hinschauen kann, erkennt sie, dass hinter der Panik eine tiefere Angst liegt – die Angst vor Eskalation und Bedrohung, wie sie sie aus ihrer Kindheit kennt. Diese Situation auf der Arbeit erinnert sie an frühere Erfahrungen, obwohl sie objektiv sicher ist.

Julia versteht im Rahmen der Psychotherapie, dass es in diesem Moment wichtig ist, ihre Gefühle bewusst wahrzunehmen und sie einzuordnen. Sie erkennt: »*Dieses Gefühl der Angst kommt von früher, es hat mit der aktuellen Situation nichts zu tun.*« Dieser Schritt hilft ihr, das emotionale Erleben klarer zu sehen und sich selbst mit Mitgefühl zu begegnen.

Dieser Prozess des Wahrnehmens ist entscheidend. Denn nur wenn wir unsere Emotionen klar erkennen, können wir sie verstehen und angemessen darauf reagieren. Oft unterdrücken wir unsere Gefühle, weil sie uns unangenehm sind oder weil wir gelernt haben, dass sie nicht erwünscht sind. Doch das macht uns ihnen gegenüber hilflos. Gefühle, die nicht wahrgenommen werden, können uns überwältigen, und wir verlieren die Kontrolle darüber, wie wir mit ihnen umgehen.

Das bewusste Wahrnehmen der eigenen Emotionen ist der erste Schritt, um aus der Hilflosigkeit herauszufinden und den Weg zu mehr innerer Sicherheit und emotionaler Stabilität zu beginnen. Dabei ist entscheidend, dass wir unsere Emotionen mit Mitgefühl betrachten – denn nur so kann Heilung geschehen. Ein bloßes Wahrnehmen, ohne diese liebevolle Haltung, könnte das Erleben sogar verstärken.

Emotionale Reaktionen und Erschöpfung

Emotionale Traumareaktionen hinterlassen Spuren in Körper und Geist. Viele Menschen, die unter Entwicklungstrauma leiden, beschreiben eine chronische Erschöpfung, die sie im Alltag begleitet. Diese Erschöpfung ist jedoch nicht einfach nur ein »Müdesein«. Sie ist ein Ausdruck der ständigen inneren Anspannung und der unaufhörlichen Arbeit des Nervensystems, sich vor vermeintlichen Gefahren zu schützen.

Wenn das Nervensystem dauerhaft in Alarmbereitschaft ist, kostet das enorm viel Energie. Das ständige Scannen der Umgebung nach potenziellen Gefahren – auch bekannt als **Hypervigilanz** – ist für Betroffene wie eine unsichtbare Daueraufgabe. Der Körper bleibt angespannt, die Gedanken kreisen, und selbst in ruhigen Momenten fühlt sich das Nervensystem nicht sicher genug, um abzuschalten.

***Stefanie**, die unter Perfektionismus leidet, beginnt jeden Morgen mit dem Gedanken, was alles schiefgehen könnte. Sie plant ihren Tag minutiös, versucht, es allen recht zu machen, und fühlt sich trotzdem am Abend, als hätte sie nichts erreicht. Die innere Rastlosigkeit verhindert, dass sie jemals wirklich zur Ruhe kommt.*

Diese ständige Anspannung zeigt sich auf unterschiedliche Weise:

* **emotionale Erschöpfung:** Gefühle wie Angst, Schuld oder Selbstzweifel kreisen endlos und lassen keinen Raum für Erholung.
* **körperliche Erschöpfung:** Die Muskeln sind verspannt, der Atem flach, und selbst nach einer Nacht Schlaf fühlt sich der Körper müde an.
* **kognitive Erschöpfung:** Die Konzentration lässt nach, Entscheidungen werden schwierig, und das Gehirn fühlt sich wie in Watte gepackt an.

***Max** beschreibt, wie er nach einem anstrengenden Tag oft stundenlang auf dem Sofa sitzt und merkt, wie ihm selbst einfache Aufgaben schwerfallen. Der Fernseher läuft, doch er bekommt kaum mit, was dort passiert. Er fühlt sich, als ob jemand den Stecker gezogen hat.*

Die chronische Erschöpfung beeinflusst nicht nur die Betroffenen selbst, sondern auch ihr Umfeld:

* In Beziehungen fällt es schwer, emotional präsent zu sein. Partner fühlen sich oft abgelehnt oder unverstanden, weil Betroffene nicht die Kraft haben, Nähe zuzulassen.
* Im Beruf wirken die Symptome wie Konzentrationsprobleme oder Gereiztheit oft wie »Schwächen«, die Missverständnisse oder Konflikte auslösen können.

***Jana**, die von tiefer Einsamkeit geprägt ist, zieht sich oft zurück, wenn Freunde sie treffen wollen. Sie hat das Gefühl, dass sie ohnehin nichts* *geben kann und dass ihre Anwesenheit nur eine Belastung für andere wäre.*

Reflexion:

* *Gibt es Momente, in denen du dich scheinbar grundlos erschöpft fühlst?*
* *Wie beeinflusst deine Erschöpfung deine Beziehungen oder deinen Alltag?*

***Stefanie** berichtet in einer Therapiesitzung, wie sie zum ersten Mal bewusst eine Pause gemacht hat, obwohl sie das Gefühl hatte, noch so viel erledigen zu müssen. »Ich habe mir einen Tee gemacht, mich hingesetzt und einfach geatmet. Am Anfang fühlte ich mich schuldig und hatte Angst, dass jemand in mein Büro kommt, aber dann spürte ich, wie gut es tat, nicht immer nur zu funktionieren.«*

Die Vielfalt der Emotionen: Wegweiser zur inneren Heilung

Emotionen, die aus traumatischen Erfahrungen entstanden sind, können überwältigend und schwer zu verstehen sein. Sie sind wie Karten, die den Weg zu unseren tiefsten Wunden und Bedürfnissen weisen. Sie zeigen uns, wo wir noch heilen dürfen. Anstatt sie zu unterdrücken oder als »schlecht« zu bewerten, können wir sie als Signale sehen, die uns zu mehr Verständnis und Mitgefühl mit uns selbst führen.

Wut ist eine Emotion, die oft missverstanden wird. Viele von uns wurden so erzogen, dass wir Wut als etwas Negatives betrachten, etwas, das kontrolliert oder vermieden werden sollte. Dabei ist Wut eine der kraftvollsten Emotionen, die wir haben können. Sie zeigt uns, dass eine Grenze überschritten wurde, und gibt uns Energie, uns zu verteidigen. Doch viele Menschen mit traumatischen Erfahrungen haben gelernt, dass Wut gefährlich ist. Max hat zum Beispiel in seiner Kindheit nie die Möglichkeit gehabt, Wut auszudrücken, ohne dafür hart bestraft zu werden. Heute zeigt sich seine Wut oft in subtiler Form, etwa durch Gereiztheit, Rückzug oder **passiv-aggressiv**, wenn er sich verletzt fühlt. Diese Wut ist eine angestaute Energie, die einen klaren Ausdruck sucht.

Trauer ist hingegen leiser, aber nicht weniger bedeutungsvoll. Sie hilft uns, Verluste zu verarbeiten und loszulassen. Trauer ist eine vielschichtige Emotion, die in unterschiedlichsten Formen auftreten kann. Manchmal ist sie ein leiser, ständiger Weggefährte, der uns den ganzen Tag über begleitet, während sie in anderen Momenten überwältigend und allumfassend ist, als würde sie jeden Aspekt unseres Seins durchdringen. Diese Form der Trauer ist tief, weil sie nicht nur den Verlust eines Ereignisses oder einer Person betrifft, sondern auch den Verlust eines Teils von uns selbst – eines Teils, der nach dem Trauma vielleicht nicht mehr so ist wie zuvor. Es kann das Gefühl aufkommen, dass die Unbeschwertheit, das Vertrauen oder die Unschuld, die einst selbstverständlich waren, nun unwiderruflich verloren sind. Doch in einer Gesellschaft, die Stärke über alles stellt, wird Trauer oft nicht zugelassen.

Ähnlich wie Trauer ist **Angst** ein Signal, das uns schützen will. Sie warnt uns vor potenziellen Gefahren und bereitet unseren Körper darauf vor, zu reagieren – sei es durch Flucht, Kampf, Erstarrung oder Anpassung. Angst ist eine der grundlegendsten Emotionen und ein lebenswichtiger Schutzmechanismus. Doch bei Menschen mit traumatischen Erfahrungen reagiert die Angst oft über. Das Nervensystem hat gelernt, auch in harmlosen Situationen Alarm zu schlagen, weil es in der Vergangenheit immer wieder echten Gefahren ausgesetzt war.

Angst nach einem Trauma ist häufig mit einem tiefen Gefühl der **Hilflosigkeit** verbunden. Dieses Gefühl entsteht, wenn wir in unserer Vergangenheit wiederholt Situationen erlebt haben, in denen wir weder fliehen noch kämpfen konnten. Unser Nervensystem speichert diese Erfahrung und zieht daraus die Schlussfolgerung: »*Es gibt keinen Ausweg.*« Diese erlernte Hilflosigkeit kann dazu führen, dass selbst kleinste Herausforderungen das Gefühl auslösen, ausgeliefert zu sein. Die Angst fühlt sich dann nicht mehr wie ein Schutz an, sondern wie eine lähmende Macht, die uns überrollt und hilflos zurücklässt.

Scham und Schuld sind schwere Lasten

Scham und **Schuld** gehören zu den belastendsten Emotionen, die uns prägen können. **Scham** flüstert uns ein, dass wir nicht gut genug sind, während **Schuld** uns suggeriert, dass wir etwas falsch gemacht haben. Beide Gefühle greifen tief in unser Selbstbild ein und können uns das Gefühl geben, von anderen und uns selbst getrennt zu sein. Sie entstehen oft aus den Erfahrungen unserer Vergangenheit – den Stimmen, die uns einst geprägt haben und die wir unbewusst in uns weitertragen.

Nach einem Trauma sind Scham und Schuld häufige Begleiter. Besonders bei emotionalem Missbrauch oder Vernachlässigung übernehmen wir häufig die Verantwortung für das Verhalten anderer. Wir denken, dass, wenn wir anders gewesen wären – besser, stärker, klüger –, das Trauma vielleicht nicht passiert wäre. Diese Gedanken führen uns in einen endlosen Kreislauf von Selbstvorwürfen: *»Hätte ich es verhindern können?«*, *»War es irgendwie meine Schuld?«* **Nein. Es war nicht deine Schuld**. Du trägst keine Verantwortung für das, was dir angetan wurde. Und dennoch ist es oft schwer, das wirklich zu glauben, besonders wenn die Scham tief in uns verwurzelt ist.

Scham ist eines der isolierendsten Gefühle, die ein Mensch erleben kann. Sie erschafft eine unsichtbare Mauer, die uns von anderen trennt. Diese Mauer scheint uns zu schützen, indem sie unsere angeblichen »Fehler« versteckt. Doch in Wahrheit raubt sie uns Nähe und Verbundenheit – genau das, was wir so dringend brauchen, um zu heilen. Scham sagt: *»Wenn andere wüssten, wie du wirklich bist, würden sie dich nicht mehr lieben.«*

Dieses Gefühl der inneren Fehlerhaftigkeit entsteht oft, wenn wir als Kinder keine Sicherheit und Bestätigung erfahren haben. Stattdessen nehmen wir die Kritik oder das Schweigen unserer Bezugspersonen als Beweis für unsere eigene Wertlosigkeit wahr. Diese Denkweise begleitet viele Betroffene bis ins Erwachsenenalter und lässt sie in einem Kreislauf aus Selbstvorwürfen und Rückzug verharren.

Scham ist mächtig, weil sie uns glauben lässt, dass wir nicht liebenswert oder wertvoll sind. Doch sie sagt nichts über deinen wahren Wert aus. Sie ist eine Reaktion auf das, was du erlebt hast, nicht darauf, wer du bist. Du bist wertvoll – unabhängig von deinen Erfahrungen.

Der Kreislauf der Schuld

Schuld bindet uns oft in einem Kreislauf aus Selbstverurteilung und Hilflosigkeit. Besonders Kinder übernehmen instinktiv die Verantwortung für Dinge, die außerhalb ihrer Kontrolle liegen, weil sie denken: »*Wenn ich schuld bin, kann ich es vielleicht ändern.*«

Diese Überzeugung mag in der Kindheit eine Überlebensstrategie gewesen sein, doch im Erwachsenenalter verfestigt sie ein Muster aus Selbstvorwürfen und innerer Ohnmacht. Stefanie hat gelernt, ihre eigenen Bedürfnisse zu unterdrücken, weil sie sich schuldig fühlt, wenn sie »Nein« sagt. Diese Schuldgefühle stammen aus ihrer Kindheit, in der sie nur dann Zuwendung erhielt, wenn sie perfekt war. Heute kämpft sie mit einer inneren Stimme, die ihr bei jeder Entscheidung einflüstert, dass sie nicht genug ist oder falsch handelt. Doch genau wie Scham hat Schuld oft keinen Bezug zur Realität. Sie ist ein Echo der Überzeugungen, die wir übernommen haben.

Diese Emotionen zu durchbrechen, ist keine leichte Aufgabe. Doch der erste Schritt ist, die Scham und die Schuld zu erkennen und zu verstehen, dass sie nicht dein wahres Selbst definieren. Indem wir lernen, diese Gefühle als Reaktionen auf vergangene Erlebnisse zu sehen, können wir uns Schritt für Schritt aus ihrem Griff lösen. Es geht darum, die Mauer der Scham einzureißen und uns selbst mit Mitgefühl zu begegnen.

Trauma kann auch ein tiefes Gefühl der **Verzweiflung** auslösen. Sie führt zu einem Gefühl der totalen Ohnmacht. Es ist das Gefühl, gefangen zu sein, als gäbe es keinen Ausweg aus dem

Schmerz. Verzweiflung kann lähmend sein und uns in einen Zustand tiefer **Hoffnungslosigkeit** führen.

Manchmal bewirkt das Trauma auch das Gegenteil: **emotionale Taubheit**. Wir erinnern uns, diese emotionale Taubheit, die oft als **Dissoziation** bezeichnet wird, ist eine Schutzreaktion des Körpers, um uns vor dem überwältigenden Schmerz zu bewahren (siehe Kapitel 4). Es ist, als würde unser Nervensystem den »Stecker ziehen«, um uns vor der Flut der Emotionen zu schützen, die sonst zu viel wären, um sie zu verarbeiten. Dissoziation kann uns helfen, weiterzumachen, auch wenn wir innerlich zerbrochen sind. Sie erlaubt uns, den Alltag zu bewältigen, obwohl wir tief im Inneren mit intensiven Gefühlen von Trauer, Angst oder Wut kämpfen.

Dissoziation ist also weit mehr als nur emotionale Taubheit; sie ist ein lebenswichtiger Schutz, der in Situationen aktiviert wird, in denen Schmerz und Angst zu stark sind, um sie vollständig zu erfassen. Dieser Mechanismus trennt uns bewusst von überwältigenden Gefühlen und Erlebnissen. Bei Traumatisierung dient die Dissoziation oft als eine Art »Notfallbremse« des Körpers, die so lange bestehen bleibt, bis der Mensch in einer sicheren Umgebung ist, in der er die Erinnerungen und Emotionen nach und nach verarbeiten kann.

Doch Dissoziation kann, besonders wenn sie chronisch wird, auch eine belastende Seite haben. Sie trennt uns nicht nur von Gefühlen, sondern auch von uns selbst und anderen. Menschen in einem Zustand anhaltender Dissoziation fühlen sich oft wie von der Welt abgeschnitten, als ob sie durch einen dichten Nebel gehen, der sie von allem isoliert. Diese Entfremdung kann das schmerzhafte Gefühl verstärken, dass man allein ist oder dass etwas in einem »kaputt« ist. Dieses Gefühl der Trennung kann eine der tiefsten Wunden von Traumatisierung sein.

Weniger beachtete Emotionen: Ekel, Freude und Überraschung

Ekel, **Freude** und **Überraschung** sind Emotionen, die oft übersehen werden, aber eine wichtige Rolle spielen. Ekel schützt uns vor Übergriffen und zeigt uns, wenn etwas nicht stimmig ist. Julia empfindet diesen Ekel besonders in Bezug auf Erfahrungen, die sie als Kind gemacht hat. Freude hingegen ist eine Emotion, die vielen traumatisierten Menschen fremd geworden ist. Stefanie vermeidet es oft, Freude zu zeigen, weil sie gelernt hat, dass sie nicht von Dauer ist oder zu Konflikten führen könnte.

Selbst **Überraschung** kann eine Rolle spielen. Sie hilft uns, neue Perspektiven zu entdecken, kann aber auch als Unsicherheit empfunden werden. Max spürt diese Überraschung, als er in der Therapie erkennt, dass seine Wut nicht nur ein Problem ist, sondern ein Hinweis darauf, dass seine Bedürfnisse übergangen wurden.

Der erste Schritt, um mit unangenehmen Gefühlen dieser Art umzugehen, ist es, sie bewusst wahrzunehmen. Es kann unglaublich erleichternd sein, zu verstehen, dass diese Gefühle eine natürliche Reaktion auf das sind, was du erlebt hast. Sie sagen nichts darüber aus, wer du als Mensch bist. Sie sind das Ergebnis eines Nervensystems, das noch immer versucht, dich zu schützen.

Wir leben in einer Welt mit wenig gelebten Emotionen

Wir haben bereits darüber gesprochen, dass wir in unserer heutigen Welt Emotionen oft mit Zurückhaltung, vielleicht sogar mit Ablehnung begegnen. Wir leben in einer Kultur, die Neutralität bevorzugt – sachlich, distanziert, funktional. Emotionen gelten häufig als störend oder unangemessen. Doch was bedeutet das für unsere Beziehungen, unser Selbstbild und unsere Fähigkeit, wirklich in Kontakt mit anderen zu treten?

Denke daran, wie oft du die Frage »Wie geht es dir?« hörst und selbst stellst – und wie oft die Antwort darauf schlicht »Gut« lautet. Ein Wort, das oft wenig über unser Innenleben verrät, aber eine Chance bietet: eine Einladung, nachzufragen, innezuhalten und genauer hinzusehen. Denn hinter diesem kurzen »Gut« verbirgt sich oft eine ganze Palette von Gefühlen, die wir teilen könnten, wenn wir uns trauen – mit Zwischentönen, Tiefe und echter Verbindung.

Selbst wenn wir mehr erzählen, bleibt es oft an der Oberfläche: »*Es ist gerade stressig.*« Oder: »*Ich kümmere mich um meine pflegebedürftigen Eltern, das ist anstrengend.*« Was wir selten sagen – viel zu selten –, sind die ehrlichen, tiefen Wahrheiten:

* »*Ich fühle mich überfordert, weil ich bei der Pflege meiner Eltern ständig mit alten Verletzungen konfrontiert werde.*«
* »*Es macht mich wütend, dass ich mich so sehr anstrenge und dennoch das Gefühl habe, nicht genug zu sein.*«
* »*Ich bin traurig, weil ich in all dem Stress meine eigenen Bedürfnisse aus den Augen verloren habe.*«

Das sind Sätze, die uns wirklich verbinden könnten, die echte Nähe schaffen würden. Doch sie bleiben unausgesprochen, weil wir gelernt haben, dass Emotionen nicht ins öffentliche Leben gehören. Gefühle sind etwas, das wir für uns behalten, verborgen hinter einem Lächeln oder einem beiläufigen »Gut«.

Aber was passiert, wenn diese Emotionen übermächtig werden? Dann bricht sich das, was wir nicht in Worte fassen können, oft durch den Körper seinen Weg. Angst zeigt sich in zitternden Händen, flacher Atmung und einem starren Blick. Trauer zieht unsere Schultern nach unten, macht unseren Gang schwer und füllt die Luft mit Seufzen. Wut entlädt sich in knallenden Türen, stampfenden Schritten oder einem aufgebrachten Atem. Wir drücken sie aus, weil wir sie nicht mehr halten können – aber wir sprechen nicht darüber. Denn oft haben wir nie gelernt, unsere Gefühle zu benennen oder zu teilen. Wir leben sie mit dem Körper, statt sie mit Worten zu tragen und in Verbundenheit zu gehen.

Eine Einladung zur Ehrlichkeit

Statt Standardantworten zu geben, könnten wir beginnen, ehrlicher zu antworten – vielleicht nicht bei jedem, aber gegenüber Menschen, die uns wirklich nahestehen. Was würde passieren, wenn wir sagen:

»Es ist schwer, gerade alles unter einen Hut zu bekommen. Ich laufe auf Hochtouren, weil ich das Gefühl habe, nur dann etwas wert zu sein, wenn ich immer funktioniere. Aber in mir drin fühle ich mich oft leer und frage mich, wie lange ich das noch durchhalte.«

Oder:

»Ich bemühe mich gerade, es jedem recht zu machen. Es scheint, als hätten alle um mich herum so viele Wünsche und Bedürfnisse, die ich versuche zu erfüllen. Aber dabei merke ich, wie ich selbst völlig auf der Strecke bleibe.«

Solche Momente der Ehrlichkeit sind keine Schwäche – sie sind ein Geschenk. Sie schaffen Nähe, Verständnis und geben uns die Möglichkeit, uns wirklich gesehen zu fühlen. Und bei guten Freunden erleben wir dann oft das Schönste: Mitgefühl, Beistand und echte Verbundenheit. Es sind diese tiefen Gespräche, die nicht nur unsere Beziehungen stärken, sondern uns selbst entlasten und innerlich befreien.

Übung: Offene Fragen stellen

Um mehr emotionale Tiefe in Gespräche zu bringen, können wir unsere Liebsten bewusst fragen:

* *»Was beschäftigt dich gerade?«*
* *»Wie fühlst du dich wirklich?«*

Und wenn wir selbst antworten, können wir versuchen, unsere eigenen Gefühle mit einem zusätzlichen Satz zu vertiefen: *»Es ist gerade anstrengend, weil ich mich emotional so zerrissen fühle.«* Oder: *»Ich bin froh, weil ich endlich etwas abschließen konnte, das mich lange belastet hat.«*

Emotionen sind der Schlüssel zu echten Verbindungen – mit uns selbst und mit anderen. Indem wir lernen, sie zu zeigen und zu teilen, geben wir nicht nur uns selbst, sondern auch anderen die Erlaubnis, emotional ehrlich zu sein. Und das könnte der erste Schritt sein, um eine Welt zu schaffen, die weniger sachlich ist und in der wir uns alle ein Stück mehr gesehen fühlen.

Reflexion:

* *Welche Emotionen empfindest du am häufigsten? Gibt es Gefühle, die du eher vermeidest oder unterdrückst?*
* *Gibt es Momente, in denen deine Gefühle dich auf etwas aufmerksam machen, das du ändern möchtest?*

Traumareaktionen sind oft ein zweischneidiges Schwert: Sie schützen uns vor erneutem Schmerz, können uns aber auch von wichtigen Lebenserfahrungen abschneiden.

***Max** hat seine Wut jahrelang unterdrückt. In der Therapie erkannte er, dass sie ihm etwas sagen will: »Ich habe Bedürfnisse, die nicht erfüllt werden.« Doch Max hatte früh gelernt, dass seine Wünsche keine Rolle spielen, und er glaubte nicht daran, dass sie jemals gehört oder erfüllt würden. Um den Schmerz dieser Enttäuschung zu vermeiden, sprach er nie darüber – nicht einmal mit seiner Frau, die lange gar nicht wusste, was er sich wünscht. Erst als er begann, seine Wut wahrzunehmen, konnte er zum ersten Mal über seine unerfüllten Bedürfnisse sprechen. Diese Erkenntnis war der erste Schritt hin zu Veränderungen.*

***Stefanie** hielt ihre Angst lange für eine Bestätigung ihrer Schwäche oder ihrer Wertlosigkeit – ein Echo dessen, was sie erlebt hatte. Doch in der Therapie erkannte sie, dass ihre Angst viel mehr war: ein Hinweis darauf, wie tief sie verletzt wurde, wie unsicher, wie allein und ausgeliefert sie sich oft fühlte. Auch wenn sie nach außen versuchte, ihre Unsicherheit zu überspielen und sich nichts anmerken zu lassen, hinterließen die ständige Kritik und Abwertung ihrer Mutter tiefe Spuren in ihr. Diese Angst war Ausdruck der Selbstzweifel, die sich über Jahre aufgebaut hatten, und des Gefühls, nie beschützt zu sein, sondern immer wieder angegriffen werden zu können. Indem Stefanie begann, ihre Angst als Botschaft zu verstehen, konnte sie langsam einen Weg finden, sich selbst mit mehr Mitgefühl zu begegnen, sich Sicherheit zu schenken und sich besser zu schützen.*

Reflexion:

* *Welche Emotionen in deinem Leben könnten Botschaften sein, die du bisher übersehen hast?*
* *Wo könnten deine Ängste dir helfen, Grenzen zu setzen oder dich selbst besser zu schützen?*
* *Welche unerfüllten Bedürfnisse könntest du durch deine Gefühle entdecken?*

Indem wir unsere Emotionen verstehen und akzeptieren, können wir sie als wertvolle Verbündete auf unserem Heilungsweg sehen. Sie sind keine Hindernisse, sondern Hinweise – kleine Lichter, die uns den Weg aus der Dunkelheit zeigen. Dieses Verständnis ist der Schlüssel, um alte Muster zu durchbrechen und uns selbst neu zu begegnen.

Gesellschaftliche Muster erkennen und durchbrechen

Doch diese Muster enden nicht innerhalb der Familie. Sie sind tief in unsere Gesellschaft eingebettet. Noch bis ins Jahr 2000 war es in Deutschland erlaubt, Kinder körperlich zu züchtigen. Wir haben gelernt, dass Gewalt keinen Platz in der Erziehung hat, aber emotionale Gewalt wird weiterhin oft toleriert oder oft auch nicht als solche erkannt. Seitdem hat sich viel verändert – wir haben verstanden, dass Gewalt keinen Platz in der Erziehung hat. Doch wir sind noch nicht dort angekommen, wo wir sein könnten.[12]

Interessant ist, dass wir in unserer Gesellschaft oft die Überzeugung teilen, es sei in Ordnung, Kinder anzubrüllen, wenn sie nach wiederholter freundlicher Aufforderung nicht reagieren. Dieses Verhalten wird als normal empfunden, doch es spiegelt ein tief verwurzeltes transgenerationales Trauma wider. Es ist ein Muster, das über Generationen weitergegeben wurde, ohne dass wir es bewusst hinterfragen.

Dabei ist es wichtig zu begreifen: Anbrüllen, Abwerten und Demütigen sind Formen von Gewalt. Sie hinterlassen Spuren in der Psyche von Kindern, die oft bis ins Erwachsenenalter nachwirken.

Das Erkennen dieser Muster ist der erste Schritt, um sie zu durchbrechen. Es eröffnet uns die Möglichkeit, anders mit Kindern und uns selbst umzugehen. Respekt, Geduld und Liebe können an die Stelle von Anbrüllen und Abwertung treten. Jede bewusste Entscheidung, alte Verhaltensweisen zu hinterfragen, ist ein Akt der Heilung – nicht nur für uns, sondern auch für die kommenden Generationen.

Zusätzlich ist es wichtig zu erwähnen, dass uns oft der Raum fehlt, wirklich gesehen und gehört zu werden. Wir sind es gewohnt, Probleme schnell abzutun, anstatt uns ihnen wirklich zuzuwenden.

***Max** nimmt seinen ganzen Mut zusammen und geht zu seinem Chef und sagt, dass er überlastet ist und nicht mehr kann. Doch anstatt Verständnis zu erfahren, hört er oft nur: »Ja, es ist gerade viel. Halte noch durch, es wird wieder besser.« Was als Ermutigung gemeint ist, hinterlässt bei Max das Gefühl, nicht ernst genommen zu werden. Die Botschaft, die bleibt, ist: »Deine Grenze zählt nicht.«*

So oder so ähnlich haben sicher viele von uns das schon erlebt. Ähnlich erleben wir das im privaten Umfeld. Wenn wir uns Freunden oder Verwandten anvertrauen und von unseren Ängsten oder Sorgen sprechen, hören wir oft: *»Du schaffst das schon, mach dir nicht so viele Gedanken.«* Auch diese Worte sind meist gut gemeint, aber sie übergehen das, was wir eigentlich mitteilen wollten: *»Ich bin verzweifelt, ich brauche gerade Hilfe.«* Statt uns gestärkt zu fühlen, bleiben wir oft mit einem leisen Gefühl von Alleinsein und Unverständnis zurück.

Diese Beispiele zeigen, wie tief unsere Familien, Beziehungen und unsere Gesellschaft davon geprägt ist, unangenehme Gefühle zu vermeiden. Wir sind es nicht gewohnt, innezuhalten, wirklich hinzuhören und anzuerkennen, was der andere empfindet. Doch genau das ist entscheidend: Uns selbst und andere ernst zu nehmen, beginnt mit der Bereitschaft, unangenehme Gefühle auszuhalten – ohne sie zu bewerten oder zu lösen. Es ist ein Schritt hin zu mehr Verbindung, Verständnis und einem liebevolleren Miteinander, das uns alle nachhaltig stärkt.

Die Chance zur Veränderung

Das Wissen um diese Muster birgt eine enorme Chance. Indem wir sie erkennen, können wir sie unterbrechen. Max hätte zum Beispiel, anstatt sich mit der oberflächlichen Antwort seines Chefs abzufinden, sagen können: *»Chef, ich bin wirklich überlastet. Ich habe lange durchgehalten, aber ich bin jetzt an einem Punkt, wo ich das nicht mehr kann.«* Diese Worte, so schwer sie ihm auch fallen mögen, könnten die Tür zu einem echten Dialog öffnen. Oftmals ist es so, dass wenn wir uns anderen öffnen, auch sie bereit sind, sich uns gegenüber zu öffnen. Es ist wie ein Türöffner – für gegenseitiges Verständnis, für Erleichterung und für das Gefühl, endlich wirklich gesehen zu werden.

Wir sind nicht dazu verdammt, die Fehler unserer Eltern oder Großeltern zu wiederholen. Wir können lernen, unsere Gefühle willkommen zu heißen, anzunehmen und ihnen Raum zu geben. Wir können lernen, anders mit unseren Kindern, Verwandten, Freunden und Kollegen zu sprechen – mit Liebe, Respekt und Geduld. Wir können lernen, uns selbst und andere zu würdigen.

Die Reise der Heilung beginnt damit, hinzuschauen und das zu benennen, was war. Es mag schmerzhaft sein, diese Muster zu erkennen, aber es ist auch befreiend. Denn jeder kleine Schritt, den wir tun, um unsere eigenen Muster zu hinterfragen und zu verändern, ist ein Schritt hin zu einer gesünderen, liebevolleren Zukunft – für uns selbst, für unsere Kinder und für die kommenden Generationen.

Abschließende Gedanken

Traumaheilung ist wie das Schälen einer Zwiebel – Schicht für Schicht kommen wir unseren Verletzungen näher. Emotionen wie Angst, Trauer oder Wut sind dabei Wegweiser, die uns zu alten Wunden führen. Verletzungen wollen erkannt werden. Heilung geschieht nach und nach. Mit jedem Schritt lernen wir, unseren Gefühlen mit Mitgefühl zu begegnen und sie anzunehmen. Jede durchdrungene Schicht bringt mehr Klarheit und inneren Frieden.

Gefühle sind wie Wellen – manchmal überwältigend, manchmal sanft. Doch sie alle tragen eine Botschaft. Indem du ihnen Raum gibst, schenkst du dir selbst die Anerkennung, die du verdienst.

Nun ist der Moment, die Verbindungen zwischen Körper, Geist und Emotionen zu verstehen. Wir tauchen ein in die Frage, warum Regulation so wichtig ist und wie sie dir helfen kann, in dein Gleichgewicht zu finden.

7 Ankommen bei dir selbst – Gedanken, Gefühle und Körperempfindungen

Fühlst du dich manchmal, als wärst du von dir selbst getrennt? Als läge ein Nebel über deinem Inneren, während der Alltag einfach weiterläuft? Vielleicht kreisen deine Gedanken unaufhörlich, deine Gefühle bleiben unklar, und dein Körper fühlt sich schwer oder fremd an. Und du fragst dich: *Wie finde ich den Weg zurück zu mir selbst?*

Vielleicht denkst du jetzt: »*Warum sollte ich mich so intensiv mit mir selbst beschäftigen? Ich habe doch genug zu tun.*« Aber glaub mir, die Zeit, die du dir hier für dich nimmst, ist gut investiert. Denn Gedanken, Gefühle und Körperempfindungen sind wie ein Team, das ununterbrochen für dich arbeitet – ob du es bewusst wahrnimmst oder nicht.

Sie sind immer da, alle drei, gleichzeitig. Wenn du lernst, sie bewusst wahrzunehmen, gewinnst du etwas unglaublich Wertvolles: den Zugang zu dir selbst. Du wirst verstehen, was in dir vorgeht, und erkennen, wie du darauf reagieren kannst. Und genau dadurch kannst du auch die automatische Schutzreaktion deines Körpers – wie Dissoziation oder das Gefühl, »abgeschaltet« zu sein – durchbrechen.

In diesem Kapitel möchte ich dich Schritt für Schritt anleiten, wie du Gedanken, Gefühle und Körperempfindungen klarer wahrnehmen kannst. Wir werden sie einzeln betrachten und üben, sie voneinander zu trennen. Das mag am Anfang ungewohnt oder sogar schwierig sein – das ist völlig in Ordnung. Es geht nicht darum, alles perfekt zu machen, sondern darum, dir selbst neugierig, geduldig und liebevoll zu begegnen.

Wir werden gemeinsam:

1. **Gedanken wahrnehmen und benennen** – Was denkst du gerade? Nicht allgemein, sondern ganz konkret.
2. **Gefühle erkennen und verstehen** – Was fühlst du in diesem Moment? Und was sagt dir dieses Gefühl?
3. **Körperempfindungen spüren** – Was passiert in deinem Körper? Welche Signale sendet er dir?

Du wirst sehen, dass diese drei Ebenen immer zusammenarbeiten. Aber um ein Bewusstsein für sie zu entwickeln, werden wir sie zunächst getrennt betrachten. Es ist wie bei einem Orchester: Wenn du die einzelnen Instrumente erst einmal kennst, kannst du die gesamte Symphonie besser genießen.

Eine Einladung an dich

Dieses Kapitel ist kein Test, bei dem es um richtig oder falsch geht. Es ist eine Einladung, dich selbst besser kennenzulernen – vielleicht sogar auf eine Art, die du bisher nicht für möglich gehalten hast. Es geht darum, dir selbst zuzuhören, dir Raum zu geben und herauszufinden, was du wirklich brauchst.

Wenn du bereit bist, dann lass uns gemeinsam loslegen. Alles, was du dafür brauchst, bist du selbst, dein kleines Büchlein oder Stift und Papier, um deine Gedanken, Gefühle und Körperempfindungen aufzuschreiben. Mach dir keinen Druck. Du wirst überrascht sein, wie viel du dabei über dich und die Botschaften deines Körpers lernst.

Es ist völlig verständlich und normal, dass es uns schwerfällt, in Kontakt mit uns selbst zu kommen. Von klein auf haben wir gelernt, uns nach außen zu orientieren – an den Erwartungen anderer, an der Meinung der Gesellschaft. Wir haben verinnerlicht, dass es wichtiger ist, zu funktionieren, als zu fühlen. Gedanken und Gefühle sollten nicht zu viel Raum einnehmen, und der Körper durfte oft nur leisten, aber nicht spüren.

Das macht es so schwer, innezuhalten und zu fragen: »*Was*

denke ich gerade wirklich? Was fühle ich? Was spüre ich in meinem Körper?« Es ist schwer, weil vermutlich die meisten von uns es nie gelernt haben. Niemand hat uns beigebracht, wie man Gedanken differenziert wahrnimmt, Gefühle benennt oder Körperempfindungen bewusst spürt. Viele von uns tragen diese Muster in uns, und sie haben uns geholfen, in einer Welt zu bestehen, die oft wenig Platz für das Innenleben lässt. Aber genau deshalb ist es so wertvoll, das jetzt zu üben – weil jeder Schritt hin zu dir selbst ein Schritt in Richtung Heilung ist. Es ist nie zu spät, dich selbst zu entdecken.

Einfach wahrnehmen – ohne Erklärung

Was häufig passiert, wenn wir versuchen, Gedanken, Gefühle und Körperempfindungen zu benennen, ist, dass wir sie erklären. Vielleicht kennst du das, wenn du sagst: *»Ich bin müde, weil ich gestern zu spät ins Bett gegangen bin.«* Und schon bist du wieder weg von dir. Anstatt bei deinem Empfinden zu bleiben, bist du im Außen – bei einer Rechtfertigung oder Erklärung.

Das Gleiche passiert, wenn wir sagen: *»Ich bin erleichtert, weil …«* Aber es reicht völlig aus, nur wahrzunehmen: *»Ich bin erleichtert.«* Ohne den Grund anzugeben, ohne zu erklären, warum.

Diese Erklärungen kommen fast automatisiert – sie sind ein Teil unserer Muster. Doch wenn wir uns immer wieder durch das Außen erklären, entfernen wir uns von uns selbst. In diesem Prozess, bei dir selbst anzukommen, ist es wichtig, diese Muster bewusst zu durchbrechen. Es geht darum, einfach nur wahrzunehmen: *Was denke ich? Welche Gefühle empfinde ich? Welche Körperempfindungen nehme ich wahr?*

Das bedeutet nicht, dass du niemals etwas erklären kannst. Besonders in Gesprächen mit anderen – zum Beispiel mit deinem Partner – kann das Erklären wertvoll sein. Aber der erste Schritt ist immer die reine Wahrnehmung. Nur so kannst du wirklich spüren, wo du gerade stehst. Und genau darum geht es hier: bewusst bei dir selbst zu bleiben, ohne zu erklären, ohne dich rechtfertigen zu müssen.

Hier mal ein Beispiel zur Veranschaulichung:

Gedanken beschreiben/erklären (im Außen sein):

* *»Ich muss daran denken, dass ich die Kinder abholen muss, weil ich das letztes Mal fast vergessen habe.«*
* *»Mir fällt ein, dass ich das Mittagessen vorbereiten will, weil die Familie sonst enttäuscht ist.«*
* *»Ich denke darüber nach, dass ich meine Freundin anrufen muss, weil sie mich schon öfter darauf angesprochen hat.«*

Gedanken benennen (bei sich sein):

* *»Ich muss die Kinder noch abholen.«*
* *»Was koche ich zum Mittagessen?«*
* *»Wann kann ich Marion anrufen?«*

Der Unterschied ist subtil, aber wesentlich: In der Beschreibung gehen wir schon einen Schritt aus uns raus und versuchen, unserem Gegenüber zu erklären, warum wir etwas denken oder wie es dazu gekommen ist. Oder wir erklären, dass wir beispielsweise mit den Gedanken bei der Arbeit sind, berichten aber nicht klar, worüber wir genau nachdenken. Dadurch verlieren wir den direkten Kontakt zu uns. Einfach nur zu sagen, was ich denke – ohne Erklärung, ohne Geschichte –, bringt uns genau in den Moment und hilft uns, bei uns zu bleiben.

Das Gleiche gilt für die Gefühle und Körperempfindungen. Der Fokus liegt darauf, wahrzunehmen, was in mir ist, ohne die Erklärungen. Es geht nicht darum, warum ich mich gerade so fühle oder ob ich das Gefühl »haben darf«. Stattdessen geht es um das reine, ungefilterte Spüren:

Gefühle beschreiben/erklären (im Außen sein):

* *»Ich fühle Trauer, weil ich an gestern denke und an das, was passiert ist.«*
* *»Ich merke, dass ich ängstlich bin, weil ich nicht sicher bin, wie die Dinge weitergehen.«*
* *»Ich spüre Freude, weil endlich das Wochenende da ist und ich freihabe.«*

Gefühle benennen (bei sich sein):

* *»Ich bin traurig.«*
* *»Ich bin ängstlich.«*
* *»Ich freue mich.«*

Das Benennen der Gefühle hilft uns, die Emotion so wahrzunehmen, wie sie gerade da ist, ohne sie zu interpretieren oder in eine bestimmte Richtung zu lenken. Indem wir das tun, erlauben wir uns, das Gefühl einfach nur wahrzunehmen, ohne zu urteilen oder zu analysieren. Doch diese einfache Wahrnehmung kann unglaublich befreiend sein und verbindend mit uns selbst.

Körperempfindungen beschreiben/erklären (im Außen sein):

* *»Ich bin müde, weil ich gestern zu spät ins Bett gegangen bin.«*
* *»Mir ist kalt, weil ich gerade lange draußen war.«*
* *»Ich bin entspannt, weil wir gerade Urlaub haben.«*

Körperempfindungen benennen (bei sich sein):

* *»Ich bin müde.«*
* *»Mir ist kalt.«*
* *»Ich bin entspannt.«*

Dieser Weg ist eine Übungssache und erfordert Geduld. Es ist normal, dass wir anfangs immer wieder in die Erklärungen, Beschreibungen und Bewertungen rutschen. Wir sind es gewohnt, das, was wir fühlen, vor uns selbst zu rechtfertigen, vielleicht sogar zu verteidigen. Doch mit der Zeit und Übung können wir lernen, wirklich nur zu benennen und wahrzunehmen.

Gedanken wahrnehmen und benennen

Wenn wir beginnen, uns bewusst mit unseren Gedanken zu beschäftigen, taucht oft eine Frage auf: *Was denke ich eigentlich den ganzen Tag?* Vielleicht hast du das Gefühl, dass deine Gedanken manchmal wie ein Karussell kreisen. Oder du bemerkst gar nicht, dass sie da sind, weil du so sehr mit anderen Dingen beschäftigt bist. Gedanken sind unglaublich schnell – sie können sich wie ein Flüstern anschleichen und schon wieder verschwinden, bevor wir sie richtig greifen können.

Aber genau hier liegt der Schlüssel: Deine Gedanken sind die erste Ebene, die wir bewusst wahrnehmen und verstehen können. Denn sie beeinflussen nicht nur deine Gefühle, sondern auch, wie sich dein Körper anfühlt – eine Verbindung, die wir oft unterschätzen.

Gedanken sind all die inneren Worte, Bilder und Überlegungen, die in deinem Kopf auftauchen. Es können Erinnerungen sein, Dinge, die du planst, oder auch Selbstgespräche wie: »*Das war nicht gut genug*« oder »*Ich hoffe, ich schaffe das*«.

Es gibt aber eine wichtige Unterscheidung, die wir hier machen müssen: Gedanken wirklich zu *benennen,* bedeutet nicht, sie nur vage zu beschreiben. Statt zu sagen: »*Ich bin mit meinen Gedanken auf der Arbeit*«, könntest du konkretisieren: »*Ich mache mir Sorgen, ob ich morgen alles schaffe.*« Oder: »*Ich frage mich, wie mein Chef auf meinen Vorschlag reagieren wird.*« Indem du deine Gedanken präzise formulierst, bringst du Licht ins Dunkel. Du erkennst nicht nur, *dass* du denkst, sondern auch, *was* genau du denkst. Das ist der erste Schritt, um bewusster mit dir selbst umzugehen.

Lass uns das üben. Um deine Gedanken bewusst wahrzunehmen, brauchst du nur ein paar Minuten Zeit und einen ruhigen

Moment. Nimm dir dein kleines Büchlein oder ein Blatt Papier und beantworte diese Fragen:

1. **Was denke ich gerade?**
   Schreib alles auf, was dir durch den Kopf geht – ohne Filter und ohne Bewertung.
   Zum Beispiel: »Ich frage mich, ob ich diese Gedanken richtig schreibe.«
2. **Welche Gedanken sind besonders präsent?**
   Gibt es Gedanken, die immer wiederkommen? Vielleicht Sorgen oder Selbstkritik?
   Zum Beispiel: »Ich denke oft: ›Ich bin nicht gut genug.‹«
3. **Wie klingen meine Gedanken?**
   Sind sie freundlich, neutral oder eher kritisch?
   Zum Beispiel: »Ich merke, dass ich mir oft Vorwürfe mache, wenn etwas nicht perfekt läuft.«

Übung: Gedanken bewusst wahrnehmen

Hier ist eine Übung, die du am besten dreimal am Tag machen kannst:

* Nimm dir 2–3 Minuten Zeit und setz dich an einen ruhigen Ort.
* Schließe die Augen und atme ein paarmal tief durch.
* Frag dich: »*Was denke ich gerade?*«
* Öffne die Augen und schreibe 3–5 Gedanken auf, die dir in den Sinn kommen.

Beispiele für Gedanken:

* *»Ich habe Angst, dass ich etwas vergessen habe.«*
* *»Ich frage mich, ob meine Freundin sauer auf mich ist.«*
* *»Ich denke, der Abend wird schön.«*
* *»Ich muss noch … erledigen.«*

Reflexion:

* *Wenn du diese Übung ein paarmal gemacht hast, schau dir deine Notizen an. Gibt es Gedanken, die immer wieder auftauchen?*
* *Wie fühlst du dich, wenn du sie liest?*
* *Vielleicht bemerkst du, dass manche Gedanken gar nicht so mächtig sind, wie sie sich angefühlt haben. Oder du entdeckst Muster, die dir vorher nicht bewusst waren.*

Wenn du deine Gedanken so klar benennen kannst, wird etwas Faszinierendes passieren: Sie verlieren an Macht. Gedanken, die du vielleicht vorher unbewusst geglaubt hast, kannst du plötzlich hinterfragen. Statt in einer diffusen Sorge gefangen zu sein, erkennst du: *»Das ist nur ein Gedanke. Ich muss nicht alles glauben, was ich denke.«*

Das Benennen deiner Gedanken schafft Abstand. Es hilft dir, nicht komplett in ihnen zu versinken, sondern sie mit einem liebevollen Blick von außen zu betrachten. Stell dir vor, deine Gedanken sind wie Wolken am Himmel – sie kommen und gehen, und du kannst sie einfach beobachten, ohne von ihnen mitgerissen zu werden.

Körperempfindungen wahrnehmen und benennen

Körperempfindungen sind unglaublich wertvoll, weil sie unsere Gedanken und Gefühle tragen, auch wenn wir sie nicht immer wahrnehmen. Unser Körper spricht ständig mit uns – durch kleine Signale, Spannungen oder sogar Schmerzen. Vielleicht hast du das schon einmal erlebt: Dein Nacken fühlt sich plötzlich verspannt an, dein Magen zieht sich zusammen, oder deine Hände beginnen zu zittern. Doch was bedeutet das? Und warum ist es so wichtig, diese Empfindungen bewusst wahrzunehmen?

Die Verbindung zu deinem Körper ist ein entscheidender Schritt, um dich selbst besser zu verstehen. Körperempfindungen geben dir wertvolle Hinweise darauf, was in dir gerade passiert. Sie zeigen dir, wie deine Gedanken und Gefühle deinen Körper beeinflussen – und wie dein Körper wiederum auf deine innere Welt reagiert.

Körperempfindungen sind die physischen Reaktionen deines Körpers. Sie sind nicht dasselbe wie Gefühle – Gefühle wie Angst oder Freude äußern sich oft durch bestimmte Empfindungen, wie einem flatternden Gefühl im Bauch oder einem Druck in der Brust. Aber Körperempfindungen können auch ganz neutral sein: Vielleicht spürst du, dass deine Schultern hängen oder deine Füße kalt sind.

Es ist wichtig, diese Empfindungen genau zu benennen. Statt allgemein zu sagen: *»Ich fühle mich irgendwie komisch«*, könntest du konkretisieren:

- *»Ich spüre ein Ziehen in meinem Rücken.«*
- *»Meine Brust fühlt sich eng an.«*
- *»Meine Hände sind kribbelig.«*

Indem du diese Empfindungen benennst, kannst du sie bewusst wahrnehmen und ihre Botschaft verstehen. Wir erinnern uns: Dein Körper speichert nicht nur die Eindrücke des Moments, sondern auch die Erinnerungen und Erfahrungen deiner Vergangenheit (siehe Kapitel 5). Körperempfindungen können Hinweise auf alte Muster oder ungelöste Spannungen sein. Vielleicht spürst du eine Enge im Brustkorb, die dich an eine stressige Situation erinnert, oder ein Kältegefühl, das mit einer emotionalen Verletzung verbunden ist.

Wenn du lernst, diese Signale wahrzunehmen, schaffst du eine Brücke zwischen deinem Körper und deinem Bewusstsein. Du kannst besser verstehen, was dein Körper dir sagen möchte, und dadurch auch mehr Kontrolle über deine Reaktionen gewinnen.

Lass uns ganz konkret mit einer Übung beginnen, um deine Körperempfindungen bewusst wahrzunehmen. Diese Übung kannst du jederzeit und überall machen. Alles, was du brauchst, ist ein Moment der Ruhe.

1. **Setz dich bequem hin**
   Finde einen Ort, an dem du dich entspannen kannst. Schließe die Augen, wenn du möchtest.
2. **Atme tief ein und aus**
   Konzentriere dich für ein paar Atemzüge auf deinen Atem. Spüre, wie die Luft durch deine Nase einströmt, dein Brustkorb sich weitet und wie die Luft beim Ausatmen den Körper wieder verlässt und der Brustkorb sich langsam wieder senkt.
3. **Richte deine Aufmerksamkeit auf deinen Körper**
   Gehe langsam durch deinen Körper – von deinem Kopf bis zu deinen Füßen. Frage dich:
   * *»Was spüre ich in meinem Kopf und Nacken?«*
   * *»Wie fühlen sich meine Schultern an?«*
   * *»Gibt es irgendwo ein Ziehen, einen Druck oder Wärme?«*
   * ...
4. **Benenne deine Empfindungen**
   Schreib die Empfindungen auf, die dir auffallen.
   * *»Ich spüre einen leichten Druck in meiner Stirn.«*
   * *»Meine Beine fühlen sich schwer an.«*

Beispiele für Körperempfindungen

* *Herzklopfen*
* *Kribbeln in den Händen oder Füßen*
* *Druck in der Brust*
* *Wärme im Gesicht*
* *Kälte in den Fingern oder Zehen*
* *Enge im Hals*
* *Zittern oder Schwere in den Gliedern*

Reflexion:

Nimm dir am Ende der Übung einen Moment Zeit, um deine Notizen anzuschauen.

* *Was sagen dir diese Empfindungen über deinen Zustand?*
* *Gibt es Stellen in deinem Körper, die besonders häufig reagieren?*

* *Vielleicht spürst du zum ersten Mal eine Verbindung zwischen einer Körperempfindung und einem Gedanken oder Gefühl.*

Das bewusste Wahrnehmen deiner Körperempfindungen ist wie ein Anker, der dich im Hier und Jetzt hält. Es bringt dich zurück zu dir selbst und gibt dir die Möglichkeit, klarer zu erkennen, was in dir vorgeht.[13]

Gefühle wahrnehmen und benennen

Gefühle sind die Sprache unseres Inneren. Sie geben uns Hinweise darauf, was uns bewegt, was uns guttut und was uns schmerzt. Oft sind sie wie kleine Wellen, die an unsere Oberfläche gelangen – manchmal sanft und kaum spürbar, manchmal wie ein Sturm, der uns überwältigt. Aber was, wenn wir nicht genau wissen, was wir fühlen? Oder wenn wir unsere Gefühle nicht benennen können?

Die bewusste Wahrnehmung von Gefühlen ist ein wichtiger Schritt, um uns selbst besser zu verstehen. Denn unsere Gefühle zeigen uns, was uns im Moment wichtig ist. Sie sind weder »gut« noch »schlecht«, vielleicht kann man sie in »angenehm« oder »unangenehm« unterteilen – sie sind jedoch da, um uns etwas zu sagen.

Was sind Gefühle?

Gefühle sind die emotionale Antwort auf das, was wir erleben, denken oder erinnern. Sie entstehen oft blitzschnell, bevor wir überhaupt bewusst registrieren, was passiert ist. Ein Gedanke wie »*Ich habe etwas falsch gemacht*« kann ein Gefühl von Scham oder Angst auslösen. Ein Blick in die Sonne kann Freude oder Geborgenheit hervorrufen.

Es ist wichtig, Gefühle präzise zu benennen. Statt zu sagen: »*Ich fühle mich schlecht*«, könntest du genauer hinschauen:

* *»Ich fühle mich traurig.«*
* *»Ich bin wütend.«*
* *»Ich spüre Angst.«*

Das bewusste Benennen der Gefühle hilft dir, sie klarer zu verstehen und sie als Teil deiner momentanen Erfahrung anzunehmen. Unsere Gefühle sind eng mit unseren Gedanken und Körperempfindungen verbunden. Wenn wir unsere Gefühle unterdrücken oder ignorieren, können sie sich in Form von Spannungen oder Unruhe im Körper bemerkbar machen. Vielleicht kennst du das Gefühl, innerlich »aufgewühlt« oder »in Unruhe« zu sein, ohne genau zu wissen, warum.

Indem du deine Gefühle bewusst wahrnimmst, gibst du ihnen Raum, ohne dass sie dich überwältigen müssen. Du lernst, sie zu verstehen und ihre Botschaft zu erkennen. Das schafft nicht nur Klarheit, sondern auch eine tiefere Verbindung zu dir selbst.

Um deine Gefühle bewusst wahrzunehmen, brauchst du nicht viel Zeit. Es geht darum, innezuhalten und dich zu fragen: *»Was fühle ich gerade wirklich?«* Hier ist eine Übung, die dir dabei hilft:

1. **Atme tief durch**
   Schließe die Augen und atme ein paarmal tief ein und aus. Nimm dir einen Moment, um dich zu sammeln.
2. **Stelle dir die Frage: »Was fühle ich?«**
   Achte darauf, was in dir auftaucht. Gibt es ein Gefühl, das besonders präsent ist?
3. **Benenne deine Gefühle konkret**
   Vermeide allgemeine Begriffe wie »schlecht« oder »okay«. Wähle stattdessen klare Worte:
   * *»Ich fühle Angst.«*
   * *»Ich spüre Freude.«*
   * *»Ich bin enttäuscht.«*
4. **Schreibe deine Gefühle auf**
   Schreib 2–3 Gefühle auf, die dir in den Sinn kommen.

Beispiele für Gefühle:

* Freude
* Traurigkeit
* Wut
* Angst
* Scham
* Stolz
* Unsicherheit
* Hilflosigkeit

Reflexion:

Wenn du dir deine aufgeschriebenen Gefühle ansiehst, frag dich:

* *»Was löst dieses Gefühl aus?«*
* *»Gibt es einen Gedanken oder eine Körperempfindung, die damit zusammenhängt?«*

Du wirst vielleicht bemerken, dass Gefühle oft mehrere Ebenen haben – zum Beispiel kann hinter Wut eine Traurigkeit stecken oder hinter Freude ein Gefühl der Erleichterung.

Gefühle bewusst wahrzunehmen, bedeutet nicht, sie zu bewerten oder zu verändern. Es geht darum, sie anzuerkennen und zu akzeptieren, dass sie ein Teil von dir sind. Du darfst fühlen, was auch immer da ist – und du darfst es benennen, ohne Angst davor zu haben.

Integration: Gedanken, Gefühle und Körperempfindungen wahrnehmen

Jetzt, da wir die einzelnen Ebenen – Gedanken, Gefühle und Körperempfindungen – einzeln wahrgenommen haben, geht es darum, sie zu verbinden. Denn sie sind nicht isoliert voneinander: Jeder deiner Gedanken beeinflusst deine Gefühle, und diese spiegeln sich wiederum in deinem Körper wider. Ebenso kann eine Anspannung im Körper deine Gedanken beeinflussen oder Gefühle verstärken. Alles ist miteinander verbunden, und indem du diese Verknüpfungen erkennst, kannst du dich selbst noch besser verstehen und Einfluss nehmen.

Wenn du lernst, Gedanken, Gefühle und Körperempfindungen bewusst wahrzunehmen und ihre Zusammenhänge zu erkennen, schaffst du mehr Klarheit in dir. Stell dir vor, du schaust dir ein Puzzle an – wenn du die einzelnen Teile erkennst, wird das ganze Bild deutlicher. Dieses Verstehen hilft dir nicht nur, dich selbst zu beruhigen, sondern auch, deine Reaktionen bewusster zu gestalten.

Beginne damit, dir in einer bestimmten Situation folgende Fragen zu stellen:

1. **Was denke ich gerade?**
   Versuche, deine Gedanken konkret zu benennen.
2. **Was fühle ich dabei?**
   Nimm wahr, welche Emotionen dich begleiten.
3. **Was spüre ich in meinem Körper?**
   Achte darauf, welche Empfindungen in deinem Körper auftreten.

Die drei Ebenen – Gedanken, Gefühle und Körperempfindungen – wirken immer zusammen, auch wenn wir das nicht sofort bemerken. Die folgenden Beispiele zeigen, wie eng sie miteinander verbunden sind und wie du durch bewusstes Wahrnehmen Klarheit und Verbindung schaffen kannst:

Beispiel 1: Du wartest auf eine wichtige E-Mail

Gedanken:

* *»Warum schreibt die Person nicht? Hoffentlich bedeutet das nichts Schlechtes. Ich würde mich so viel besser fühlen, wenn da jetzt eine Erleichterung käme. Ich merke, ich kann mich auf gar nichts anderes konzentrieren.«*

Gefühle:

* *»Ich bin ängstlich, angespannt, nervös, unsicher, unruhig.«*

Körperempfindungen:

* *»Ich merke eine Anspannung im Magen und in den Schultern. Mir ist warm, und trotzdem sind meine Finger und Fußzehen kalt. Ich bin erschöpft.«*

Beispiel 2: Jemand lobt dich

Gedanken:

* *»Ich frage mich, ob das Lob ehrlich gemeint ist. Das sagt die Person wahrscheinlich zu jedem. So gut fand ich mich gar nicht.«*

Gefühle:

* *»Ich fühle mich unsicher, ängstlich, schüchtern, misstrauisch, skeptisch.«*

Körperempfindungen:

* *»Mein Herz schlägt schnell. Mein Brustkorb ist angespannt. Mir ist heiß. Ich bin angespannt.«*

Beispiel 3: Du hast eine Meinungsverschiedenheit mit einem Freund

Gedanken:

* *»Warum versteht er mich nicht? Vielleicht habe ich etwas falsch gemacht. Vielleicht sehe ich die Dinge auch einfach zu eng. Ich mag keine Konflikte.«*

Gefühle:

* *»Ich fühle mich schuldig, traurig, unsicher und ein bisschen wütend auf mich. Ich würde gerne fliehen.«*

Körperempfindungen:

* *»Meine Kehle fühlt sich eng an. Druck lastet auf meinen Schultern und auf meiner Brust. Mir ist ganz kalt. Ich bin erstarrt. Mein Kopf ist leer.«*

Diese Beispiele zeigen uns, wie intensiv und vielschichtig unsere Reaktionen in berührenden Situationen sein können. Gedanklich, emotional und körperlich passiert oft sehr viel – mehr, als wir bewusst wahrnehmen. Diese Dynamik kann uns überrollen und dazu führen, dass wir in alte Muster verfallen: Wir kämpfen, fliehen, erstarren oder beschwichtigen meist, ohne bewusst zu verstehen, warum.

Doch genau hier liegt eine Chance: Wenn wir uns erlauben, innezuhalten und die drei Ebenen – Gedanken, Gefühle und Körperempfindungen – bewusst zu betrachten, können wir eine neue Perspektive gewinnen.

Unsere Reaktionen auf scheinbar harmlose Situationen wie eine ausbleibende E-Mail, ein Lob oder einen Konflikt mit einem Freund sind oft tief in unserer Vergangenheit verwurzelt. Es sind keine willkürlichen Überreaktionen, sondern Echos alter Erfahrungen. Vielleicht erinnern sie uns unbewusst an frühere Abwertungen, Zurückweisungen oder Konflikte, die wir nicht lösen konnten (siehe Kapitel 2).

Indem wir uns dieser Zusammenhänge bewusst werden, schaffen wir Distanz zu der aktuellen Situation. Wir können erkennen: Die Abwertung, die ich früher erlebt habe, ist nicht die Abwertung, die ich heute empfinde. Das Lob, das ich bekomme, ist wahrscheinlich ehrlich gemeint – sonst hätte die Person es nicht ausgesprochen. Und ein echter Freund wird bereit sein, eine Meinungsverschiedenheit zu klären.

Wofür wir den guten Kontakt zu uns brauchen

Es ist manchmal schwer, in Situationen, in denen wir uns nicht gehört oder verstanden fühlen, den Kontakt zu uns selbst zu halten. Vielleicht kennst du das: Du sprichst etwas Wichtiges an, aber die Antwort, die du bekommst, fühlt sich wie eine Wand an. Du gehst aus dem Gespräch und fragst dich: *»Überreagiere ich? Bin ich zu empfindlich? Warum macht mich das so traurig?«*

Wir erinnern uns an Max, der vor einiger Zeit wegen Überlastung zu seinem Chef ging, dieser ihn aber vertröstete: *»Halte noch* *durch, es wird besser.«* Max verließ das Büro, frustriert, traurig und mit dem Gefühl, nicht gehört worden zu sein. Und dann kamen die Selbstzweifel: *»Bin ich einfach nicht belastbar genug? Liegt das Problem vielleicht bei mir?«*

Doch oft hat diese innere Unsicherheit nichts mit der aktuellen Situation zu tun, sondern mit der Erfahrung, dass unsere Gefühle früher nicht ernst genommen wurden. Vielleicht haben wir gelernt, dass unsere Grenzen nicht wichtig sind. Vielleicht haben wir oft gehört, dass wir »zu empfindlich« sind.

Genau deshalb ist es so wichtig, Gedanken, Gefühle und Körperempfindungen bewusst wahrzunehmen. Wenn Max in diesem Moment innehalten und spüren könnte, was in ihm vorgeht, würde er merken: *»Ich bin traurig, weil ich mich übergangen fühle. Mein Körper ist angespannt, mein Magen drückt, und ich habe das Bedürfnis zu fliehen.«* Dieses Bewusstsein könnte ihm helfen, im Gespräch mit dem Chef klarer zu sagen: *»Chef, ich gehe schon lange da durch. Aber jetzt bin ich an einem Punkt, wo ich nicht mehr kann.«*

Diese Klarheit schafft nicht nur für uns selbst einen Raum, sondern lädt auch andere ein, uns ernst zu nehmen. Es geht nicht darum, härter oder belastbarer zu sein, sondern ehrlicher – mit uns selbst und mit anderen. Nur wenn wir unsere Grenzen spüren, können wir sie auch schützen.

Und manchmal braucht es Zeit, bis wir das lernen. Vielleicht merken wir erst nach einem Gespräch, wie erschöpft wir wirklich sind. Vielleicht dauert es, bis wir erkennen, dass die dauerhafte Überlastung, die uns krank macht, ein Zeichen dafür ist, dass unsere Grenzen nicht nur von anderen, sondern auch von uns selbst übergangen wurden.

* Deshalb ist es so wertvoll, innezuhalten und hinzuspüren: Was denke ich? Was fühle ich? Was spüre ich in meinem Körper? Diese Verbindung zu uns selbst ist der erste Schritt, um uns ernst zu nehmen – und um anderen zu zeigen, dass auch sie das tun sollen.

Dreimal täglich bei sich selbst einchecken: Ein Schlüssel zu mehr Klarheit und Selbstfürsorge

Doch es muss nicht immer die schwerste Situation sein, um mit sich selbst in Kontakt zu kommen. Gerade alltägliche Momente bieten eine Chance, achtsamer mit uns umzugehen und besser für uns zu sorgen.

Morgens am Frühstückstisch innezuhalten, könnte bedeuten, dass du wahrnimmst:

* **Gedanken:** *»Der Tag wird anstrengend. Hoffentlich bekomme ich alles hin. Es stehen viele Aufgaben an, und ich muss konzentriert sein.«*
* **Gefühle:** *»Ich fühle mich beansprucht, ein wenig ängstlich und vielleicht leicht überfordert.«*
* **Körperempfindungen:** *»Ich spüre eine Anspannung in meinem Körper. Mir ist warm.«*

Wenn du das wahrnimmst, könntest du sagen: *»Heute wird ein fordernder Tag, das merke ich. Deshalb werde ich darauf achten, liebevoll mit mir umzugehen, Pausen einzuhalten und vielleicht einen Kollegen um Unterstützung zu bitten, wenn es zu viel wird.«*

Während der **Mittags**pause könntest du spüren:

* **Gedanken:** *»Ich bin froh, dass ich die Präsentation hinter mir habe. Es war anstrengend, aber ich habe es geschafft. Heute Abend brauche ich Ruhe und Erholung.«*
* **Gefühle:** *»Ich fühle mich lustlos und leer.«*
* **Körperempfindungen:** *»Mein Körper ist müde, die Anspannung hat nachgelassen. Ich spüre Kälte und totale Erschöpfung.«*

Wenn in diesem Moment eine Freundin schreibt und fragt, ob ihr euch abends treffen wollt, könntest du bewusst darauf reagieren: *»Ich freue mich sehr, dass du dich meldest, und ich würde sehr gerne, bin aber heute einfach zu erschöpft. Wäre es okay, wenn wir uns morgen oder am Wochenende treffen? Dann kann ich wieder richtig präsent sein.«*

Abends könnte das Innehalten so aussehen:

* **Gedanken:** *»Der Tag war wirklich anstrengend, aber ich bin froh, dass er vorbei ist. Jetzt bin ich zu Hause und brauche Ruhe.«*
* **Gefühle:** *»Ich fühle mich immer noch lustlos und leer. Mehr spüre ich gar nicht.«*
* **Körperempfindungen:** *»Ich bin erschöpft, müde und habe leichte Kopfschmerzen und Hunger.«*

Mit dieser Wahrnehmung könntest du beschließen: *»Heute sorge ich gut für mich. Ich mache mir etwas zum Abendessen, lese ein Buch oder schaue einen entspannten Film. Und ich gehe früher ins Bett, um morgen wieder fit zu sein.«*

Mit sich einchecken: Kleine Pausen, die Großes bewirken

Übung macht den Meister, auch wenn es um das Einchecken bei uns selbst geht. Gerade weil es so einfach klingt, ist es umso wichtiger, es regelmäßig zu tun – morgens, mittags und abends. Diese Momente der Achtsamkeit helfen uns, in Kontakt mit uns selbst zu bleiben und wahrzunehmen, was wir wirklich brauchen. Doch es erfordert Geduld und Übung, um diese Routine aufzubauen.

Aber Dranbleiben lohnt sich! Unsere Gedanken, Gefühle und Körperempfindungen erzählen uns, wie es uns wirklich geht. Sie geben uns Orientierung, damit wir uns liebevoll und bewusst um uns selbst kümmern können. Hier ein persönliches Beispiel:

Als ich am Max-Planck-Institut und in der Uni-Klinik in Frankfurt arbeitete, liebte ich meine Arbeit – leidenschaftlich und mit Hingabe. Doch hinter meinem Engagement steckte mehr als Freude: Es war der Versuch, mir selbst zu beweisen, dass ich gut genug bin. Das Gefühl, viel geschafft zu haben, erfüllte mich am Abend zwar, doch es brachte mir keine wirkliche Ruhe.

Reflexion:

* **Gedanken:** *Warum habe ich mich so unter Druck gesetzt? Warum bin ich heute wieder über meine Grenzen gegangen?*

Warum war es so wichtig, die Arztbriefe noch heute zu erledigen, obwohl es auch morgen gereicht hätte? → Diese Fragen zeigten mir, dass ich meinen Wert an meine Leistung knüpfte – als wäre ich nur dann »gut genug«, wenn ich Übermenschliches leiste.

* **Gefühle:** Einerseits spürte ich Freude und Stolz, weil ich so viel geschafft hatte. Gleichzeitig war da ein ständiger Druck, der mich nie zur Ruhe kommen ließ. Tief verborgen lag eine leise, aber anhaltende Selbstabwertung – ein Gefühl, das ich durch mein Over-Performing zu überdecken versuchte.
* **Körperempfindungen:** Mein Nacken und Rücken waren angespannt. Ein Knoten im Bauch begleitete mich ständig, ein Zeichen von unbewältigter Anspannung. Es fühlte sich an, als stünde mein Körper unter Strom – ein Zustand, der sich normal anfühlte, weil ich ihn kaum anders kannte.

Diese Reflexion brachte mir eine wichtige Erkenntnis: Ich lebte in einem Zustand ständiger Überforderung, getrieben von dem Glauben, nie genug zu sein. Schritt für Schritt begann ich, das zu verändern. Ich lernte, meine Grenzen zu achten, Pausen bewusst einzuplanen und mich nicht mehr von der Illusion leiten zu lassen, dass mein Wert von meiner Leistung abhängt. Heute weiß ich: Mein Wert liegt nicht darin, was ich schaffe, sondern darin, wie liebevoll ich mit mir selbst bin.

Unterbesetzung im Büro, Max

* **Gedanken:** *»Ich muss mich beeilen. Die Arbeit bleibt sonst liegen, und das darf nicht passieren. Wir sind total unterbesetzt, also muss ich die Aufgaben der anderen auch übernehmen. Ich darf keine Pause machen, sonst klappt das nie.«*
* **Gefühle:** *»Ich fühle mich sehr gestresst, überfordert, gehetzt und auch verzweifelt und hilflos.«*
* **Körperempfindungen:** *»Mein Herz rast, meine Schultern*

sind hart wie Stein, mein Atem ist flach und schnell. Mein Kopf fühlt sich heiß an, meine Stirn ist angespannt, und mein Bauch krampft. Mein Körper läuft auf Hochtouren.«

In diesem Moment innezuhalten und bewusst hinzuspüren, kann helfen:

»Ich spüre den Druck und verstehe meinen Körper. Ich bin nur ein Mensch, muss niemanden ersetzen und darf in meinem Tempo arbeiten – das ist okay.«

* **Neue Gedanken:** *»Ich leiste meinen Beitrag so gut ich kann, aber ich bin nicht verantwortlich für die Überlastung des gesamten Teams. Ich bin wichtig, und meine Gesundheit ist wichtig. Wenn ich mich überfordere, wird meine Arbeit nicht besser.«*
* **Neue Gefühle:** *»Ich fühle mich ein bisschen ruhiger und sicherer. Der Stress weicht langsam, und ich spüre, dass es okay ist, nicht perfekt zu sein.«*
* **Neue Körperempfindungen:** *»Mein Atem wird ruhiger, die Schultern entspannen sich, der Druck im Kopf lässt nach. Mein Herzschlag beruhigt sich, und mein Körper kommt zur Ruhe.«*

An dieser Stelle kann Max Selbstmitgefühl üben: *»Ich achte heute bewusst auf mich. Ich mache eine Pause, wenn ich sie brauche, und ich arbeite in meinem Tempo. Ich mache pünktlich Feierabend und schaue, dass ich nicht über meine Grenzen gehe, um noch Energie für meine Familie zu haben.«*

Auch in Beziehungen kann es hilfreich sein, kurz bei sich und den Gefühlen seines Partners »einzuchecken«. Wenn beide sich kurz austauschen, weiß man sofort, wo jeder steht. Hier ein Beispiel zur Veranschaulichung:

Er:

* **Gedanken:** *»Mein Kollege war heute so unfair zu mir. Ich habe mich gefragt, ob ich was falsch gemacht habe, aber irgendwie glaube ich, er hatte einfach einen schlechten Tag.«*

* **Gefühle:** »*Ich fühle mich verletzt, unsicher und enttäuscht.*«
* **Körperempfindungen:** »*Mein Magen fühlt sich flau an, meine Brust ist eng, und ich habe Kopfschmerzen.*«

Sie:

* **Gedanken:** »*Es war ein harter Tag mit den Kindern und der Arbeit. Alles war so hektisch, und ich hatte das Gefühl, nichts richtig machen zu können.*«
* **Gefühle:** »*Ich fühle mich überfordert, traurig und ein bisschen erschöpft.*«
* **Körperempfindungen:** »*Mein Rücken ist verspannt, meine Füße tun weh, und mein Kopf fühlt sich leer an.*«

Er hört zu, seufzt und sagt dann: »*Das klingt wirklich anstrengend. Vielleicht sollten wir uns beide heute Abend einfach Zeit für uns nehmen und es ganz ruhig angehen lassen.*«

Dieser Austausch hilft, sich einander anzuvertrauen und zu spüren, wie es dem anderen geht. Es geht darum, erst mal zuzuhören, ohne zu bewerten oder Lösungen zu finden – einfach präsent sein und Nähe schaffen.

An diesen Beispielen wird deutlich, wie kraftvoll es sein kann, Gedanken, Gefühle und Körperempfindungen wahrzunehmen und zu benennen. Es ist nicht nur ein Weg, um mit dir selbst in Kontakt zu kommen – es ist auch ein Schlüssel zu echter Nähe in Beziehungen. Stell dir vor, wie es wäre, wenn wir in unseren Beziehungen regelmäßig darüber sprechen würden, was wir denken, fühlen und spüren. Wenn wir uns gegenseitig diesen Einblick in unser Inneres geben würden, auch in stressigen Zeiten, vielleicht sogar gerade dann.

Selbst wenn der Alltag hektisch ist und wenig Zeit bleibt, könnten wir uns abends für einen kurzen Moment zusammensetzen und uns austauschen: »*Was habe ich heute gedacht, gefühlt und gespürt?*« Dieser kleine Augenblick der Offenheit könnte so viel bewirken. Es würde eine Verbindung schaffen, die tiefer geht als Worte, weil wir uns wirklich zeigen – verletzlich, ehrlich und authentisch. Und genau das bringt uns näher zusammen und trägt auch.

Diese Art von Kommunikation öffnet Türen – zu uns selbst und zueinander. Sie nimmt den Druck, perfekt zu funktionieren, und schafft Raum für Mitgefühl und Unterstützung. Wir würden uns als Menschen sehen, nicht nur als Rollen oder Aufgaben. Und das kann unglaublich entlastend sein.

Weitere Situationen: Einladung zur Übung

Lass uns die Wahrnehmung noch weiter vertiefen. Hier sind sieben weitere Situationen, die du nutzen kannst, um deine Gedanken, Gefühle und Körperempfindungen zu erforschen. Nimm dir dein Büchlein und schreibe für jede Situation auf, was dir in den Sinn kommt.

Die ausgewählten Situationen sind typische Szenarien, in denen Gedanken, Gefühle und Körperempfindungen oft besonders stark auftreten. Sie stellen Momente dar, die viele Menschen kennen – von Unsicherheiten und Konflikten bis hin zu Überraschungen und Belastungen. Diese Situationen laden dazu ein, bewusster hinzuschauen, da sie emotionale und körperliche Reaktionen hervorrufen, die uns viel über uns selbst verraten können. Sie bieten ein breites Spektrum, um unsere Wahrnehmung zu schärfen und die Verbindungen zwischen Kopf, Herz und Körper besser zu verstehen.

Versuche, die drei Ebenen – Gedanken, Gefühle und Körperempfindungen – ganz bewusst zu trennen. Frag dich:

* Gedanken: »*Was denke ich in dieser Situation?*«
* Gefühle: »*Was fühle ich in diesem Moment?*«
* Körperempfindungen: »*Was nehme ich in meinem Körper wahr?*«

Die folgenden Situationen dienen dir als Übungsfeld. Nimm dir Zeit, um jede einzelne durchzugehen, und schreibe alles auf, was dir dazu einfällt.

Situation 1: Du wartest auf eine wichtige Entscheidung
Gedanken: ____________________
Gefühle: ____________________
Körperempfindungen: ____________________

Situation 2: Jemand unterbricht dich während eines Gesprächs
Gedanken: ____________________
Gefühle: ____________________
Körperempfindungen: ____________________

Situation 3: Du triffst jemanden, der dir früher wehgetan hat
Gedanken: ____________________
Gefühle: ____________________
Körperempfindungen: ____________________

Situation 4: Du bekommst ein Kompliment
Gedanken: ____________________
Gefühle: ____________________
Körperempfindungen: ____________________

Situation 5: Du bist unter Menschen und fühlst dich unwohl
Gedanken: ____________________
Gefühle: ____________________
Körperempfindungen: ____________________

Situation 6: Du machst einen Fehler auf der Arbeit oder in der Schule
Gedanken: ____________________
Gefühle: ____________________
Körperempfindungen: ____________________

Situation 7: Du hörst etwas Schlechtes über dich von einer anderen Person
Gedanken: ____________________
Gefühle: ____________________
Körperempfindungen: ____________________

Was du fühlen, denken und spüren könntest: Orientierungshilfen

Manchmal ist es schwierig, die eigenen Wahrnehmungen zu erkennen, vor allem, wenn man diese Übung noch nicht oft gemacht hat. Deshalb findest du hier Beispiele für mögliche Gedanken, Gefühle und Körperempfindungen, die in solchen Situationen auftauchen könnten. Sie sind keine Vorgabe, sondern eine Orientierung, um dir den Zugang zu dir selbst zu erleichtern.

Situation 1: Du wartest auf eine wichtige Entscheidung
Gedanken:

> *»Hoffentlich geht das gut. Ich frage mich, ob ich etwas falsch gemacht habe. Was, wenn ich scheitere?«*

Gefühle:

> Nervosität, Unsicherheit, Angst, Hoffnung, Anspannung.

Körperempfindungen:

> Herzklopfen, Schweiß an den Händen, trockener Mund, Unruhe in den Beinen.

Situation 2: Jemand unterbricht dich während eines Gesprächs
Gedanken:

> *»Warum lässt man mich nicht ausreden? Vielleicht ist das, was ich sage, nicht wichtig genug. Das ist respektlos.«*

Gefühle:

> Ärger, Unsicherheit, Frustration, Zurückweisung.

Körperempfindungen:

> Druck in der Brust, angespannte Kiefermuskeln, Wärme im Gesicht, schneller Atem.

Situation 3: Du triffst jemanden, der dir früher wehgetan hat
Gedanken:

> *»Warum sehe ich diese Person jetzt? Ich hätte mich besser vorbereiten sollen. Ich will weg.«*

Gefühle:

Angst, Unsicherheit, Ärger, Ohnmacht, Verletztheit.

Körperempfindungen:

Enge im Hals, Zittern in den Händen, kalter Schauer auf der Haut, flache Atmung.

Situation 4: Du bekommst ein unerwartetes Geschenk

Gedanken:

»Womit habe ich das verdient? Das ist sicher nur Höflichkeit. Ich freue mich, aber das ist mir unangenehm.«

Gefühle:

Freude, Unsicherheit, Dankbarkeit, Skepsis.

Körperempfindungen:

Wärme im Bauch, entspanntes Gesicht, aber angespannte Schultern.

Situation 5: Du bist in einer Menschenmenge und fühlst dich unwohl

Gedanken:

»Ich will hier raus. Es ist zu eng. Was, wenn etwas passiert?«

Gefühle:

Überforderung, Nervosität, Angst, Hilflosigkeit.

Körperempfindungen:

Schwitzen, flache Atmung, Druck in der Brust, Unruhe im Oberkörper.

Situation 6: Du machst einen Fehler in der Arbeit oder Schule

Gedanken:

»Wie konnte ich das übersehen? Was denken die anderen jetzt von mir? Ich hätte mehr aufpassen müssen.«

Gefühle:

Scham, Schuld, Unsicherheit, Frustration.

Körperempfindungen:

Kloß im Hals, Hitzewallungen, zittrige Hände, Schwere im Bauch.

Situation 7: Du hörst von einer anderen Person etwas Schlechtes über dich
Gedanken:
> *»Warum redet diese Person schlecht über mich? Was habe ich falsch gemacht? Das tut weh.«*

Gefühle:
> Verletztheit, Wut, Traurigkeit, Enttäuschung, Unsicherheit.

Körperempfindungen:
> Druck auf der Brust, feuchte Augen, Kälte in den Händen, enge Schultern.

Diese Übung kann am Anfang herausfordernd sein, aber je öfter du sie machst, desto klarer wirst du wahrnehmen können, was in dir vorgeht. Erlaube dir, langsam und mit Geduld vorzugehen. Vielleicht möchtest du einige der vorgeschlagenen Situationen ausprobieren oder eigene hinzufügen.

Notiere deine Gedanken, Gefühle und Körperempfindungen so oft wie möglich. Du wirst merken, wie dir dieses regelmäßige Üben dabei hilft, mehr Bewusstsein für dich selbst zu entwickeln. Je genauer du wahrnehmen kannst, desto leichter wird es dir fallen, in herausfordernden Momenten bei dir zu bleiben, dich zu stützen und deine Reaktionen bewusst zu gestalten.

Warum Dranbleiben alles verändert

Je öfter du übst, deine Gedanken, Gefühle und Körperempfindungen wahrzunehmen, desto leichter wird es dir fallen und desto leichter bist du im Kontakt mit dir. Doch mit jeder Übung wirst du vertrauter mit dir – und das verändert alles. Dann passiert es dir selbst seltener, über deine eigenen Grenzen hinweg zu gehen und auf dich zu achten.

Diese Praxis ist kein »einmaliger Prozess«. Es ist wie ein kleiner Samen, den du in dir pflanzt. Wenn du ihn regelmäßig gießt, wächst er zu einem starken Baum heran, der dir Halt und Orientierung gibt. Die Regelmäßigkeit hilft dir, nicht nur bei dir anzukommen, sondern auch immer schneller wahrzunehmen, was in dir vorgeht. Du wirst feststellen, dass Gedanken, Gefühle und Körperempfindungen nicht mehr wie eine Überforderung wirken, sondern wie Wegweiser, die dir den nächsten Schritt zeigen.

Unsere alten Muster und Gewohnheiten sind tief verankert. Es braucht Wiederholung, um sie zu durchbrechen und durch neue, gesündere Muster zu ersetzen. Regelmäßiges Üben bringt dich nicht nur näher zu dir selbst, sondern stärkt auch dein Bewusstsein dafür, was in deinem Inneren geschieht – gerade in stressigen oder überwältigenden Momenten.

Vielleicht hast du schon bemerkt, dass kleine Schritte oft die größten Veränderungen bringen. Indem du diese Übung regelmäßig machst, wirst du merken, dass es dir im Alltag leichter fällt, innezuhalten und wirklich bei dir zu sein. Du wirst dich weniger verloren fühlen, weniger getrieben. Stattdessen wirst du mehr Ruhe und Klarheit spüren.

Praxis-Tipp: Kleine Anker im Alltag setzen

Es muss nicht kompliziert sein. Drei Mal am Tag reicht völlig aus, um eine neue Gewohnheit zu etablieren.

Nutze kleine Alltagsmomente, um in dich hinein zu spüren – während du auf den Bus wartest, einen Kaffee trinkst oder abends im Bett liegst. Diese kurzen Pausen sind wertvolle Gelegenheiten, dich mit dir selbst zu verbinden.

Das Ziel dabei ist es, nach und nach ein größeres Bewusstsein für das eigene Denken und Fühlen zu entwickeln. Diese Übungen dienen als Hilfsmittel, um Routinen aufzubauen, die dir helfen, dich selbst besser zu verstehen und langfristig Achtsamkeit und Bewusstheit in deinem Alltag zu verankern.

Reflexion:

Nimm dir nach ein paar Tagen oder Wochen einen Moment, um zurückzublicken und zu bemerken, was sich in dir verändert.

* *Wie fühlt es sich an, regelmäßig innezuhalten? Spürst du, wie der Kontakt zu dir selbst wächst?*

Vielleicht fällt es dir schon leichter, deinen eigenen Gedanken zuzuhören, Gefühle zu benennen oder die Signale deines Körpers wahrzunehmen. Vielleicht spürst du ein neues Gefühl von Ruhe oder Verbindung zu dir. All das sind Schritte auf deinem Weg. Es ist deine Reise – und du machst sie auf deine Weise.

Zeit für dich – wahrhaftige Me-Time

Me-Time – ein Begriff, der heute meist dafür steht, sich etwas Gutes zu tun, Sport zu machen oder Freunde zu treffen. Gerade wenn man Kinder hat und viel in den Familienalltag eingebunden ist, wird Me-Time oft zu einem besonderen, kostbaren Moment, auf den man sich freut. Doch was ich hier mit Me-Time meine, geht tiefer. Es geht nicht um Aktivitäten im Außen, sondern um eine echte Verabredung mit dir selbst. Zeit, die du ganz bewusst nutzt, um mit dir in Kontakt zu kommen, dich wirklich zu spüren, dir zuzuhören und dich besser kennenzulernen.

Stell dir vor, du triffst einen guten Freund, den du lange nicht gesehen hast. Du bist neugierig, fragst interessiert: »*Wie geht es dir? Was hat sich bei dir getan? Erzähl mir, was dich bewegt hat.*« Du hörst zu, möchtest verstehen und eine Verbindung aufbauen. Diese Momente fühlen sich nah, vertraut und wertvoll an. Doch wie oft machen wir das für uns selbst? Wie oft setzen wir uns hin und sagen: »*Hey, wie geht es dir wirklich? Erzähl mir, was in dir vorgeht.*«

Die Wahrheit ist, dass die meisten von uns das überhaupt nicht tun. Wir sind 24/7 mit uns selbst zusammen, doch wenn es darum geht, uns zu beschreiben, stoßen wir oft an unsere Grenzen.

Wenn du Lust hast, mache diese Übung: Stell dir vor, du erzählst einem lieben Menschen in deinem Leben von dir. Erzähle dieser Person, wer du bist, ohne deinen Familienstand, deinen Beruf, deine Hobbys und wo du wohnst zu erwähnen.

Oft kommt man bei dieser Übung ins Stocken. Wir wissen nicht, wie wir anfangen sollen, uns selbst zu beschreiben. Was ist, wenn wir diese Dinge weglassen, noch von uns übrig?

Nach langem Nachdenken kommen Antworten wie: »***Ich mag***

gutes Essen. ***Ich mag*** *die Natur.*« Das ist ein schöner Anfang, aber es geht noch tiefer. *Wer bist du? Was macht dich aus? Was bewegt dich?* Oft kommt erst auf Nachfrage ein »***Ich bin*** *humorvoll und ehrlich. Mir sind Menschen und auch Tiere wichtig.* ***Ich bin*** *vertrauenswürdig und ein guter Zuhörer*«. Oft fällt es Menschen sehr schwer, etwas Positives über sich zu sagen. Auch ein Zeichen, an dem wir die Distanz, die wir zu uns selbst haben, erkennen.

Wenn du die Übung etwas fortsetzen möchtest, kannst du sie auf einen Menschen anwenden, den du liebst. Beschreib mir diesen Menschen, ohne diese vier Punkte (Familienstand, Beruf, Wohnort und Hobbys) zu erwähnen.

Vermutlich fällt dir auf, dass du die Person, die du liebst, mit Freude und vor allem Liebe beschreibst. Häufig leuchten die Augen beim Erzählen. Dir fallen viel mehr Dinge zu dieser Person ein, die vor allem oft auch sehr positiv gefärbt sind. Spätestens an diesem Punkt wird klar, dass wir in puncto Selbstliebe noch Luft nach oben haben.

Kinder wissen, wie es geht

Wenn du dich fragst, wie du das machen sollst, dann schau dir Kinder an. Kinder verbringen Zeit mit sich selbst, sie spielen mit sich, sie reden mit sich, sie singen und lachen mit sich. Sie sind im Kontakt mit ihrem Inneren, ohne zu bewerten oder zu erklären. Doch irgendwann wird uns beigebracht, dass das »Zeitverschwendung« sei, dass man »etwas Sinnvolles« tun müsse. Wir verlernen, einfach mit uns selbst im Kontakt zu sein, und füllen diese Leere mit Aktivitäten, Aufgaben und äußeren Zielen.

Doch genau diese Zeit mit uns selbst ist keine Verschwendung. Sie ist ein Schatz. Es ist der Moment, in dem du dich spüren kannst, in dem du erkennst, wer du bist, was dich ausmacht, und was du brauchst. Und wenn du dir diesen Raum schenkst, wirst du merken, dass du nicht nur mehr in Kontakt mit dir selbst kommst, sondern auch anders mit dir umgehst – liebevoller, achtsamer, bewusster.

Meine Einladung an dich ist, diese Me-Time wieder in dein Leben zu holen. Nimm dir (mindestens) einmal in der Woche bewusst Zeit für dich. Setz dich hin, stelle dir selbst Fragen und höre zu. Und wenn es dir schwerfällt, einen Anfang zu finden, dann starte mit den Übungen, die wir in diesem Kapitel besprochen haben. Beginne damit, deine Gedanken, Gefühle und Körperempfindungen zu erkunden. Frag dich: »*Was denke ich gerade? Was fühle ich? Was spüre ich?*« Notiere, was dir in den Sinn kommt, und lass dir Zeit.

Es geht nicht darum, sofort alle Antworten zu finden. Es geht darum, dir selbst Raum zu geben, dich selbst zu sehen und dir zuzuhören. Genau wie du es für einen guten Freund tun würdest. Denn wenn du lernst, diese Verbindung zu dir selbst zu stärken, wirst du feststellen, dass du auch in deinen Beziehungen anders sein kannst – offener, nahbarer und authentischer.

Ein Gespräch mit dir selbst

Was ich dir vorschlagen möchte, ist, regelmäßig Zeit nur mit dir selbst zu verbringen. Keine Ablenkungen, keine To-do-Listen, keine äußeren Ansprüche – nur du mit dir. Höre zu, ohne zu bewerten, ohne zu lenken. Sei einfach da, präsent und offen.

Manchmal braucht es nur ein paar liebevolle Fragen, um in Kontakt mit dir selbst zu kommen und mehr Klarheit darüber zu gewinnen, wie es dir gerade geht. Nimm dir einen Moment Zeit, halte inne und stelle dir diese Fragen:

- *Was hat dich heute berührt – positiv oder negativ?*
- *Worauf bist du stolz?*
- *Was sind deine Stärken?*
- *Womit bist du noch nicht versöhnt in deinem Leben?*
- *Was wünschst du dir gerade von dir selbst?*
- *Gibt es etwas, wofür du dir heute Danke sagen kannst?*
- *Welche kleinen Dinge haben dir zuletzt Freude gemacht?*
- *Welche deiner Eigenschaften schätzt du an dir?*
- *Was macht dich gerade glücklich?*
- *Hast du dich selbst lieb?*

Wir dürfen uns bei dem Gespräch mit uns selbst auch liebevolle Worte schenken, die wir einem guten Freund sagen würden. Diese Affirmationen sind kleine Anker, die dich stärken und daran erinnern, wie wertvoll du bist. Lass sie auf dich wirken und nimm sie mit in deinen Alltag:

* *»Ich darf alles fühlen, was in mir lebendig ist, und ich nehme meine Emotionen an.«*
* *»Ich erkenne meine Erfolge an und bin stolz auf mich.«*
* *»Ich bin genug, genau so, wie ich bin.«*
* *»Ich darf Frieden mit mir und meiner Vergangenheit schließen.«*
* *»Ich verdiene Liebe – von anderen und von mir selbst.«*
* *»Ich sehe, was ich leiste, und bin dankbar für meine Stärke.«*
* *»Ich darf mich an den kleinen Freuden des Lebens erfreuen.«*
* *»Meine Eigenschaften sind einzigartig, und ich darf sie mit Stolz leben.«*
* *»Ich nehme mir Raum für mein Glück und meine Bedürfnisse.«*
* *»Ich liebe mich genau so, wie ich bin, und wachse jeden Tag ein Stück mehr.«*

Vielleicht mag es dir am Anfang ungewohnt vorkommen, so mit dir selbst zu sprechen. Doch je öfter du es tust, desto vertrauter wird es. Und etwas Magisches passiert: Du beginnst, dich selbst besser zu verstehen. Du erkennst, was dir guttut, was du brauchst und was dir fehlt.

Wenn wir lernen, regelmäßig und liebevoll bei uns selbst zu sein, schaffen wir einen wertvollen Schutzraum, in dem wir frühzeitig wahrnehmen können, wie es uns wirklich geht. Nur durch diese regelmäßige Selbstwahrnehmung können wir unser eigenes Wohlbefinden aktiv pflegen und dafür sorgen, dass wir in unserer Kraft bleiben. Das ist der Kern der Selbstfürsorge: nicht erst zu handeln, wenn es schon zu spät ist, sondern im Hier und Jetzt immer wieder einen Moment der Achtsamkeit und Verbindung mit uns selbst zu finden.

Abschließende Gedanken

Um dein Nervensystem auf eine ganzheitliche Weise regulieren zu können, ist es entscheidend, mit dir selbst in Kontakt zu kommen. Diese Art der Me-Time, die du hier kennengelernt hast, ist ein Geschenk, das du dir selbst machen kannst. Es ist eine Einladung, dir Raum zu geben, dich zu feiern, dich zu trösten, dir zu vergeben und dich liebevoll anzunehmen. Und genau das ist vielleicht das größte Geschenk, das du dir machen kannst.

8 Regulation verstehen: Dein Nervensystem als Schlüssel zu Balance und Ruhe

Menschen, die schwere Entwicklungstraumata, wie physischen, sexuellen oder emotionalen Missbrauch, oder akute Traumata, wie Unfälle oder schwere Verluste, erlebt haben, tragen tiefe Spuren in Körper und Geist. Diese unbewältigten Erlebnisse führen zu einer Überforderung des Nervensystems und hinterlassen Spuren, die kognitive, körperliche und emotionale Reaktionen auf Stress beeinflussen. Der Körper speichert diese Erfahrungen in Form von emotionalem und körperlichem Gedächtnis, das später auf ähnliche Belastungen mit intensiven Reaktionen antwortet.

Wir haben bereits über den zentralen Mechanismus, der uns in diesen Momenten schützt, gesprochen, nämlich die Dissoziation (siehe Kapitel 5). Diese beschreibt das Gefühl, »abgeschaltet« zu sein, wenn der Stress zu groß wird. Unser Nervensystem greift auf diesen Schutz zurück, um nicht von unseren Gedanken, Körperempfindungen und Gefühlen überwältigt zu werden. Dissoziation ist ein Schutzmechanismus, der allen Menschen zur Verfügung steht. Auch ohne ein ausgeprägtes Trauma kann Dissoziation in stressigen Momenten auftreten, zum Beispiel, wenn wir in einem Konflikt plötzlich »wenig spüren« oder in hektischen Situationen nichts mehr spüren. Dissoziation ist somit eine kurzfristig hilfreiche Reaktion, die uns ermöglicht, mit belastenden Situationen besser umzugehen.

Ein Beispiel dafür ist der Verlust eines geliebten Menschen. In den ersten Stunden nach dem Tod befinden sich viele Menschen in einem Schockzustand. Sie fühlen kaum Trauer oder Schmerz. Erst nach und nach setzt der emotionale Schmerz ein, begleitet von körperlichen Signalen wie Müdigkeit oder Hunger. Diese Reaktionen zeigen, dass das Nervensystem langsam wieder zur Normalität zurückkehrt. Es ist der Moment, in dem der Körper bereit ist, sich den Emotionen zu stellen, und die Trauer wird fühlbar.

Obwohl Dissoziation eine wertvolle kurzfristige Schutzfunktion ist, kann sie problematisch werden, wenn wir zu lange in diesem Zustand verweilen. Über einen längeren Zeitraum hinweg verlieren wir den Kontakt zu unseren Emotionen und unseren körperlichen Bedürfnissen. Dies führt dazu, dass wir nicht mehr wirklich mit uns selbst verbunden sind.

In meiner Zeit an der Uni-Klinik in der Psychosomatik, direkt nach dem Studium, gab es immer wieder Situationen, die mich emotional an meine Grenzen brachten. Häufig musste ich Patienten auf der Intensivstation schwerwiegende Nachrichten überbringen – etwa, dass ein Angehöriger bei einem Autounfall verstorben war oder dass sie selbst schwerste körperliche Folgen von dem Unfall davongetragen hatten. In diesen Momenten war ich völlig auf den Patienten konzentriert und konnte ihm gut helfen, die Nachricht im geschützten Rahmen aufzunehmen und sich gehalten zu fühlen. Doch nach solchen Gesprächen habe ich oft gemerkt, dass mein Körper völlig angespannt war. Mein Bauch zog sich zusammen, meine Brust verkrampfte sich, und emotional fühlte ich mich überwältigt von der Schwere des Schicksals, das der Patient zu tragen hatte. Dazu kam das Gefühl, unfähig zu sein, diese Last zu tragen – die Botschaft überbringen zu müssen, ohne wirklich helfen zu können.

Oft war mir in der Situation selbst nicht bewusst, wie sehr ich mich überfordert, geschockt und angespannt fühlte. Ich funktionierte einfach, war ganz im Modus des Helfens. Erst als ich danach in mein Büro zurückkehrte, meistens zu Fuß, merkte ich, wie mein Körper sich anfühlte – die Anspannung, die in mir steckte. In solchen Momenten war es für mich essenziell, bewusst zu atmen und mich wieder mit mir selbst zu verbinden – mit meinen Gedanken, meinem Körper, meinen Emotionen. So regulierte ich mein Nervensystem, um mich zu beruhigen und wieder bereit für den nächsten Patienten zu sein. Das war ein wichtiger Schritt, um nicht in dem Gefühl der Überforderung stecken zu bleiben.

Häufig sind wir uns dieses Prozesses nicht bewusst, aber genau das ist es, was uns hilft, wieder ins Gleichgewicht zu kommen. Und genau darum soll es in diesem Kapitel gehen: wie du dein Nervensystem aus dem Überlebensmodus herausführst und es sanft regulierst, um wieder in einen Zustand von Balance und Ruhe zu kommen.

Es zeigt deutlich, dass man im Funktionsmodus sein und effektiv handeln kann, während die Verbindung zu den eigenen Emotionen und dem Körpergefühl zeitweise unterbrochen ist. Mir ging es in der genannten Situation genau so: Während ich in dieser schwierigen Situation präsent und fundiert half, war ich gleichzeitig von meinen eigenen Emotionen und Körperempfindungen abgekoppelt. Erst später, im Rückblick und durch bewusste Selbstregulation, wurde mir die Dissoziation bewusst.

Dissoziation ist in diesem Kontext ein Schutzmechanismus, der es ermöglicht, handlungsfähig zu bleiben, obwohl die innere Belastung oder der Schock groß ist. Es ist ein klarer Ausdruck dafür, dass der Mensch funktionieren kann, ohne vollständig in Verbindung mit sich selbst zu sein – eben weil das Nervensystem priorisiert, was in dem Moment überlebenswichtig erscheint: Helfen, Funktionieren, Bewältigen.

Warum der Zugang zu unseren Gefühlen oft so schwerfällt

Für viele Menschen ist es nicht leicht, mit den eigenen Gefühlen und dem Körper wirklich in Kontakt zu kommen. Menschen mit Traumatisierung haben oft gelernt, sich von Emotionen abzuschotten, um Schmerz und Überforderung zu vermeiden. Doch auch für viele andere in unserer Gesellschaft ist der Zugang zu sich selbst erschwert – und das hat tiefere Wurzeln.

Unsere Welt ist schnell, leistungsorientiert und durchgetaktet. Viele von uns wachsen in einem Umfeld auf, in dem es darum geht, zu funktionieren und weiterzumachen. Gefühle brauchen Raum und Zeit, um wahrgenommen zu werden – doch beides ist oft knapp. Nach schwierigen Zeiten wie der Nachkriegszeit stand das Überleben im Vordergrund. Emotionen mussten oft hintangestellt werden, um den Alltag zu bewältigen.[14]

Auch in Familien wurden Gefühle nicht immer willkommen geheißen. Sätze wie »*Beruhige dich*« oder »*Jetzt ist aber genug*« waren gut gemeint, aber konnten den Eindruck hinterlassen, dass Emotionen zu laut, zu viel oder gar nicht angebracht sind. Unsere Eltern und Großeltern hatten oft selbst keinen bewussten Zugang zu ihren Gefühlen und gaben diese Haltung unbewusst weiter.[15]

Später verstärkt sich diese Prägung oft in der Schule und im Beruf. Dort stehen Konzentration und Leistung im Mittelpunkt – wichtige Fähigkeiten, aber sie führen dazu, dass wir früh lernen, unsere eigenen Bedürfnisse und Emotionen zurückzustellen. Forschung zur Emotionsregulation zeigt, dass wir schon früh Strategien entwickeln, um Gefühle zu kontrollieren oder zu unterdrücken – oft, um uns an äußere Erwartungen anzupassen.[16]

Das bedeutet nicht, dass Strukturen per se falsch sind. Sie geben Orientierung und Stabilität. Doch es kann passieren, dass wir uns von ihnen eingeschränkt fühlen, uns von uns selbst entfernen und vergessen, wie es sich anfühlt, wirklich mit dem eigenen Körper und den eigenen Emotionen verbunden zu sein.

Die gute Nachricht ist: Diese Verbindung ist nicht verloren. Sie war immer da – nur überlagert. Mit etwas Geduld und Mitgefühl können wir lernen, unsere Gefühle wieder wahrzunehmen und ihnen Raum zu geben. Nicht als etwas, das uns behindert, sondern als etwas, das uns trägt und stärkt.

Der Ausgleich zwischen Sympathikus und Parasympathikus

Eine Stress-Studie der Techniker Krankenkasse zeigt, dass sich heutzutage viele Menschen emotional erschöpft, überlastet und oft von den Anforderungen des Alltags überwältigt fühlen. Besonders auffällig ist, dass Stress nicht nur im beruflichen Umfeld, sondern auch im privaten Bereich deutlich zugenommen hat.[17]

Wir lernen, unsere beruflichen und privaten Aufgaben zu bewältigen, aber oft fehlt uns das Wissen, wie wir den dabei entstehenden Stress abbauen können. Unser Nervensystem gerät in einen Zustand der Überstimulation, in dem unser Denken, Fühlen und körperliches Erleben aus dem Gleichgewicht geraten. Wenn wir gestresst sind, spannt sich unser Körper an, und unsere Gedanken kreisen unaufhörlich. Gleichzeitig fühlen sich unsere Emotionen intensiver an, was die Überforderung noch verstärkt.

Früher war ich selbst auch ständig im Überlebensmodus. Ich habe meine Arbeit schon immer geliebt, dafür gebrannt, was ich getan habe. Aber ich war immer nur damit beschäftigt, das nächste Ziel zu erreichen: die nächste Studie vorzubereiten, mich auf den nächsten Kongress vorzubereiten, Patienten bestmöglich zu versorgen und zu begleiten etc. Ich war nie wirklich im Moment, sondern immer in der Zukunft – immer mit dem Gedanken beschäftigt, wie ich noch mehr Wertvolles leisten kann.

Der Punkt, an dem ich den Kontakt zu mir selbst verlor, kam schleichend. Eines Tages wurde eine Kollegin gesucht, die auf der Psychosomatischen Station eine Entspannungsgruppe leiten sollte. Ich dachte sofort: Das bin nicht ich. Ich hätte jede Gruppe leiten können, aber Entspannung? Unmöglich. Ich war selbst so überstimuliert, dass ich es mir kaum vorstellen konnte, anderen zu zeigen, wie man loslässt. Wenn ich die Gruppe geleitet hätte, hätte es vermutlich eher wie ein Befehl geklungen: *»Entspannt euch! Schneller! Tiefer! Mehr!«* – und das hätte absolut nichts mit echter Entspannung zu tun gehabt.

Damals konnte ich meine Überstimulation zwar verstandesmäßig gut begreifen, aber es hat nicht wirklich zu einer Veränderung geführt. Es hat Jahre gedauert, bis ich gelernt hatte, wie gut es sich anfühlt, tiefgehend entspannt und im Kontakt mit sich zu sein. Dieses Gefühl ist unbeschreiblich – und es verändert alles.

Unser Körper ist ein wahres Wunderwerk aus Dynamik und Balance – ein ständiges Wechselspiel von Anspannung und Entspannung, das uns gesund hält. Das wird besonders deutlich, wenn wir an unsere Muskeln denken: Damit wir unseren Arm beugen können, zieht sich der Bizeps (der Beugemuskel) zusammen, während sich der Trizeps (der Streckmuskel) entspannt. Um den Arm wieder zu strecken, geschieht genau das Gegenteil – der Trizeps spannt sich an, der Bizeps entspannt sich. Dieses Zusammenspiel ist nicht nur essenziell für Bewegung, sondern auch für die Regeneration und den Kraftaufbau.

Beim Herzschlag zeigt sich dieses Prinzip deutlich: Durch die Anspannung, also das Zusammenziehen des Herzmuskels, wird Blut in den Körper und die Lunge gepumpt. In der darauf folgenden Entspannung füllt sich das Herz wieder mit Blut. Auch unsere Atmung folgt diesem natürlichen Wechselspiel von Anspannung und Entspannung – ein Grundprinzip unseres Körpers und der Schlüssel zu einem gesunden Leben. Doch was passiert, wenn dieses Gleichgewicht gestört wird?

Dauerhafter Stress, emotionale Belastungen oder das Unterdrücken von Gefühlen führen oft dazu, dass wir in einem Zustand der ständigen Übererregung verharren – einer sympathischen Überreaktion. Unser Körper bleibt in Anspannung, und die dringend nötige Entspannung bleibt aus. So wie ein Muskel, der dauerhaft angespannt bleibt, mit der Zeit schmerzt und sich verkrampft, belastet uns diese ständige Anspannung auf körperlicher, emotionaler und mentaler Ebene.

Unser Nervensystem benötigt ebenfalls einen gesunden Ausgleich zwischen Aktivierung (Sympathikus) und Entspannung (Parasympathikus). Der Parasympathikus ist der Teil unseres Nervensystems, der für Erholung, Regeneration und Heilung zuständig ist. Dauerhafter Stress bringt uns jedoch in den Überlebensmodus, in dem unser Nervensystem ständig auf Alarm gestellt ist. Langfristig führt das nicht nur zu Erschöpfung, sondern auch dazu, dass wir den Kontakt zu unseren eigenen Emotionen und Bedürfnissen verlieren. Zudem hat chronischer Stress weitreichende Folgen für Körper und Geist. Durch die dauerhafte Ausschüttung des Stresshormons Kortisol wird das Herz-Kreislauf-System überstimuliert, der Blutdruck steigt, und der Körper bleibt in ständiger Alarmbereitschaft. Gleichzeitig wird der Parasympathikus, der für Regeneration und Heilung zuständig ist, unterdrückt. Das beeinträchtigt wichtige Prozesse wie das Immunsystem, die Zellerneuerung und den Schlaf. Langfristig erhöht dies das Risiko für Herz-Kreislauf-Erkrankungen und Entzündungsprozesse.[18]

Dauerhafter Stress beeinträchtigt auch unsere emotionale Selbstwahrnehmung. Im sympathischen Überlebensmodus verlieren wir den Zugang zu unseren Bedürfnissen und Grenzen. Wir merken nicht mehr, wann wir eine Pause brauchen, und funktionieren einfach weiter – was die Belastung zusätzlich verstärkt.[19]

Die doppelte Wirkung von chronischem Stress – körperliche Überforderung und der Verlust der Selbstwahrnehmung – zeigt, wie wichtig es ist, das Nervensystem aktiv zu regulieren und wieder ins Gleichgewicht zu bringen.

Wenn wir dagegen lernen, bewusst zwischen Anspannung und Entspannung zu wechseln, bringen wir unseren gesamten Körper und Geist wieder ins Gleichgewicht. Es sind oft die kleinen, alltäglichen Momente – das langsame Ein- und Ausatmen, das bewusste Wahrnehmen unseres Körpers –, in denen wir beginnen, uns selbst wieder zu spüren und in den Zustand von Ruhe und Heilung zu gelangen.

In diesem Kapitel geht es darum, wie du deinem Körper und deinem Nervensystem hilfst, die heilende Kraft der Entspannung zu aktivieren. Es ist eine Einladung, deinem Körper zu zeigen, dass er sicher ist, dass er loslassen darf und keine Gefahr besteht – ein Weg zurück in Balance und Geborgenheit.

Ein nachhaltiges Gleichgewicht zu finden, erfordert, sowohl den Körper als auch die Emotionen einzubeziehen. Genau hier setzt mein ganzheitlicher Ansatz zur Heilung von Trauma an. Aus meiner Sicht, die sich aus langjähriger Forschung und trauma- als auch psychotherapeutischer Praxis ableitet, ist ein ganzheitlicher Ansatz der Schlüssel zur nachhaltigen Heilung von Trauma. Dabei sind zwei zentrale Prozesse wesentlich:

1. **Die Nervensystemregulation** bezieht sich auf die **körperliche Ebene**. Sie hilft, den Körper aus dem Zustand

der Überstimulation in ein Gleichgewicht zu bringen und das Nervensystem zu beruhigen.

2. **Die Emotionsregulation** konzentriert sich auf die **Verarbeitung der Emotionen**, die mit der Traumatisierung einhergehen. Diese Emotionen, oft tief verborgen und schwer sichtbar, beeinflussen unser inneres Gleichgewicht nachhaltig.

Trauma sitzt sowohl im Körper als auch in den Emotionen. Während die körperliche Ebene uns spürbar zeigt, dass etwas nicht stimmt, bleiben die Emotionen oft unbemerkt, obwohl sie unser Nervensystem weiterhin überstimulieren können.

Wenn wir uns ausschließlich auf die Regulation des Nervensystems konzentrieren, beruhigt das zwar den Körper kurzfristig, doch ungelöste emotionale Überstimulation führt immer wieder zu einer erneuten Überaktivierung. Erst durch die Kombination aus körperlicher Regulation und Emotionsverarbeitung gelingt es, das Nervensystem nachhaltig zu beruhigen und Heilung zu ermöglichen.

Dieser ganzheitliche Ansatz ist das Fundament meiner Arbeit und zeigt, dass echte Heilung nicht nur den Körper, sondern auch die verborgenen, oft schwer sichtbaren emotionalen Aspekte einbeziehen muss.

Langsamkeit statt Überholspur

Unser Nervensystem regulieren zu lernen, bedeutet, das Tempo aus dem Alltag zu nehmen. Entschleunigung ist hier das Zauberwort. Beginne mit einfachen Dingen: Putze dir die Zähne langsam, iss langsam, gehe langsam, arbeite langsam. Es geht nicht darum, alles dauerhaft im Schneckentempo zu machen, sondern darum, für einen Moment (vielleicht 1–2 Minuten) bewusst die Geschwindigkeit herauszunehmen.

Je schwerer es dir fällt, langsamer zu werden, desto eher deutet das darauf hin, dass du im Überlebensmodus bist. Gerade dann ist es besonders wichtig, wieder in den regulären, entspannten Modus zu finden. Den Überlebensmodus kannst du dir wie die Überholspur auf der Autobahn vorstellen. Du bist voll konzentriert, siehst nur die Straße vor dir und berechnest vielleicht sogar, wie schnell du dein Ziel erreichen kannst. Aber du nimmst kaum wahr, was um dich herum passiert. Die Schönheit der Landschaft, die Menschen in den anderen Autos – all das geht an dir vorbei.

Im entspannten Modus, im parasympathischen Zustand, fährst du gemütlich auf der rechten Spur. Du hast keine Eile, du schaust dir die Landschaft an, nimmst die Natur und deine Umgebung wieder wahr. Du bemerkst Dinge, die du zuvor ignoriert hast, und findest dabei auch wieder mehr zu dir selbst. So kommst du wieder in Kontakt mit deiner Umgebung und deinem Inneren – ein Schritt zurück in den Modus, der dich in Balance bringt.

Wenn du beginnst, Dinge bewusst langsam zu tun, sendest du deinem Nervensystem ein klares Signal: Es besteht keine Gefahr. Diese einfache, aber äußerst wirkungsvolle Methode erlaubt es deinem Körper und Geist, aus dem Überlebensmodus auszusteigen. Denn im Überlebensmodus sind wir oft so fokussiert auf das Überstehen der Situation, dass wir unsere Umgebung, unseren Körper und sogar unsere Gefühle kaum wahrnehmen. Alles ist auf Alarm gestellt.

Doch durch bewusste Langsamkeit passiert etwas Wunderbares: Du kehrst Schritt für Schritt zu dir selbst zurück. Indem du langsamer isst, langsamer gehst oder auch nur langsamer atmest, gibst du deinem Nervensystem die Gelegenheit, sich zu beruhigen und zu regulieren. Du spürst wieder deinen Körper – die Verspannungen, die du vielleicht gar nicht wahrgenommen hast, kommen ins Bewusstsein. Auch deine Gedanken und Gefühle treten wieder klarer hervor. Es ist, als ob du aus einem Nebel auftauchst und beginnst, die Welt um dich herum und in dir wieder deutlicher wahrzunehmen.

Langsamkeit bringt dich zurück ins Hier und Jetzt, zurück in den Kontakt mit deinem Körper, deinen Gefühlen und deinem Geist. Durch dieses bewusste, langsame Handeln schaffst du

Raum für echte Achtsamkeit und Verbundenheit mit dir selbst. Es ist eine Einladung an dein Nervensystem, loszulassen, zu entspannen und dir selbst wieder nahe zu sein.

Beachte

An dieser Stelle sei erwähnt, dass es nicht darum geht, immer entspannt zu sein – das wäre unrealistisch und auch gar nicht das Ziel. Was wirklich wichtig ist, ist die Balance zwischen Anspannung und Entspannung (wieder) zu finden. In stressigen Momenten ist es normal, angespannt zu sein – es ist sogar oft hilfreich, um bestimmte Herausforderungen zu meistern. Aber genauso wichtig ist es, danach wieder in die Entspannung zurückzufinden.

Das bewusste Hin- und Herpendeln zwischen Anspannung und Entspannung ist wie ein Training für unsere innere Stärke, unsere Resilienz. Es geht darum, nicht nur durchzuhalten, sondern gezielt Pausen einzulegen, den Moment bewusst wahrzunehmen und dem Körper die Möglichkeit zu geben, wieder zur Ruhe zu kommen. Genau diese Fähigkeit, uns selbst immer wieder ins Gleichgewicht zu bringen, macht uns langfristig stabil und stark.

Erfolgreiche Regulation des Nervensystems

In schwierigen Zeiten, wenn wir mit herausfordernden Situationen wie Krankheit, Verlust oder Trennung konfrontiert sind, neigen wir oft dazu, die Kontrolle über unsere Gedanken und Gefühle durch ständiges Nachdenken und Analysieren zu behalten. Wir überlegen, wie wir die Situation hätten verhindern oder verbessern können, und fragen uns, was wir als Nächstes tun sollen. Doch dabei bleiben wir häufig im Außen gefangen und vergessen, innezuhalten und nach innen zu blicken, um zu spüren, wie es uns eigentlich geht und was wir gerade wirklich brauchen.

Diese Art, uns von unseren inneren Empfindungen abzulenken, führt dazu, dass wir den Kontakt zu uns selbst verlieren. Doch genau dieser Kontakt – das bewusste Wahrnehmen unserer körperlichen und emotionalen Signale – ist der Schlüssel zur Heilung und inneren Stärke. Achtsamkeit, Selbstfürsorge und gezielte Entspannungsübungen helfen uns, diesen Kontakt wiederherzustellen und unsere Resilienz zu stärken. Es ist ein Zeichen von innerer Weisheit, innezuhalten und sich zu erlauben, den eigenen Schmerz, die eigenen Gedanken und Bedürfnisse wahrzunehmen.

Die nachfolgenden Übungen in Kapitel 9, 10 und 11 zur kognitiven, körperlichen und emotionalen Regulation zeigen dir, wie du dich selbst in diesen Momenten der Überforderung unterstützen kannst. Die Übungen zielen darauf ab, dein Nervensystem zu beruhigen und dir auf sanfte Weise einen Raum der inneren Sicherheit und Gelassenheit zu schenken. Besonders wichtig ist dabei die bewusste Achtsamkeit: Indem du dich wie in der Langsamkeitsübung auf das Hier und Jetzt konzentrierst, auf deine Atmung und deinen Körper, stärkst du die Fähigkeit, dich selbst in stressigen Situationen zu regulieren und so innerlich stabil zu bleiben.

In unserem hektischen Alltag merken wir oft gar nicht, dass wir uns im Überlebensmodus befinden. Dieser Zustand tritt ein, wenn unser Nervensystem überfordert ist – sei es durch Stress, Angst oder traumatische Erlebnisse. Unser Körper und Geist schalten dann in einen Modus, der uns helfen soll, zu überleben: Wir sind in ständiger Alarmbereitschaft, spüren körperliche Anspannung, unsere Gedanken drehen sich ununterbrochen im Kreis, und emotional fühlen wir uns vielleicht leer oder abgekoppelt.

Es ist wichtig zu verstehen, dass dieser Überlebensmodus uns kurzfristig helfen kann, in gefährlichen Situationen zu reagieren. Aber auf Dauer ist er erschöpfend und schädlich. Wir verlieren den Kontakt zu uns selbst, können nicht mehr klar denken, spüren unseren Körper nicht mehr und sind emotional überfordert. Genau hier ist es wichtig, das Nervensystem zu regulieren, um uns wieder wohlfühlen zu können.

Warum ist kognitive, körperliche und emotionale Regulation so wichtig?

Wenn wir uns im Überlebensmodus befinden, dominieren oft negative Gedankenmuster – Sorgen, Ängste und Zweifel –, die uns lähmen. Diese Gedankenketten verstärken die innere Anspannung und verhindern, dass wir uns auf den Moment einlassen. Kognitive Übungen helfen dabei, den Geist zu beruhigen, das Gedankenkarussell zu stoppen und die Realität wieder klarer wahrzunehmen.

Unser Körper speichert Stress und Traumata. Vielleicht hast du schon einmal erlebt, dass deine Schultern verspannt sind oder sich dein Magen verkrampft, obwohl keine akute Gefahr vorhanden ist. Körperliche Regulation hilft, diese Anspannung loszulassen, den Körper zu beruhigen und ihn wieder in einen Zustand der Sicherheit zurückzuführen.

Im Überlebensmodus stauen sich auch Emotionen wie Angst, Wut oder Trauer oft an, ohne dass wir sie wirklich verarbeiten. Manchmal fühlen wir sogar gar nichts mehr, weil wir so überfordert und schließlich auch dissoziiert sind. Emotionale Regulation bedeutet, diese Gefühle wahrzunehmen, zu verstehen und ihnen Raum zu geben, damit sie sich lösen können.

Der Schlüssel: Den Kontakt zu dir selbst wiederherstellen

Das Wichtigste bei der Regulation deines Nervensystems ist es, wieder in Kontakt mit dir selbst zu kommen. Denn nur wenn du dich spürst, kannst du auch erkennen, was du in diesem Moment brauchst. Vielleicht brauchst du gerade körperliche Entspannung, weil deine Schultern verspannt sind. Oder du merkst, dass deine Gedanken rasen und du eher eine kognitive Übung benötigst, um den Geist zu beruhigen. Es geht darum, achtsam zu sein und immer wieder bei dir »einzuchecken«.

In den nachfolgenden drei Kapiteln biete ich dir viele Übungen an, aber du musst nicht alle auf einmal machen – ganz im Gegenteil. Ich möchte dir einen liebevollen und sanften Weg aufzeigen, wie du deine innere Ruhe und Sicherheit wiederfinden kannst. Jede Übung bietet dir eine kleine Möglichkeit, besser für dich selbst zu sorgen und dich sicher zu fühlen.

Du musst nicht alles können oder jede Übung sofort ausprobieren. Nimm dir Zeit, lies dir die Übungen in Ruhe durch, und wähle eine aus, die dich anspricht. Beginne mit einer einzigen Übung und übe sie für eine Weile, vielleicht für ein bis zwei Wochen. Spüre nach, wie sie auf dich wirkt, und wenn sie dir guttut, kann sie zu einem festen Bestandteil deines Alltags werden.

Das Besondere an diesen Übungen ist, dass sie sich leicht in deinen Tag einbauen lassen. Sie brauchen nicht viel Zeit, und du kannst sie oft genau dort anwenden, wo du gerade bist. Lass dir Zeit und geh behutsam vor. Es ist wirklich wichtig, zu verstehen, dass du keine langen Meditationssessions brauchst, um dein Nervensystem zu regulieren. Die Übungen, die ich dir vorstellen werde, lassen sich ganz einfach in deinen Alltag integrieren – auch wenn du nur ein paar Minuten Zeit hast.

Im Überlebensmodus habe ich mir oft viel zu viel zugemutet, ohne es wirklich zu bemerken. Ich habe mich ständig überfordert, und genau so habe ich mich auch oft gefühlt – überwältigt und erschöpft. Doch das habe ich lange nicht erkannt. Getrieben von dem Gedanken »viel hilft viel«, habe ich immer noch mehr getan, noch mehr erledigt und mich damit immer weiter über meine eigenen Grenzen hinaus belastet.

Du bekommst viele Möglichkeiten und Werkzeuge an die Hand, mit denen du deinem Körper, deinem Geist und deinen Gedanken zeigen kannst, dass du sicher bist und dass es dir gut geht. Diese Übungen sind da, um dir zu helfen, dich besser um dich selbst zu kümmern und einen Weg zu finden, wie du auf sanfte Weise für dich da sein kannst.

Bitte beachte

Besonders wenn du Traumatisierungen erfahren hast, ist das Überfordertsein oft ein ständiger Begleiter. Überfordere dich nicht und lass dir immer wieder gesagt sein: Du musst nicht alles auf einmal schaffen. Sei liebevoll mit dir selbst und erlaube dir Pausen.

Wenn du ein Entwicklungstrauma erlebt hast, dann erkenne an, dass du während deiner Kindheit und Jugend oft schlecht behandelt wurdest. Du hast nicht erfahren, wie es ist, dass sich andere liebevoll um dich kümmern, dass du wertvoll und wichtig bist, gehört und geliebt wirst. Stattdessen hast du Überforderung, Einsamkeit, Ablehnung, Abwertung und eine Nicht-Anerkennung deiner Emotionen erfahren. Sätze wie *»Stell dich nicht so an«*, *»Reiß dich zusammen«* oder *»Du bildest dir das alles nur ein«* sind dir vielleicht vertraut.

Gerade deshalb ist es bei der Traumaheilung ganz besonders wichtig zu lernen, liebevoll mit dir umzugehen und auch bei diesen Übungen gut auf dich selbst zu achten. Gehe achtsam und liebevoll mit dir um, denn es braucht Zeit und Geduld – vor allem, weil es vermutlich neu und ungewohnt für dich ist. Und wenn du »performen« möchtest, dann kannst du es am besten, indem du besonders liebevoll mit dir selbst umgehst.

Abschließende Gedanken

Heilung erfordert Stabilität, und genau hier setzt die Regulation an. Sie hilft uns, unser Nervensystem zu beruhigen und aus dem Überlebensmodus herauszutreten. Dies ist der Boden, auf dem die weiteren Schritte zur Heilung wachsen können. Es geht darum, bewusst wahrzunehmen, wo unser Nervensystem gerade steht, und achtsam auf die Signale von Körper, Gedanken und Emotionen zu reagieren. Regulation ist keine einmalige Handlung, sondern ein Prozess, der uns begleitet und immer wieder zurück zur inneren Balance führt. Im nächsten Kapitel werden wir uns ansehen, wie du speziell deine Gedanken regulieren kannst. Es ist ein kraftvoller Schritt hin zu mehr Klarheit und innerer Ruhe.

9 Kognitive Regulation

Traumaheilung ist ein ganzheitlicher Prozess, der auch die Regulation des Verstandes umfasst. Unsere Gedanken können Stress verstärken oder uns helfen, Ruhe und Klarheit zu finden. In diesem Kapitel lernst du, wie du destruktive Denkmuster durchbrechen, dein Gedankenkarussell stoppen und deinen Fokus ins Hier und Jetzt lenken kannst.

Die folgenden Übungen sind wissenschaftlich fundiert und haben sich in meinem Praxisalltag als äußerst effektiv erwiesen. Sie helfen dir, mentale Klarheit zu gewinnen, dein Nervensystem zu beruhigen und innere Balance zu fördern. Lass dich ein und entdecke, wie wohltuend es ist, deinen Verstand als Verbündeten zu nutzen.

Viel Freude beim Ausprobieren!

1. **Achtsamkeitsmeditation: Gedanken beobachten**
   a) **Suche dir einen ruhigen Ort:**
   Setze dich an einen Ort, an dem du dich wohlfühlst und ungestört bist. Du kannst auf einem Stuhl sitzen, auf dem Boden oder auch auf einem Kissen. Sorge dafür, dass du bequem sitzt und deine Haltung aufrecht ist, aber ohne Anspannung. Falls du möchtest, kannst du auch die Augen schließen – das kann es dir erleichtern, dich auf deine Gedanken zu konzentrieren.
   b) **Atme tief durch:**
   Nimm ein paar tiefe Atemzüge, um dich zu zentrieren. Atme durch die Nase ein, halte kurz inne und lasse den Atem langsam durch den Mund wieder los. Fühle, wie dein Körper sich langsam entspannt und du ruhiger wirst. Lass die Schultern sinken, entspanne deinen Kiefer, und gib dir die Erlaubnis, hier und jetzt anzukommen.

c) **Lass deine Gedanken kommen und gehen:**
Bringe deine Aufmerksamkeit sanft auf deine Gedanken. Stelle dir vor, dass deine Gedanken wie Wolken am Himmel sind, die kommen und gehen. Beobachte jeden Gedanken, der auftaucht, ohne zu bewerten, ob er »gut« oder »schlecht« ist. Versuche, ihn einfach nur wahrzunehmen, wie ein neutraler Beobachter. Es ist ganz normal, dass dir viele Gedanken durch den Kopf gehen. Lasse sie zu, ohne an ihnen festzuhalten.

d) **Gib deinen Gedanken Namen:**
Wenn ein bestimmter Gedanke immer wieder auftaucht, gib ihm einen Namen oder ein Etikett. Zum Beispiel könntest du denken: »*Das ist ein Angstgedanke*« oder »*Das ist ein Sorgen-Gedanke.*« Indem du ihn benennst, schaffst du etwas Abstand und erkennst, dass dieser Gedanke nicht unbedingt die Realität widerspiegelt, sondern einfach ein inneres Muster ist, das du beobachten kannst.

e) **Kehre zur Atmung zurück:**
Wenn du merkst, dass du dich in einem Gedanken verlierst oder dich von ihm mitreißen lässt, kehre sanft zu deiner Atmung zurück. Erinnere dich daran, dass du jederzeit deine Aufmerksamkeit auf deinen Atem lenken kannst, um wieder im Moment anzukommen. Dies gibt dir die Möglichkeit, aus dem Gedankenstrudel auszusteigen und zurück ins Hier und Jetzt zu kommen.

f) **Beende die Übung bewusst:**
Nach ein paar Minuten (5 bis 10 Minuten reichen am Anfang völlig aus), nimm noch einen tiefen Atemzug, öffne langsam die Augen (falls du sie geschlossen hattest), und nimm dir einen Moment, um zu reflektieren. Wie fühlst du dich jetzt? Hat sich etwas verändert? Mache dir bewusst, dass du in dieser kurzen Zeit vielleicht einige Gedanken loslassen konntest und einen kleinen Schritt in Richtung innerer Ruhe gemacht hast.

Kurzerklärung

Diese Übung hilft dir, innezuhalten und deine Gedanken aus der Ferne zu betrachten. Durch das bewusste Beobachten ohne Bewertung schaffst du Abstand zu deinen Gedanken und erkennst, dass sie nur ein Teil von dir sind, nicht dein ganzes Selbst.

Stell dir vor, du sitzt in einem Wartezimmer und spürst, wie dein Kopf immer voller wird. Mit dieser Technik kannst du dich darauf konzentrieren, deine Gedanken zu benennen, anstatt in ihnen zu versinken. Sie stärkt deine Fähigkeit, präsent zu bleiben, und beruhigt dein Nervensystem, indem sie automatische, stressvolle Muster unterbricht. Mit der Zeit lernst du, diese innere Distanz leichter herzustellen, und findest mehr Klarheit und Frieden in deinem Geist.

2. **Realitätscheck**
   a) **Finde einen ruhigen Moment:**
   Wenn du merkst, dass du dich in einer Angstspirale befindest oder dich überwältigt fühlst, versuche, dich kurz zurückzuziehen. Falls möglich, gehe an einen ruhigeren Ort, wo du dich sicher fühlst – ob das ein anderer Raum ist, ein ruhiges Plätzchen im Büro, oder wenn du draußen bist, vielleicht eine Bank im Park.
   b) **Atme tief durch:**
   Nimm drei tiefe Atemzüge und lasse die Ausatmung besonders lang werden. Fühle, wie dein Körper sich langsam beruhigt und deine Gedanken etwas klarer werden. Diese bewusste Atmung hilft dir, dich zu zentrieren und dich auf den Moment zu konzentrieren.
   c) **Führe einen inneren Dialog:**
   Beginne, dir einfache Fragen zu stellen, um zu prüfen, ob

du tatsächlich in Gefahr bist. Hier sind einige Fragen und Sätze, die du dir dabei stellen oder sagen kannst:

- *»Was passiert gerade wirklich um mich herum?«*
- *»Bin ich tatsächlich in physischer Gefahr, oder fühle ich nur diese Angst?«*
- *»Was löst diese Angst oder diesen Stress gerade aus? Ist es eine Person, eine Situation oder ein Gedanke?«*
- *»Wurde ich gerade von etwas getriggert, das Erinnerungen an frühere Erlebnisse wachruft?«*
- *»Was wäre das Allerschlimmste, das jetzt tatsächlich passieren könnte?«*
- *»Ist diese Angst ein Überbleibsel aus der Vergangenheit, oder hat sie etwas mit dem jetzigen Moment zu tun?«*

d) **Beruhigende Sätze formulieren:**
Sobald du die Situation ein wenig reflektiert hast, kannst du dir selbst beruhigende Sätze sagen, um dein Nervensystem zu entspannen. Hier einige Beispiele:

- *»Ich bin gerade hier und sicher, auch wenn sich mein Körper unruhig fühlt.«*
- *»Ich habe schon viele schwierige Momente überstanden. Auch dieser wird vorübergehen.«*
- *»Ich habe Werkzeuge und Fähigkeiten, die mir helfen können, mich zu beruhigen.«*
- *»Es ist okay, dass ich mich so fühle. Mein Körper reagiert, aber das heißt nicht, dass ich in Gefahr bin.«*
- *»Es ist meine Angst, die mir sagen will, dass ich in Gefahr bin – aber das muss nicht stimmen.«*

e) **Mit der Realität abgleichen:**
Schaue dich bewusst um und achte auf die Dinge in deiner Umgebung. Was siehst, hörst oder fühlst du? Erinnere dich daran, dass du in diesem Moment sicher bist und dass dein Gefühl der Gefahr vermutlich aus einer alten Erfahrung kommt. Vertraue darauf, dass dein Körper oft nur auf eine vergangene Bedrohung reagiert, nicht auf das Hier und Jetzt.

f) **Wiederhole die Übung nach Bedarf:**
Es kann hilfreich sein, die Schritte mehrfach durchzugehen, bis du das Gefühl hast, dass sich dein innerer Zustand beruhigt. Vielleicht benötigst du nur ein paar Minuten, vielleicht etwas länger – gib dir die Zeit, die du brauchst.

Kurzerklärung

Manchmal fühlt sich Angst an wie ein plötzlicher, übermächtiger Schatten, der dich einhüllt. Der Realitätscheck ist wie eine Taschenlampe, die diesen Schatten beleuchtet. Du stellst dir gezielte Fragen und prüfst, ob die Gefahr, die du spürst, wirklich existiert – oder ob dein Körper auf alte Erinnerungen reagiert.

Stell dir vor, du bist auf dem Weg zu einem wichtigen Termin und spürst, wie deine Hände schwitzen und dein Herz rast. Mit dieser Übung kannst du innehalten, tief durchatmen und dir bewusst machen: *»Ich bin hier und jetzt sicher.«* Sie hilft dir, aus dem Überlebensmodus auszusteigen und die Kontrolle zurückzugewinnen. Jedes Mal, wenn du diese Technik anwendest, stärkst du deinen präfrontalen Kortex, der dir hilft, rational und ruhig zu bleiben.

3. **Positive Visualisierung: Dein sicherer Ort auf der grünen Wiese**

   a) **Bereite dich vor:**
   Finde einen ruhigen Ort, an dem du dich wohlfühlst und ungestört bist. Setze oder lege dich bequem hin und schließe die Augen. Atme langsam und tief durch die Nase ein und durch den Mund aus. Erlaube deinem Körper, zur Ruhe zu kommen, und lass alle Anspannung los,

so gut es geht. Nimm dir Zeit, dich zu entspannen und in den Moment zu kommen.

b) **Die grüne Wiese erschaffen:**
Stelle dir vor deinem inneren Auge eine weite, grüne Wiese vor. Das Gras ist weich und einladend, ein tiefes, sattes Grün, das beruhigend wirkt. Du spürst die sanfte Wärme der Sonne auf deiner Haut und vielleicht auch eine leichte Brise, die angenehm kühl ist und über dein Gesicht streicht. Lausche den sanften Geräuschen der Natur – das Zwitschern der Vögel oder das Rauschen des Windes.

c) **Den Ort erkunden und anpassen:**
Schaue dich auf dieser Wiese um und beginne, sie nach deinen Bedürfnissen zu gestalten. Du kannst Blumen in verschiedenen Farben auf der Wiese verteilen, wenn du das möchtest. Vielleicht stellst du fest, dass dir eine wilde Blumenwiese zu viel ist – dann kannst du die Blumen ganz wegnehmen oder sie in eine bestimmte Ecke setzen. Du bestimmst, wie diese Wiese aussieht.
Vielleicht möchtest du die Farbe des Grases anpassen. Ist es eher ein helles Grün, das Leichtigkeit und Frische ausstrahlt? Oder magst du lieber ein dunkleres Grün, das Geborgenheit und Ruhe vermittelt? Wenn du magst, stelle dir Bäume vor – hohe, schützende Bäume, die einen kleinen Schatten werfen, oder kleine Bäume, die sich sanft im Wind wiegen. Experimentiere mit diesen Details, bis es sich für dich genau richtig anfühlt.

d) **Deine Liege- oder Sitzgelegenheit erschaffen:**
Jetzt überlege, wo du auf deiner Wiese sitzen oder liegen möchtest. Stelle dir eine bequeme Decke vor, die du ausbreiten kannst, oder einen großen, weichen Sessel, der dir Geborgenheit bietet. Vielleicht möchtest du dir auch eine Hängematte zwischen zwei Bäumen vorstellen. Schaffe dir hier eine Sitz- oder Liegefläche, die für dich optimal ist – so komfortabel, dass du dich absolut sicher und entspannt fühlen kannst.

e) **Sicherheit hinzufügen:**
Wenn du merkst, dass du noch mehr Schutz und Sicherheit brauchst, stelle dir eine große Käseglocke vor, die dich umgibt. Diese Käseglocke ist so stabil und fest, dass niemand und nichts sie durchdringen kann. Sie gibt dir das Gefühl, vollkommen sicher und geschützt zu sein. Du kannst dir auch vorstellen, dass diese Käseglocke nur positive Gefühle durchlässt – nichts Negatives kann hinein, und nur Freude, Frieden und Ruhe sind in deinem Raum erlaubt.

f) **Die Wiese weiter gestalten:**
Nun kannst du die Wiese nach deinem eigenen Geschmack weiter gestalten. Vielleicht möchtest du kleine Details hinzufügen – ein Bach, der sanft plätschert, oder ein paar bunte Schmetterlinge, die fröhlich umherflattern. Wenn du dich einmal nicht wohlfühlst, ändere diesen Ort nach deinen Wünschen. Ist der Bach zu laut? Lass ihn leiser plätschern oder entferne ihn wieder. Willst du mehr Blumen? Füge sie hinzu.
Wenn du das Gefühl hast, dass die Wiese zu leer oder zu kühl wirkt, stelle dir ein paar warme Sonnenstrahlen vor oder vielleicht auch sanftes Vogelgezwitscher, das dir ein Gefühl von Lebendigkeit gibt. Du kannst diesen Ort jederzeit verändern, anpassen, Elemente hinzufügen oder entfernen – so lange, bis du merkst, dass sich der Ort genau so anfühlt, wie du es brauchst.

g) **Die Übung vertiefen:**
Nimm dir Zeit, dich auf dieser Wiese ganz bewusst auszuruhen. Erlaube dir, für einige Minuten nur die Schönheit dieses Ortes zu genießen. Stelle dir vor, dass jeder Atemzug, den du nimmst, dich mehr mit dieser Wiese verbindet, und dass jedes Mal, wenn du hierher zurückkehrst, der Ort klarer und realer wird. Du wirst merken, dass dieser Ort nach und nach zu einem vertrauten Rückzugsort wird.

h) **Den Ort in dein tägliches Leben einbauen:**
Bei mir hat es etwa drei Monate gedauert, bis meine

> grüne Wiese zu einem Ort wurde, an dem ich mich wirklich sicher und geborgen gefühlt habe. Ich habe sie regelmäßig besucht, oft vor dem Schlafengehen, und sie nach und nach so gestaltet, dass sie mir inneren Halt schenkt. Es braucht Zeit, aber es ist wundervoll zu erleben, wie ein innerer Rückzugsort entsteht, den du nach deinen eigenen Bedürfnissen formen kannst.

Vielleicht ist das vergleichbar mit einem schönen Urlaubsort. Am Anfang ist alles neu und ungewohnt – wunderschön, aber auch ein wenig unwirklich. Doch nach ein paar Tagen wird dir alles vertrauter, und du fühlst dich immer mehr angekommen. Im Urlaub bist du den ganzen Tag an diesem neuen Ort und tauchst nach und nach in die Umgebung ein. Genauso ist es mit deiner grünen Wiese, die zu deinem Ort des Vertrauens werden kann. Du darfst dir Zeit geben, um dich dort wirklich wohlzufühlen. Ich selbst habe diese Zeit gebraucht, und es hat sich gelohnt. Es ist ein schönes Erlebnis, diesen Ort zu entdecken und zu gestalten – Schritt für Schritt, ganz in deinem eigenen Tempo.

Je mehr du diesen sicheren Ort besuchst und ihn veränderst, desto stärker wird das Gefühl der Geborgenheit, das er dir bietet. Übe diese Visualisierung über mehrere Wochen hinweg für wenige Minuten, und du wirst merken, dass die Wiese immer lebendiger und detaillierter wird. Wenn du dann später in einer stressigen Situation bist, zum Beispiel beim Zahnarzt oder in einem hektischen Moment im Alltag, kannst du die Augen schließen und dir sofort diesen Ort vorstellen. Er wird zu einem Anker, der dir jederzeit Sicherheit und Ruhe bietet.

Kurzerklärung

Manchmal brauchen wir einen Ort, an dem die Welt stillsteht – einen Ort, der nur für uns da ist. Diese Visualisierung hilft dir, einen solchen Ort in deinem Inneren zu erschaffen: sicher, ruhig und genau so gestaltet, wie du ihn brauchst. Indem du dich auf diese Wiese begibst, signalisierst du deinem Körper, dass du in Sicherheit bist, und hilfst deinem Nervensystem, sich zu entspannen.

Stell dir vor, du bist in einer vollen S-Bahn und spürst, wie die Anspannung in dir steigt. Mit dieser Technik kannst du gedanklich auf deine Wiese gehen, die Wärme der Sonne spüren und das Zwitschern der Vögel hören – und plötzlich fühlt sich alles leichter an. Je öfter du diesen Ort besuchst, desto stärker wird das Gefühl von Geborgenheit, das er dir schenkt. Er wird zu deinem inneren Zufluchtsort, auf den du dich immer verlassen kannst, egal, wo du bist.

4. **Gedanken umwandeln:**
   Wenn du merkst, dass du in negativen Gedankenmustern feststeckst, versuche, sie bewusst umzuwandeln. Zum Beispiel: Aus *»Ich schaffe das nicht«* wird *»Ich gebe mein Bestes, und das ist genug«*. Diese Umdeutung hilft, den inneren Druck zu mindern und dein Nervensystem zu entlasten.
   a) **Erkenne den Gedanken:**
      Beginne damit, den negativen Gedanken bewusst wahrzunehmen. Achte auf Momente, in denen du dich unsicher, ängstlich oder schuldig fühlst. Nimm den Gedanken als Erstes bewusst wahr und sage dir: *»Ah, da ist er wieder.«* Das Erkennen ist der erste Schritt, um ihn verändern zu können.
   b) **Stoppe und atme tief durch:**
      Nimm dir einen Moment, um drei tiefe Atemzüge zu nehmen. Das hilft dir, dich zu zentrieren und den Gedanken nicht sofort in dein Inneres vordringen zu lassen. Diese kleine Pause gibt dir Raum, bevor du den nächsten Schritt machst.
   c) **Formuliere eine neue Version:**
      Überlege dir nun, wie du diesen Gedanken in eine unter-

stützende oder mitfühlendere Form umwandeln kannst. Es geht nicht darum, den negativen Gedanken vollständig zu verdrängen, sondern ihm eine neue Bedeutung zu geben. Stell dir vor, du würdest zu einem Freund sprechen, der in der gleichen Situation ist. Welche Worte würdest du wählen? Formuliere sie sanft und liebevoll.

d) **Wiederhole den neuen Satz:**
Sprich die neuen Sätze entweder laut oder in Gedanken aus. Wiederhole sie ein paar Mal und fühle, wie sich deine Anspannung ein Stück weit löst. Das regelmäßige Wiederholen hilft deinem Gehirn, diese neuen Gedankenmuster allmählich zu verinnerlichen.

Beispiele für häufige negative Gedanken und deren Umwandlung

Hier findest du eine Auswahl an negativen Gedanken, die du vielleicht schon oft erlebt hast, und Vorschläge, wie du sie in neue, unterstützende Gedanken umwandeln kannst:

Negativer Gedanke: *»Ich werde das nicht schaffen.«*
Umwandlung: *»Ich gebe mein Bestes, und das ist genug.«*

Negativer Gedanke: *»Ich bin nicht gut genug.«*
Umwandlung: *»Ich bin wertvoll, so wie ich bin.«*

Negativer Gedanke: *»Ich bin eine Belastung für andere.«*
Umwandlung: *»Ich darf Unterstützung annehmen und bin trotzdem liebenswert.«*

Negativer Gedanke: *»Ich habe wieder versagt.«*
Umwandlung: *»Fehler gehören zum Lernen dazu – ich wachse daraus.«*

Negativer Gedanke: *»Die anderen sind viel besser als ich.«*
Umwandlung: *»Jeder hat seine Stärken – ich habe meine eigenen.«*

Negativer Gedanke: *»Ich kann das nicht.«*
Umwandlung: *»Ich probiere es aus und sehe, wie weit ich komme.«*

Negativer Gedanke: *»Ich bin so ein schlechter Mensch.«*
Umwandlung: *»Ich bin nicht perfekt, und dass muss ich auch nicht sein.«*

Negativer Gedanke: *»Niemand liebt mich wirklich.«*
Umwandlung: *»Ich bin liebenswert, so wie ich bin.«*

Negativer Gedanke: *»Ich bin zu schwach, um das durchzustehen.«*
Umwandlung: *»Es fühlt sich schwer an, aber ich habe schon so viel geschafft.«*

Diese Umwandlungen sind eine sanfte Möglichkeit, dir selbst liebevoller und mitfühlender zu begegnen. Sie erinnern dich daran, dass du nicht perfekt sein musst, um wertvoll zu sein. Wenn du feststellst, dass dir eine bestimmte Umwandlung besonders guttut, schreibe sie auf und wiederhole sie immer wieder. Vielleicht möchtest du einige dieser neuen Gedanken in dein kleines Büchlein oder auf kleine Zettel schreiben und sie an Orten platzieren, an denen du sie im Alltag siehst – so kannst du immer wieder daran erinnert werden, dass du dir selbst ein guter Freund sein kannst.

Kurzerklärung

Unsere Gedanken können wie ein dichter Nebel sein, der uns den Blick auf das Positive nimmt. Diese Übung hilft dir, alte, belastende Denkmuster in stärkende Botschaften umzuwandeln – wie einen grauen Himmel, der sich langsam klärt und Sonnenstrahlen durchlässt.

Stell dir vor, du bist nach einem anstrengenden Tag auf

dem Heimweg und merkst, wie ein negativer Gedanke in deinem Kopf immer lauter wird. Mit dieser Technik kannst du innehalten und diesen Gedanken sanft umformulieren. Durch regelmäßiges Üben stärkst du deine innere Stimme, die dich liebevoll und unterstützend begleitet. Deine Gedanken werden zu deinem Verbündeten, und du spürst, wie dein Geist klarer und dein Herz leichter wird.

5. **Tagebuch schreiben:**
   Schreibe deine Gedanken auf. Oft hilft es, sie aus dem Kopf zu holen und sie auf Papier zu bringen. Das ordnet den Geist und gibt dir das Gefühl, die Kontrolle zurückzugewinnen.
   Du kannst jederzeit schreiben, aber es gibt bestimmte Zeiten, zu denen das Tagebuchschreiben besonders hilfreich sein kann.
   a) **Am Morgen:**
      Viele Menschen finden es hilfreich, morgens zu schreiben, um den Tag klar und ruhig zu beginnen. Es kann dir helfen, deine Gedanken zu sortieren und deine Gefühle zu benennen, bevor der Tag richtig startet. Morgens zu schreiben, gibt dir die Möglichkeit, dir über deine Prioritäten und Absichten klar zu werden und deinen Geist von allem zu befreien, was vielleicht noch vom Vortag nachhängt.
   b) **Abends:**
      Abends kann das Schreiben dir helfen, den Tag loszulassen, und die Gedanken, die sich vielleicht angestaut haben, aus dem Kopf zu bekommen. Es ist eine Gelegenheit, den Tag zu reflektieren, dich von belastenden Gedanken zu lösen und in Ruhe in den Schlaf zu finden. Du kannst deine Sorgen und Bedenken auf Papier festhalten, sodass sie nicht mit ins Bett gehen müssen.

c) **In stressigen Momenten:**
Tagebuchschreiben kann auch in akuten Stressmomenten eine schnelle und effektive Möglichkeit sein, dich zu beruhigen. Wenn du spürst, dass du überfordert bist oder sich viele Gedanken und Gefühle anstauen, kann das Schreiben dir helfen, all das aus deinem Kopf herauszulassen und dadurch Erleichterung zu finden.

Das Schreiben hat viele Vorteile:

* **Ordnung schaffen**: Wenn du deine Gedanken aufschreibst, ordnest du sie automatisch. Das bringt Struktur in den Kopf und hilft, Klarheit zu gewinnen.
* **Abstand gewinnen**: Indem du deine Gedanken und Gefühle auf Papier bringst, schaffst du eine gewisse Distanz. Du siehst sie vor dir, statt sie nur im Kopf zu haben.
* **Gefühl der Kontrolle**: Wenn deine Gedanken aufgeschrieben sind, hast du das Gefühl, die Kontrolle über sie zu haben, anstatt von ihnen überwältigt zu werden. Das kann deinem Nervensystem Ruhe geben.
* **Gedanken loslassen**: Du musst das Geschriebene nicht erneut lesen oder analysieren. Es geht darum, alles rauszulassen. Wenn die Gedanken draußen sind, ist oft mehr Ruhe im Kopf, und du kannst loslassen.

Manchmal kann es am Anfang schwerfallen, einfach loszuschreiben. Hier eine konkrete Anleitung, wie du beginnen kannst:

Setze dir keine festen Regeln:
→ Du musst kein bestimmtes Format einhalten und kannst so viel oder wenig schreiben, wie du möchtest. Es gibt kein »richtig« oder »falsch«. Erlaube dir, frei zu sein und alles aufzuschreiben, was in deinem Kopf ist.

Starte mit den aktuellen Gedanken:
→ Beginne damit, einfach die Gedanken aufzuschreiben, die dir im Moment durch den Kopf gehen. Du kannst den Satz anfangen mit: »*Gerade denke ich ...*« oder »*Was mich im Mo-*

ment beschäftigt, ist …« Schreibe ohne Hemmung und ohne darüber nachzudenken, ob es »*gut*« klingt. Alles, was dir einfällt, ist erlaubt.

Fühle deine Gefühle und schreibe sie auf:

→ Wenn du merkst, dass bestimmte Gefühle aufkommen, notiere sie ebenfalls. Das können Sätze sein wie: »*Ich fühle mich gerade …*«, »*Ich bin traurig, weil …*« oder »*Ich spüre eine starke Angst, und das macht mich nervös.*« Erlaube dir, diese Gefühle zu benennen, ohne sie bewerten zu müssen.

Beschreibe die Situation:

Wenn du über eine bestimmte Situation schreibst, in der du dich gestresst oder ängstlich gefühlt hast, beschreibe sie. Schreibe auf, was passiert ist, wie du dich dabei gefühlt hast und welche Gedanken dir dabei durch den Kopf gingen. Das kann dir helfen, das Erlebte besser zu verarbeiten und zu verstehen.

Stelle Fragen an dich selbst:

Manchmal kann es helfen, Fragen zu stellen, um dich selbst besser zu verstehen. Zum Beispiel: »*Warum hat mich diese Situation so gestresst?*«, »*Was brauche ich gerade?*« oder »*Wie kann ich mich selbst in diesem Moment unterstützen?*« Du musst nicht unbedingt sofort Antworten finden, aber das Stellen der Fragen kann dir helfen, tiefer in deine Gefühle einzutauchen.

Loslassen und beenden:

Wenn du das Gefühl hast, dass alles Wichtige gesagt ist, nimm noch einmal einen tiefen Atemzug und schließe den Eintrag ab. Du kannst dies mit einem kurzen Satz machen, *wie »Für heute ist alles gesagt« oder »Ich lasse diese Gedanken jetzt los«*. Du kannst das Tagebuch beiseitelegen in dem Wissen, dass deine Gedanken und Gefühle dort sicher aufbewahrt sind.

Es gibt viele Möglichkeiten, was du in dein Tagebuch schreiben kannst. Hier sind einige Ideen:

* **Gedanken**: Alles, was dir durch den Kopf geht. Auch die Gedanken, die du normalerweise nicht laut aussprechen würdest.
* **Gefühle**: Benenne die Gefühle, die du gerade spürst – Angst, Trauer, Wut, Freude. Lass alles raus.
* **Fragen und Antworten**: Wenn du dich über etwas unsicher fühlst, schreibe die Frage auf. Manchmal ergeben sich beim Schreiben auch Antworten.
* **Wünsche und Bedürfnisse**: Schreibe auf, was du dir wünschst und was du brauchst. Erlaube dir, ehrlich zu sein, auch wenn es sich unangenehm anfühlt.
* **Positive Erfahrungen**: Notiere schöne oder kleine positive Erlebnisse. Das können Momente der Freude oder Dankbarkeit sein.
* **Negative Erlebnisse**: Es kann auch heilsam sein, belastende oder schmerzhafte Erlebnisse zu beschreiben. Indem du sie aufschreibst, schaffst du Raum, sie loszulassen.

Kurzerklärung

Manchmal fühlen sich Gedanken und Gefühle an wie ein schwerer Rucksack, den du mit dir herumträgst. Diese Übung erlaubt dir, diesen Rucksack abzustellen und die Last in Worte zu verwandeln, die Ordnung und Klarheit schaffen.

Stell dir vor, du liegst abends im Bett, und dein Kopf ist voller ungeklärter Gedanken. Indem du sie aufschreibst, kannst du sie loslassen und zur Ruhe kommen. Ob du deine Sorgen, kleine Freuden des Tages oder Wünsche notierst – das Schreiben hilft dir, Abstand zu gewinnen und dich mit dir selbst zu verbinden. Es ist wie ein Gespräch mit einem guten Freund: ehrlich, entlastend und stärkend.

6. **Affirmationen:**
   Wiederhole Sätze wie *»Ich bin sicher«* oder *»Ich darf mir Pausen gönnen«* in Gedanken oder laut. Positive Affirmationen sind kraftvolle Werkzeuge, um den Geist in stressigen Momenten neu zu programmieren.
   a) **Nutze Affirmationen täglich:**
   Wiederhole Affirmationen jeden Tag, am besten morgens oder abends, wenn du ein paar Minuten Ruhe hast. Regelmäßiges Üben hilft deinem Gehirn, sich an diese neuen, positiven Gedanken zu gewöhnen und sie als Teil deiner inneren Stimme zu integrieren.
   b) **In stressigen Momenten anwenden:**
   Wenn du merkst, dass du in einer Situation Stress oder Angst empfindest, nimm dir einen Moment, um tief durchzuatmen, und beginne, die Affirmationen laut oder innerlich zu wiederholen. Schließe, wenn möglich, die Augen und stelle dir vor, wie die Worte deinen Körper durchströmen und ihn mit Ruhe und Kraft füllen.
   c) **Schreibe sie auf und halte sie griffbereit:**
   Du kannst deine Lieblingsaffirmationen auch auf kleine Zettel schreiben und an Orten platzieren, an denen du sie oft siehst – zum Beispiel am Spiegel, am Kühlschrank oder neben deinem Bett. Auf diese Weise kannst du dich im Alltag immer wieder daran erinnern, dir diese positiven Botschaften zu senden.
   d) **Fühle die Bedeutung der Worte:**
   Versuche, die Bedeutung der Worte wirklich zu spüren. Lasse die Affirmation in dir nachklingen und stelle dir vor, wie sie dich beruhigt und stärkt. Mit der Zeit wird dein Geist anfangen, diese positiven Botschaften anzunehmen und sich sicherer zu fühlen.

Hier sind meine liebsten Affirmationen, die dir in stressigen Momenten helfen können, dich sicher zu fühlen, deinen Selbstwert zu erhöhen und innerlich zur Ruhe zu kommen. Wähle einige aus, die für dich am besten passen, oder nutze sie abwechselnd:

* *»Ich bin hier und jetzt sicher.«*
* *»Ich darf mir Ruhe gönnen.«*
* *»Ich bin wertvoll, genau so, wie ich bin.«*
* *»Ich lasse die Angst los und finde inneren Frieden.«*
* *»Alles, was ich brauche, ist bereits in mir.«*
* *»Ich habe die Kraft, diesen Moment zu meistern.«*
* *»Ich bin in Sicherheit, und das ist genug.«*
* *»Ich darf auf mich achten und meine Bedürfnisse ernst nehmen.«*
* *»Ich atme tief ein und aus und finde meine innere Ruhe.«*
* *»Es ist wichtig, mich zu schützen.«*
* *»Ich bin liebevoll und geduldig mit mir selbst.«*
* *»Ich erlaube mir, loszulassen.«*
* *»Ich bin stärker, als ich denke.«*
* *»Ich verdiene es, Frieden zu fühlen.«*
* *»Ich bin mutig und tapfer.«*
* *»Ich darf meine Gefühle annehmen, ohne sie zu bewerten.«*
* *»Ich gebe mir die Erlaubnis, mich zu beruhigen.«*
* *»Ich bin sanft und freundlich zu mir selbst.«*
* *»Jeder Atemzug bringt mir Ruhe.«*
* *»Ich finde Halt und Stabilität in mir selbst.«*
* *»Ich darf langsam und achtsam sein.«*
* *»Ich nehme mir den Raum, den ich brauche.«*
* *»Ich bin sicher, auch wenn mein Körper sich ängstlich fühlt.«*
* *»Ich lasse die Vergangenheit los und lebe im Hier und Jetzt.«*
* *»Ich vertraue mir und meinen Fähigkeiten.«*
* *»Ich bin gut genug.«*
* *»Ich darf mir selbst vertrauen.«*
* *»Ich bin stark und wachse an meinen Herausforderungen.«*
* *»Ich darf Fehler machen und daraus lernen.«*
* *»Ich liebe und akzeptiere mich so, wie ich bin.«*
* *»Ich darf um Hilfe bitten, wenn ich sie brauche.«*
* *»Ich werde von positiven Energien umgeben.«*
* *»Ich finde Frieden in meiner eigenen Mitte.«*
* *»Ich bin nicht allein, auch wenn ich mich gerade so fühle.«*

* *»Ich vertraue dem Prozess meiner Heilung.«*
* *»Jeder Atemzug füllt mich mit Sicherheit und Geborgenheit.«*
* *»Ich darf loslassen, was mir nicht guttut.«*
* *»Ich bin im Einklang mit meinem inneren Frieden.«*

Diese Affirmationen kannst du in verschiedenen Situationen anwenden.

Kurzerklärung

Positive Affirmationen sind wie kleine Lichtstrahlen, die deinen Tag erhellen können. Sie erinnern dich daran, dass du sicher bist, dass du genügst, und dass du das Recht hast, dir selbst Gutes zu tun. Diese einfachen Worte haben die Kraft, deinen Geist zu beruhigen und dein Nervensystem zu stabilisieren. Mit der Zeit werden sie zu einer inneren Stimme, die dich liebevoll begleitet.

7. **Dankbarkeitspraxis:**
   a) **Nimm dir jeden Tag ein paar Minuten Zeit:**
   Diese Übung funktioniert am besten, wenn du dir täglich einige Minuten nimmst, um darüber nachzudenken, wofür du dankbar bist. Du kannst sie morgens durchführen, um positiv in den Tag zu starten, oder abends, um den Tag reflektiert und ruhig abzuschließen.
   b) **Schreibe deine Dankbarkeit auf:**
   Notiere jeden Tag drei Dinge, für die du dankbar bist. Der Akt des Schreibens hilft dir, dich bewusst auf das Positive zu konzentrieren und deine Gedanken zu strukturieren. Auch wenn es anfangs schwerfällt, versuche dennoch, jeden Tag etwas zu finden – auch wenn es sich noch so klein anfühlt.

c) **Sei geduldig und sanft mit dir selbst:**
Gerade für traumatisierte Menschen kann es schwer sein, Dankbarkeit zu empfinden. Das ist vollkommen in Ordnung. Lass dir Zeit. Beginne mit ganz einfachen Dingen und erlaube dir, selbst die kleinsten Details wertzuschätzen – selbst wenn es nur die frische Luft ist, die du einatmest, oder ein Moment der Ruhe, den du gefunden hast.

d) **Teile Dankbarkeit mit anderen:**
Falls du in einer Gruppe bist, kannst du diese Praxis auch gemeinsam machen. Jeder schreibt oder sagt eine Sache, für die er oder sie dankbar ist. Diese Übung fördert eine positive Atmosphäre und stärkt das Gemeinschaftsgefühl. Es gibt jedem die Möglichkeit, das Positive im Leben zu teilen und von den positiven Aspekten der anderen inspiriert zu werden.

Hier sind einige einfache, konkrete Beispiele, die dir helfen können, die Dankbarkeitspraxis zu beginnen:

* *»Ich bin dankbar für das warme Sonnenlicht, das heute auf mein Gesicht gefallen ist.«*
* *»Ich bin dankbar für die Unterstützung, die ich von meinen Freunden bekomme.«*
* *»Ich bin dankbar, dass ich heute etwas Zeit für mich selbst hatte.«*
* *»Ich bin dankbar, dass ich heute einen Moment der Ruhe gefunden habe.«*
* *»Ich bin dankbar für das Lächeln, das mir jemand heute geschenkt hat.«*
* *»Ich bin dankbar für die Möglichkeit, jeden Tag neu zu beginnen.«*
* *»Ich bin dankbar für kleine Momente, in denen ich Frieden spüre.«*

Die Dankbarkeitspraxis kann dir helfen, das Positive Schritt für Schritt in den Vordergrund zu rücken und deinem Geist eine Auszeit vom Schmerz und von belastenden Erinnerungen zu geben.

Sie bedeutet nicht, schwierige Erfahrungen zu ignorieren oder zu bagatellisieren, sondern ist vielmehr ein Schritt in Richtung Heilung und Achtsamkeit. Dankbarkeit schenkt dir die Möglichkeit, regelmäßig kleine Momente des Guten zu finden und zu benennen, und so mit der Zeit innere Ruhe und Zufriedenheit zu fördern. Selbst wenn es anfangs schwerfällt, Dankbarkeit zu empfinden, wirst du durch regelmäßiges Üben merken, dass du immer häufiger kleine Dinge entdeckst, die gut sind.

Kurzerklärung

Studien zeigen, dass Dankbarkeit Stress reduziert, Resilienz stärkt und das körperliche Wohlbefinden verbessert. Sie fördert positive Emotionen, stärkt Beziehungen und aktiviert das Belohnungssystem im Gehirn. Dankbarkeit lenkt den Fokus auf das Gute im Leben und hilft dir, selbst in schwierigen Zeiten Momente von Freude und Verbundenheit zu finden – ein kraftvoller Schritt zu mehr Leichtigkeit und Zufriedenheit.

8. **Achtsamkeitsübung:**
   Wähle einen Gegenstand, etwa eine Tasse oder ein Buch, und konzentriere dich für ein paar Minuten nur auf diesen Gegenstand. Wie fühlt er sich an? Wie sieht er aus? Diese Übung hilft dir, im Moment zu bleiben und deinen Geist von negativen Gedanken abzulenken.
   Achtsamkeit bedeutet, sich ganz bewusst auf den gegenwärtigen Moment zu konzentrieren, ohne ihn zu bewerten oder zu verändern. Bei einer Achtsamkeitsübung geht es darum, deine Wahrnehmung zu schärfen und all deine Sinne auf das Hier und Jetzt zu richten. Besonders für Menschen, die traumatisierende Erlebnisse hinter sich haben, kann Achtsamkeit eine Möglichkeit sein, aus dem Gedan-

kenkarussell auszusteigen und sich wieder sicher und geerdet zu fühlen.

Achtsamkeit heißt, sich auf etwas in der unmittelbaren Umgebung zu konzentrieren – ein Objekt, einen Klang, eine Körperempfindung – und dabei ganz im Moment zu bleiben. Anstatt deinen Gedanken oder Erinnerungen zu folgen, lenkst du deine Aufmerksamkeit auf das, was du gerade erlebst, ohne darüber nachzudenken, ob es »gut« oder »schlecht« ist. Du nimmst den Moment so an, wie er ist. Das kann besonders hilfreich sein, wenn du dich überfordert, gestresst oder ängstlich fühlst, weil es dich auf einfache, greifbare Dinge konzentrieren lässt, die dich zurück ins Hier und Jetzt holen.

a) **Suche dir ein Objekt zum Betrachten:**
Setze dich an einen ruhigen Ort und wähle einen Gegenstand, den du in die Hand nehmen kannst. Das könnte eine Blume, ein Stift, ein Stein oder auch ein Blatt sein. Am besten suchst du dir etwas aus, das du direkt vor dir hast, sodass du dich voll darauf konzentrieren kannst.

b) **Richte deine Aufmerksamkeit auf den Gegenstand:**
Halte den Gegenstand in deinen Händen und betrachte ihn genau. Stelle dir vor, dass du ihn zum ersten Mal siehst, als wäre er dir völlig neu. Lass deine Augen langsam über den Gegenstand wandern. Beobachte jede kleine Einzelheit, jede Kontur, jede Farbe, jedes Muster. Vielleicht fällt dir auf, dass der Gegenstand Schatten wirft oder dass das Licht darauf reflektiert.

c) **Nutze deine Sinne:**
Während du den Gegenstand betrachtest, berühre ihn auch und achte auf die Textur. Ist er glatt oder rau? Ist er schwer oder leicht? Wie fühlt er sich an deinen Fingern an? Erlaube dir, ganz in diese Empfindungen einzutauchen, ohne sie zu bewerten. Du kannst auch an ihm riechen, falls das möglich ist, oder, falls es passt, auf den Klang achten, den er macht, wenn du ihn bewegst.

d) **Lenke deine Aufmerksamkeit immer wieder zurück:**
Deine Gedanken werden vielleicht abschweifen. Das ist

völlig normal. Sobald du bemerkst, dass deine Gedanken wandern, bringe deine Aufmerksamkeit sanft zurück zu dem Gegenstand in deinen Händen. Achte einfach darauf, ohne dich selbst zu kritisieren oder dich unter Druck zu setzen. Sage dir innerlich: *»Jetzt bin ich wieder hier.«*

e) **Atme bewusst und langsam:**
Während du den Gegenstand betrachtest, nimm einige tiefe, achtsame Atemzüge. Spüre, wie der Atem in deinen Körper fließt und ihn wieder verlässt. Lasse mit jeder Ausatmung Anspannung los. Fühle, wie die Ruhe sich langsam in dir ausbreitet und du mit jedem Atemzug tiefer im Moment ankommst.

f) **Beende die Übung bewusst:**
Nach ein paar Minuten kannst du die Übung abschließen. Lege den Gegenstand beiseite und nimm dir einen Moment, um wahrzunehmen, wie du dich jetzt fühlst. Du hast dir einen Moment des Anhaltens geschenkt und bist bewusster im Hier und Jetzt angekommen. Das kannst du mit dir in den restlichen Tag mitnehmen.

Kurzerklärung

Manchmal kann ein kleiner Gegenstand wie ein Anker sein, der dich im Hier und Jetzt hält. Diese Übung hilft dir, den Moment bewusst wahrzunehmen und deinen Geist aus Gedankenschleifen zu befreien.

Stell dir vor, du hältst eine Tasse in den Händen und spürst, wie warm sie ist. Du betrachtest die Farbe, die Form, fühlst die Oberfläche und atmest tief durch. Plötzlich wird die Welt um dich herum still, und du bist ganz bei dir. Diese Übung erdet dich und bringt dich in Kontakt mit dem gegenwärtigen Moment – ein einfacher, aber kraftvoller Weg, um dich zu beruhigen.

Wirkmechanismus: Warum kognitive Regulation nachhaltig hilft

Die kognitive Regulation ist wie ein inneres Sortierwerkzeug für deine Gedankenwelt. Sie ermöglicht dir, Klarheit in den Wirbel von Sorgen, Ängsten oder belastenden Erinnerungen zu bringen und langfristig neue Wege für den Umgang mit Herausforderungen zu schaffen. Doch was genau geschieht dabei auf einer neurophysiologischen Ebene, und warum wirkt diese Methode so nachhaltig?

Kognitive Regulation aktiviert und stärkt gezielt bestimmte neuronale Netzwerke, die für Selbstreflexion, Problemlösung und emotionale Kontrolle entscheidend sind.

1. **Präfrontaler Kortex: Dein innerer Denker**
   Der präfrontale Kortex ist das Zentrum für rationales Denken, Entscheidungsfindung und Impulskontrolle. Unter Stress oder emotionaler Belastung wird dieser Bereich oft »heruntergefahren«, während die Amygdala – dein »Alarmzentrum« – die Kontrolle übernimmt. Kognitive Übungen wie Achtsamkeit oder Gedanken-Neuausrichtung trainieren den präfrontalen Kortex, sodass er in schwierigen Momenten aktiv bleibt und dir hilft, bewusst und klar zu reagieren.
2. **Amygdala: Dein Alarm wird leiser**
   Die Amygdala ist darauf programmiert, Bedrohungen zu erkennen und Alarm zu schlagen. Bei Trauma oder chronischem Stress bleibt sie häufig überaktiv, selbst wenn keine reale Gefahr mehr besteht. Kognitive Regulation beruhigt die Amygdala, indem sie ihr durch bewusste Gedanken zeigt: »*Ich bin sicher.*« Mit der Zeit wird diese Reaktion weniger intensiv, und du gewinnst Kontrolle über emotionale Impulse.
3. **Default Mode Network: Dein Ruhemodus für Klarheit**
   Das Default Mode Network (DMN) ist ein neuronales Netzwerk, das besonders aktiv ist, wenn du zur Ruhe kommst und nachdenkst. Bei Menschen mit hohen Stresslevels oder Traumafolgen kann dieses Netzwerk dysfunktional werden –

Gedanken kreisen oder verharren in negativen Mustern. Kognitive Übungen helfen, die Aktivität im DMN zu regulieren, sodass Grübeln abnimmt und Raum für kreative, lösungsorientierte Gedanken entsteht.

4. **Neurochemische Prozesse: Dein innerer Gleichgewichtshalter**
   Während der kognitiven Regulation werden Stresshormone wie Cortisol reduziert und positive Neurotransmitter wie Serotonin und Dopamin ausgeschüttet. Diese chemische Balance schafft Wohlbefinden und fördert ein Gefühl von innerer Sicherheit.[20]

Langfristige Effekte der kognitiven Regulation

Regelmäßige kognitive Übungen haben nicht nur kurzfristige Vorteile, sondern wirken langfristig wie ein mentales Training.

* **Neuroplastizität stärken:** Dein Gehirn baut neue neuronale Verbindungen auf, die dich resilienter machen und alte, dysfunktionale Muster überschreiben. Du lernst, flexibler zu denken und schneller zu regulieren.
* **Größere emotionale Stabilität:** Durch die Stärkung des präfrontalen Kortex wird es dir leichter fallen, auch in herausfordernden Situationen emotional stabil zu bleiben.
* **Klarheit und Fokus:** Die Fähigkeit, dich auf das Hier und Jetzt zu konzentrieren und nicht von Sorgen überwältigt zu werden, wird zunehmend Teil deines Alltags.

Denke daran: Dein Gehirn ist lernfähig. Mit jeder bewussten Übung baust du ein stabiles Fundament, das dir hilft, auch in stürmischen Zeiten fest verankert zu bleiben. Schritt für Schritt schaffst du einen Raum der Klarheit und Ruhe – und genau dort beginnt Heilung.

Abschließende Gedanken

Unsere Gedanken können uns manchmal in endlosen Schleifen festhalten. Die kognitive Regulation des Nervensystems ermöglicht es uns, diese Muster bewusst zu erkennen und zu unterbrechen. Dabei schaffen wir Platz für stärkende und heilsame Gedanken. Dieser Schritt baut auf dem Verstehen der kognitiven Traumareaktionen auf und führt uns einen Schritt weiter auf dem Weg der Heilung – hin zu einem klareren, ruhigeren Geist, der uns stärkt, statt uns zu belasten.

Im nächsten Kapitel widmen wir uns der körperlichen Ebene. Hier erfährst du, wie du deinen Körper liebevoll regulieren kannst, um innere Anspannung zu lösen und wieder in Balance zu kommen. Gemeinsam erkunden wir, wie der Körper dir helfen kann, Gefühle zu verarbeiten und echten inneren Frieden zu finden.

10 Körperbezogene Regulation

Unser Körper speichert nicht nur Erinnerungen, sondern auch Anspannung und Stress. Durch gezielte körperliche Übungen können wir diese Spannungen lösen und den Körper in einen Zustand der Entspannung versetzen. In diesem Kapitel erwarten dich wissenschaftlich fundierte Techniken, die nachhaltig zur Regulation deines Körpers und Nervensystems beitragen.

Ein zentraler Aspekt dieser Übungen ist die Berührung. Berührung ist eine der grundlegendsten menschlichen Erfahrungen. Schon als Babys finden wir Trost und Sicherheit durch die Nähe und Berührung von Bezugspersonen. Auch im Erwachsenenalter bleibt Berührung ein kraftvoller Weg, um uns zu beruhigen und zu erden. Sie stimuliert die Ausschüttung von Oxytocin, dem »Kuschelhormon«, das Stress abbaut, uns innerlich zur Ruhe bringt und das Gefühl von Sicherheit fördert.

Berührungen wie Umarmungen, sanftes Streicheln oder die bewusste Wahrnehmung des eigenen Körpers stärken nicht nur unsere emotionale Balance, sondern schenken uns auch körperliche Stabilität. Sie helfen uns, den Kontakt zu uns selbst wiederherzustellen, und fördern ein Gefühl von Geborgenheit und Verbundenheit.

Wenn der Körper in Aufruhr ist, kann sich das wie ein ständiger Zustand von Alarmbereitschaft anfühlen. Muskeln spannen sich an, der Atem wird flach, und du fühlst dich möglicherweise gefangen in einem dauerhaften Gefühl von Unruhe.

Die folgenden körperbezogenen Übungen zielen darauf ab, die in den Muskeln und im Nervensystem gespeicherte Anspannung zu lösen. Sie helfen dir, aus diesem Zustand wieder herauszukommen und deinem Körper zu signalisieren, dass er sicher ist.

Du wirst merken, dass sich dein Nervensystem dadurch beruhigt, wenn sich deine Muskeln lockerer und dein Atem tiefer anfühlt. Dein Körper entspannt sich, und du spürst eine wohltuende

Leichtigkeit. Die Atemfrequenz verlangsamt sich, und du fühlst dich insgesamt ruhiger und stabiler.

Die meisten körperbezogenen Übungen dauern nur wenige Minuten (3–5 Minuten). Wenn du merkst, dass du dich danach entspannter fühlst, kannst du die Übung auch gerne länger machen. Mach sie so oft, wie es sich für dich gut anfühlt – du wirst merken, dass sie mit der Zeit leichter und angenehmer wird. Diese Übungen eignen sich für viele Situationen im Alltag:

* **Morgens**: Um ruhig und entspannt in den Tag zu starten.
* **Abends**: Um vor dem Einschlafen zur Ruhe zu kommen und den Körper auf Entspannung einzustimmen.
* **In stressigen Momenten**: Wenn du das Gefühl hast, überfordert oder ängstlich zu sein. Sie kann dir helfen, deinen Atem zu beruhigen und dich zu erden.
* **In Pausen**: Zwischendurch im Alltag, um kurz innezuhalten und deinem Körper eine kleine Erholung zu gönnen.

Bewegung und Berührung sind zweifellos kraftvolle Methoden, um unser Nervensystem zu beruhigen und körperliche Spannungen abzubauen. Doch es ist wichtig zu verstehen, dass die Wirkung weit weniger effektiv ist, wenn wir dabei gedanklich in unserem Trauma verhaftet bleiben. Nur durch das wirkliche Fühlen können wir eine tiefe Entspannung erreichen und das parasympathische Nervensystem aktivieren.

Nehmen wir das Beispiel eines Spaziergangs oder einer sanften Berührung: Wenn wir dabei gedanklich nur an unsere To-do-Liste denken oder uns in Sorgen verlieren, kann unser Körper nicht loslassen. In solchen Momenten fehlt die Verbindung zum Hier und Jetzt, die so wichtig ist, um wirklich in Kontakt mit uns selbst zu kommen.

Diese Verbindung gelingt, wenn wir unsere Aufmerksamkeit auf unsere Körperempfindungen richten. Wenn wir uns auf das Fühlen konzentrieren, werden die Gedanken und Gefühle etwas leiser. Dieser Mechanismus hilft uns, für eine Weile Raum zu schaffen und uns wieder mehr in unserem Körper zu verankern.

Es geht nicht darum, andere Wahrnehmungsebenen vollständig auszuschalten, sondern sie vorübergehend etwas in den Hintergrund treten zu lassen, damit wir uns ganz auf eine Ebene konzentrieren können.

Steffen *ist ein gestresster Geschäftsmann. Er merkt, dass er Herzrasen hat, dass sein Bauch sich zusammenzieht und er einfach rausmuss, um frische Luft zu schnappen. Er geht im Sonnenschein nach draußen, in den gegenübergelegenen wunderschönen Park mit Bäumen und zwitschernden Vögeln. Doch während er im Park umherläuft, ist sein Kopf immer noch voll: »Was steht als Nächstes an? Wie schaffe ich alles schneller und effektiver?« Gedanklich macht er weiter Pläne und strukturiert seine To-do-Liste – und damit bleibt der Stress im Körper bestehen. Der Spaziergang hat dann kaum einen entspannenden Effekt, weil er zwar physisch unterwegs ist, aber gedanklich feststeckt. Der Körper kann nicht wirklich entspannen.*

Wenn er stattdessen in der Wahrnehmung bleibt, im Fühlen, dann sieht das ganz anders aus. Was, wenn er sich darauf konzentriert, die Sonne oder den Wind auf seiner Haut zu spüren? Die Vögel zu hören, das Rascheln der Blätter? Was, wenn er darauf achtet, wie seine Füße den Boden berühren und sich beim Gehen abrollen? In solchen Momenten ist er mit sich selbst und der Welt verbunden. Er wird spüren, wie er langsam zur Ruhe kommt, wie der Stress abfällt und er innerlich sortierter und ruhiger zurück zur Arbeit kehren kann.

Das Spüren der Körperempfindungen bringt uns in den gegenwärtigen Moment, und genau das brauchen wir, um unser Nervensystem zu beruhigen. Es kann leicht passieren, dass man sich während einer Übung – sei es beim Laufen, einer Meditation oder einer Atemübung – gedanklich ablenkt und die Wirkung nur begrenzt ist. Vielleicht kennst du das Gefühl, dass sich solche Übungen dann eher aufhaltend oder störend anfühlen. Ich selbst empfand das früher genauso. Sogar noch in meiner Ausbildung zur Psychotherapeutin empfand ich Entspannungsübungen als unangenehm, oder ich bin schnell dabei eingeschlafen.

Aber ich kann dir versichern: Mit der Zeit wird es dir immer leichter fallen, loszulassen und ganz präsent zu sein. Probiere es beim nächsten Mal aus, wenn du eine Übung machst: Konzentriere dich ganz bewusst darauf, wie dein Körper sich anfühlt. Fühle, wie du deine Schritte setzt, wie sich die Muskeln anspannen und lösen, wie du den Boden unter deinen Füßen spürst. Lass jeden Gedanken beiseite und sei einfach da – nur im Spüren.

Jede kleine Bewegung wird dir helfen, ein bisschen mehr loszulassen. Und in dem Moment, in dem du wirklich anfängst, dich selbst zu spüren, beginnt auch der Körper, sich zu entspannen. So findest du nach und nach aus dem Überlebensmodus heraus und kommst an den Punkt, an dem du dich sicher und geborgen fühlst, genau da, wo du bist.

Sport, Bewegung und Schlaf als Regulationsmechanismen

Neben gezielten Übungen spielt körperliche Bewegung eine zentrale Rolle, um dein Nervensystem nachhaltig zu regulieren. Sport hilft, überschüssiges Adrenalin abzubauen, das sich in stressigen Momenten oder bei chronischer Anspannung im Körper ansammelt. Bewegung, sei es beim Laufen, Radfahren oder Tanzen, steigert Puls und Atmung, setzt Endorphine frei und baut Stresshormone ab. Diese Prozesse fördern ein wohltuendes Gefühl von Leichtigkeit und Entspannung.

Während der Aktivität arbeitet das sympathische Nervensystem, danach aktiviert sich der parasympathische Modus für Regeneration. Dieser Wechsel trainiert dein Nervensystem und hilft, Stress abzubauen und deine innere Balance zu stärken. Achtsame Präsenz während der Bewegung – etwa das Spüren deiner Schritte oder der vertieften Atmung – unterstützt diesen Effekt zusätzlich.

Auch Schlaf spielt eine zentrale Rolle für die Regulation deines Nervensystems. Während des Schlafs kann dein Körper sich regenerieren, Stress verarbeiten und neue Energie aufbauen. Studien zeigen, dass guter Schlaf hilft, Emotionen zu stabilisieren und die Fähigkeit zu fördern, besser mit Herausforderungen umzugehen.

Nachfolgend findest du sieben konkrete Übungen, die dir helfen, auf einer körperlichen Ebene mit dir selbst in Verbindung zu treten. Sie zeigen dir Wege, wie du körperliche Anspannung lösen, Stress abbauen und deinen Körper sanft in den Zustand von Ruhe und Entspannung führen kannst. Jede Übung ist eine Einladung, dir und deinem Körper etwas Gutes zu tun.

1. **Atemübung:**
   Es gibt viele unterschiedliche Atemübungen, die dazu genutzt werden können, unseren Körper besser zu spüren und unser Nervensystem zu regulieren. Hier eine Anleitung zu einer meiner liebsten Atemübungen (»4-5-1«), die dir helfen kann, dein Nervensystem zu beruhigen und dich sicher und geerdet zu fühlen. Diese Atemtechnik ist besonders hilfreich, um Stress abzubauen und in schwierigen Momenten Ruhe zu finden. Die Übung ist so gestaltet, dass sie deinen Körper in einen Zustand der Entspannung versetzt, indem sie deinen Parasympathikus aktiviert.
   * **Einatmen (4 Sekunden)**: Wenn du einatmest, aktivierst du den Sympathikus – den Teil deines Nervensystems, der für Aktivität und Energie sorgt. Deshalb halten wir das Einatmen kürzer, um den Körper nicht zu stark anzuregen.
   * **Ausatmen (5 Sekunden)**: Die verlängerte Ausatmung aktiviert den Parasympathikus, der für Ruhe und Entspannung verantwortlich ist. Ein längeres Ausatmen signalisiert deinem Körper, dass keine Gefahr besteht, und hilft, ihn sanft in einen beruhigenden Zustand zu versetzen.
   * **Halten (1 Sekunde)**: Das kurze Halten nach der Ausatmung gibt deinem Körper eine zusätzliche Sekunde der Ruhe, bevor der nächste Atemzug beginnt. Es verstärkt das Gefühl von Entspannung und schenkt dir einen Moment des Innehaltens.

   Diese Atemübung bringt deinen Körper in einen Zustand der Entspannung, indem sie das Nervensystem beruhigt.

Durch das längere Ausatmen wird der Parasympathikus aktiviert, was folgende Effekte hat:

* **Herzfrequenz sinkt**: Dein Herzschlag verlangsamt sich, und dein Puls wird ruhiger.
* **Muskelspannung lässt nach**: Dein Körper beginnt loszulassen, und du spürst, wie sich die Muskeln entspannen.
* **Blutdruck senkt sich**: Dein Kreislauf wird ruhiger, und der Blutdruck sinkt leicht ab, was zu einem Gefühl der Ruhe beiträgt.
* **Stressemotionen beruhigen sich**: Du spürst, wie sich Gefühle von Angst, Anspannung oder Unruhe nach und nach lösen, und kannst dich im Moment sicherer und wohler fühlen.

Kurzerklärung

Diese Atemübung, auch »4-5-1«-Methode genannt, ist wie ein sanfter Reset-Knopf für dein Nervensystem. Indem du den Atem bewusst lenkst, beruhigst du nicht nur deinen Körper, sondern auch deinen Geist. Stell dir vor, dein Atem ist wie eine Welle: Mit jedem Einatmen sammelst du Energie, und mit jedem verlängerten Ausatmen fließt die Anspannung davon – zurück ins Meer der Ruhe. Es ist nicht wichtig, die Zeiten perfekt einzuhalten; wichtiger ist, dass du einen Rhythmus findest, der dich in deinen inneren Hafen bringt. Diese Übung aktiviert den Vagusnerv, der deinem Körper signalisiert: *»Alles ist gut, du bist sicher.«* Du wirst spüren, wie sich dein Herzschlag verlangsamt, deine Muskeln loslassen und dein Geist klarer wird.

2. **Bodyscan:**
   Der Bodyscan ist eine sanfte Übung, bei der du deinen Körper Schritt für Schritt durchwanderst und bewusst wahrnimmst, was du fühlst – ganz ohne Druck oder Eile. Gerade wenn du traumatische Erfahrungen gemacht hast, ist es normal, dass du oft ein wenig »abgeschaltet« oder vom eigenen Körper losgelöst bist. Der Bodyscan hilft dir, wieder in Kontakt mit deinem Körper zu kommen und Signale besser wahrzunehmen. Dabei lernst du, wie sich Anspannung und Entspannung anfühlen, was wichtig für die Regulation deines Nervensystems ist. Das hilft dir, besser auf dich zu achten und dich insgesamt ruhiger und sicherer zu fühlen.
   a) **Suche dir einen ruhigen Platz:** Finde einen bequemen Ort, an dem du dich wohlfühlst und ungestört bist – das kann dein Bett, eine Matte auf dem Boden oder ein gemütliches Sofa sein. Du kannst dich hinlegen oder eine bequeme Sitzposition einnehmen.
   b) **Nimm dir einen Moment zum Ankommen:** Schließe die Augen und atme tief durch die Nase ein und dann langsam durch den Mund aus. Wiederhole dies ein paarmal. Spüre, wie dein Körper Kontakt mit dem Boden oder der Unterlage hat. Vielleicht merkst du, wie schwer dein Körper wird, oder vielleicht fühlst du dich ganz leicht – beides ist in Ordnung. Lass dich einfach darauf ein, was du spürst.
   c) **Beginne bei deinen Füßen:** Richte deine Aufmerksamkeit auf deinen rechten Fuß. Was nimmst du wahr? Spürst du deine Zehen? Vielleicht ein Kribbeln, Wärme oder Kälte? Oder spürst du gar nichts Bestimmtes? Egal, was du wahrnimmst, nimm es einfach an, ohne etwas ändern zu wollen. Bleibe einen Moment bei deinem rechten Fuß, bevor du dann zum linken Fuß gehst und dasselbe machst.
   d) **Arbeite dich langsam nach oben:** Wandere mit deiner Aufmerksamkeit langsam weiter. Gehe von den Füßen über die Knöchel zu deinen Waden. Fühle, ob es da

irgendeine Spannung oder ein bestimmtes Gefühl gibt. Wenn du nichts spürst, ist das völlig in Ordnung. Manchmal brauchen bestimmte Körperbereiche Zeit, um sich »zu melden«. Dann gehst du weiter zu deinen Knien, Oberschenkeln und schließlich zu deinem Becken.

e) **Spüre deinen Bauch und deinen Brustkorb:** Nimm wahr, wie sich dein Bauch bei jedem Atemzug hebt und senkt. Vielleicht bemerkst du, dass dort eine Spannung ist, oder vielleicht fühlst du dich dort ganz entspannt. Was auch immer du fühlst, versuche es einfach zu bemerken und es da sein zu lassen. Gehe weiter zu deinem Brustkorb und spüre den Atem, wie er deinen Brustraum füllt und wieder verlässt.

f) **Wandere zu deinem Rücken:** Richte nun deine Aufmerksamkeit auf deinen unteren Rücken. Fühlt sich dieser Bereich entspannt an, oder gibt es dort Verspannungen? Nimm einfach wahr, was du fühlst, ohne es zu bewerten. Gehe langsam weiter den Rücken hinauf, bis du bei deinen Schultern ankommst.

g) **Schultern und Arme loslassen:** Spüre die Schultern. Viele Menschen tragen hier viel Anspannung, also versuche bewusst, diesen Bereich wahrzunehmen. Dann geh zu deinen Armen – nimm zuerst die Oberarme wahr, dann die Ellbogen, Unterarme und schließlich die Hände und Finger. Vielleicht spürst du Wärme oder Kälte, vielleicht auch Kribbeln – alles ist okay.

h) **Beachte deinen Hals und deinen Kopf:** Lenke deine Aufmerksamkeit nun auf deinen Hals. Spüre, wie er sich anfühlt, und ob es dort eine Anspannung gibt. Gehe dann weiter zu deinem Kopf. Achte auf dein Gesicht – deinen Kiefer, deine Wangen, die Augenpartie, deine Stirn. Wenn du irgendwo Spannung bemerkst, versuche, sie mit deinem Atem sanft loszulassen.

i) **Den ganzen Körper wahrnehmen:** Nimm dir nun einen Moment, um deinen gesamten Körper wahrzunehmen. Spüre ihn als Ganzes und achte darauf, wie du dich fühlst. Vielleicht fühlst du dich schwerer oder leichter, vielleicht auch ruhiger. Du hast deinen Körper gerade ganz bewusst wahrgenommen, und das ist ein erster Schritt, um dich wieder mit dir selbst zu verbinden.

j) **Zurück in den Raum kommen:** Wenn du bereit bist, öffne langsam die Augen. Beweg dich sanft, strecke dich vielleicht ein wenig, und atme noch ein paarmal tief ein und aus. Lass dir Zeit, wieder zurückzukommen, und spüre, wie dein Körper auf die Bewegungen reagiert.

Kurzerklärung

Der Bodyscan ist wie eine innere Reise durch deinen Körper, bei der du ihn sanft »besuchst« und wahrnimmst. Stell dir vor, dein Bewusstsein ist wie ein warmes Licht, das jeden Bereich deines Körpers streift, von den Zehen bis zum Kopf. Es verweilt dort kurz, um dir zu zeigen, was dein Körper gerade braucht – vielleicht Ruhe, vielleicht einfach nur Anerkennung.

Der Bodyscan beruhigt das Nervensystem, indem er den Parasympathikus aktiviert und Stressreaktionen mildert. Durch die bewusste Wahrnehmung löst sich die Spannung in deinen Muskeln, und dein Geist wird klarer. Diese Übung stärkt deine Verbindung zu deinem Körper und hilft dir, ihn wieder als sicheren Ort wahrzunehmen – ein essenzieller Schritt in der Heilung nach Trauma.

3. **Progressive Muskelrelaxation nach Jacobson (PME):** Setz dich am besten bequem hin oder leg dich hin, wo du dich wohlfühlst. Schließe die Augen, wenn dir das ange-

nehm ist, und nimm ein paar tiefe Atemzüge. Lass uns beginnen:

a) Atme tief ein und aus. Fühle, wie sich deine Lunge füllt und dein Brustkorb weitet. Stell dir vor, du atmest alles Belastende aus.
b) Spann deine Hände und Unterarme an. Mach Fäuste und halte die Spannung für etwa 5 Sekunden. Spür die Kraft in deinen Armen, und dann ... lass los. Fühl, wie die Spannung abfällt und sich Ruhe breitmacht.
c) Weiter zu den Oberarmen: Heb die Arme leicht an und spann die Muskeln für 5 Sekunden an. Halte die Spannung, atme weiter ... und jetzt lass los. Spür die Entspannung, die in deine Arme fließt.
d) Schultern und Nacken: Zieh deine Schultern nach oben zu deinen Ohren und halt sie für ein paar Sekunden angespannt. Spür, wie fest sie sich anfühlen ... und dann lass schnell los. Fühle, wie die Last von deinen Schultern gleitet.
e) Gesicht und Kiefer: Press die Lippen sanft zusammen und kneif die Augen leicht zu. Beiß die Zähne vorsichtig zusammen. Halte das einen Moment ... und dann lass komplett los. Fühl die Entspannung in deinem Gesicht.
f) Brust und Bauch: Spann deine Bauchmuskeln an, als würdest du den Bauchnabel zur Wirbelsäule ziehen. Halte die Spannung ... und dann lass los. Lass den Atem tief und frei fließen.
g) Beine und Füße: Streck deine Zehen nach unten, spann deine Waden und Oberschenkel an. Fühl die Stärke in deinen Beinen ... und jetzt lass alles los. Spür, wie deine Beine schwer und entspannt aufliegen.
h) Nachspüren: Bleib noch einen Moment in dieser Entspannung. Nimm wahr, wie ruhig und entspannt sich dein Körper anfühlt. Lass dich in diese Ruhe hineingleiten, atme tief ein und aus.

Kurzerklärung

Die PME ist wie das Spannen und Lösen einer Feder: Du spürst die Kraft, die sie aufbaut, und lässt sie dann mit einem tiefen Atemzug los. Jede Anspannung, die du bewusst wahrnimmst, bringt dich näher an die Entspannung heran. Dein Körper erinnert sich dabei an die Fähigkeit, loszulassen – ein Gefühl, das nach Trauma oft verloren geht.

Die PME hilft, überschüssige Anspannung in den Muskeln abzubauen und gleichzeitig das Nervensystem zu regulieren. Durch das bewusste Wechselspiel von Anspannung und Entspannung lernt dein Körper, schneller aus dem Stressmodus auszusteigen. Wiederholtes Üben stärkt deine Fähigkeit, bewusst mit deinem Körper zu arbeiten, und schenkt dir ein Gefühl der Kontrolle und Sicherheit.[21]

4. **Dehnen:**
   a) Stelle dich bequem hin oder setze dich aufrecht auf einen Stuhl. Atme tief ein und rolle sanft deine Schultern nach hinten. Hebe sie dabei Richtung Decke, ziehe sie leicht nach hinten und lasse sie entspannt nach unten sinken. Wiederhole diese Bewegung fünfmal in deinem eigenen Tempo. Neige anschließend deinen Kopf langsam zur rechten Seite, als ob dein Ohr die Schulter berühren möchte. Halte diese Position für fünf tiefe Atemzüge. Kehre sanft in die Mitte zurück und wiederhole die Bewegung auf der linken Seite. Spüre dabei, wie sich die Verspannungen in deinem Nacken und den Schultern lösen.
   b) Strecke einen Arm über deinen Kopf und neige deinen Oberkörper sanft zur gegenüberliegenden Seite. Stelle dir vor, wie deine Fingerspitzen die Wand auf der anderen Seite erreichen möchten. Halte diese Dehnung

für fünf bis zehn tiefe Atemzüge. Kehre zur Mitte zurück und wiederhole die Übung mit dem anderen Arm. Fühle, wie dein Oberkörper sich öffnet und du Raum für eine tiefere Atmung schaffst.

c) Setze dich hin und stelle deine Füße flach auf den Boden. Deine Knie zeigen dabei nach oben. Umfasse deine Schienbeine oder Knie mit den Händen, runde sanft deinen Rücken und ziehe das Kinn Richtung Brust. Diese Bewegung ist wie eine kleine Umarmung für deinen Rücken. Atme tief ein und aus und lasse mit jedem Ausatmen ein wenig mehr Spannung los. Spüre, wie dein Rücken sich dehnt und entspannter wird.

d) Strecke einen Arm vor dir aus, die Handfläche zeigt nach oben. Greife mit der anderen Hand deine Fingerspitzen und ziehe sie sanft nach unten, sodass eine leichte Dehnung im Unterarm entsteht. Halte diese Position für einige Atemzüge. Wechsle dann die Seite. Spüre, wie sich die Entspannung über deine Hände und Unterarme ausbreitet, besonders wenn du viel am Computer gearbeitet hast.

e) Setze dich aufrecht hin oder stehe stabil. Wenn du sitzt, bringe deinen rechten Fuß über das linke Knie und lehne dich leicht nach vorne, bis du eine Dehnung in der Hüfte spürst. Wenn du stehst, mache einen Ausfallschritt, indem du ein Bein nach vorne beugst und das hintere Bein lang nach hinten streckst. Halte diese Position für fünf tiefe Atemzüge und wechsle dann die Seite. Fühle, wie sich deine Hüften öffnen und die Anspannung schrittweise nachlässt.

f) Beende die Übung, indem du dich entweder aufrecht hinstellst oder dich bequem hinlegst. Schließe die Augen und nimm einige tiefe Atemzüge. Spüre, wie dein Körper sich jetzt anfühlt – vielleicht ein bisschen leichter, ein bisschen ruhiger. Lass die Entspannung nachwirken und genieße den Moment der Ruhe.

Kurzerklärung

Sanftes Dehnen ist wie das Aufwecken einer schlafenden Pflanze – es gibt deinem Körper Raum, sich zu strecken, sich zu öffnen und Energie aufzunehmen. Jede Bewegung hilft, Spannung aus den Muskeln zu lösen und Flexibilität zurückzugewinnen, sowohl physisch als auch emotional.

Beim Dehnen werden verspannte Muskeln gelockert, die Durchblutung gefördert, und das parasympathische Nervensystem aktiviert. Diese Kombination hilft, Stress abzubauen und dich in deinem Körper sicherer zu fühlen. Regelmäßiges Dehnen erinnert deinen Körper daran, dass Bewegung nicht gefährlich, sondern wohltuend ist – ein wichtiger Schritt in Richtung Selbstfürsorge.

5. **Entspannung durch vibrotaktile Stimulation**
   Unser Nervensystem reagiert auf sensorische Reize wie Berührung und Vibration auf ganz besondere Weise. Studien zeigen, dass rhythmische Stimulation eine beruhigende Wirkung auf das autonome Nervensystem hat. Zahlreiche wissenschaftliche Studien zeigen, dass vibrotaktile Reize das subjektive Wohlbefinden steigern, eine tiefere Entspannung fördern und eine nachweisbare Wirkung auf die Reduktion von Stress und die Regulierung des Nervensystems haben können.[22]
   Geräte wie **Leanto**, **TouchPoints**, **Apollo Neuro** oder **Sensate** machen sich diesen Effekt zunutze. Sie senden feine, taktile Impulse aus, die dein Körper kontinuierlich wahrnimmt. Diese sanften Vibrationen signalisieren deinem Gehirn: **»Du bist sicher.«** Sie helfen dabei, Stress zu reduzieren, das Nervensystem in Balance zu bringen und Entspannung zu fördern – egal, ob du sitzt, stehst oder in Bewegung bist.
   Dabei spielt es keine Rolle, **wo** du die Vibration am Körper

spürst – wichtig ist nur, **dass** du sie spürst. Das Gehirn nimmt den taktilen Reiz wahr und verarbeitet ihn als beruhigendes Signal, unabhängig davon, ob das Gerät in der Hand gehalten, in die Hosentasche gesteckt, am Arm befestigt oder an einer anderen Körperstelle getragen wird. Leanto wurde von meinem Mann und mir entwickelt.

Vorteile der Anwendung:

* **Einfach und jederzeit nutzbar** – Du kannst das Gerät ganz nebenbei anwenden, während du arbeitest, liest oder fernsiehst.
* **Flexibel im Alltag** – Ideal für stressige Momente, in denen du keine Zeit oder Energie für andere Methoden wie Yoga oder Achtsamkeitsübungen hast.
* **Überall einsetzbar** – Leicht mitzunehmen, egal ob zu Hause, im Büro oder unterwegs.
* **Effektiv – ganz ohne Anstrengung** – Dein Körper reagiert automatisch auf die sanften Impulse, ohne dass du sie bewusst wahrnehmen musst.

Was ich daran so liebe, ist, dass es endlich einen Raum schafft, in dem man nichts leisten muss, um sein Nervensystem zu beruhigen. Trauma ist nichts, wofür Betroffene etwas können – es wurde ihnen auferlegt. Und doch verbringen so viele ihr Leben damit, die Folgen zu tragen: den Schmerz, die Überforderung, das unermüdliche Suchen nach innerer Ruhe. Es fühlt sich so ungerecht an, dass gerade diejenigen, die so viel Leid erfahren haben, oft die größte Anstrengung aufbringen müssen, um sich selbst wieder spüren zu können. Um sich sicher zu fühlen. Um endlich wieder bei sich anzukommen.

Kurzerklärung

Diese Geräte wirken wie ein beruhigender Herzschlag in deinen Händen – sanft, rhythmisch und konstant. Sie signalisieren deinem Körper Sicherheit und schenken dir eine Pause vom inneren Lärm, der durch Trauma oft entsteht. Du musst nichts tun, nur spüren.

Die sanfte, rhythmische Vibration stimuliert sensorische Rezeptoren in der Haut und aktiviert den Vagusnerv, der eine zentrale Rolle in der Regulation des parasympathischen Nervensystems spielt. Dadurch wird die Ausschüttung von Stresshormonen reduziert und ein Zustand von Entspannung und Sicherheit gefördert. Diese sensorische Rückmeldung hilft, das Nervensystem zu beruhigen und unterstützt den Übergang aus dem Überlebensmodus in einen Zustand von Ruhe und Erholung. Diese Geräte schenken dir das Gefühl, gehalten und geschützt zu sein – ein liebevoller Begleiter auf deinem Weg der Heilung.

6. **Erden:**
   Suche dir einen ruhigen Platz, an dem du dich wohlfühlst. Du kannst diese Übung im Stehen, Sitzen oder sogar im Liegen machen – wie es dir am angenehmsten ist. Lass uns gemeinsam durch diese Schritte gehen.
   a) **Verbindung mit der Erde** – Wenn du stehst, stell dir vor, dass deine Füße fest auf dem Boden verwurzelt sind. Spüre die Verbindung zur Erde unter dir. Wenn du sitzt oder liegst, nimm wahr, wie dein Körper Kontakt mit der Unterlage hat. Spüre die Schwere deines Körpers und wie er gehalten wird.
   b) **Atme tief und ruhig** – Atme langsam ein und aus, ganz bewusst. Lass den Atem in deinen Bauch fließen und spür, wie sich dein Bauch sanft hebt und senkt. Stell

dir vor, dass du bei jedem Einatmen Energie und Ruhe aufnimmst und beim Ausatmen alle Sorgen loslässt.

c) **Visualisiere Wurzeln** – Stell dir vor, dass aus deinen Füßen oder deinem Körper Wurzeln wachsen, tief in die Erde hinein. Fühl, wie diese Wurzeln immer tiefer und fester werden, dich sicher verankern und dir Halt geben. Mit jedem Atemzug wachsen diese Wurzeln weiter, bis du ganz fest und stabil verankert bist.

d) **Wahrnehmen der Umgebung** – Öffne langsam die Augen, wenn sie geschlossen waren, und schau dich um. Nimm ganz bewusst drei Dinge wahr, die du sehen kannst. Lausche nach drei Geräuschen, die du hörst, und spür dann drei Dinge, die du gerade fühlst – vielleicht den Boden unter deinen Füßen, die Kleidung auf deiner Haut oder die Luft, die dich umgibt.

e) **Sanfte Bewegung** – Wenn du möchtest, kannst du deine Hände sanft reiben, deine Füße leicht bewegen oder dich etwas dehnen, um deinen Körper noch mehr zu spüren. Mach kleine Bewegungen, die dir angenehm sind, um dich wieder mit deinem Körper zu verbinden.

f) **Dankbarkeit und Abschluss** – Schließe die Übung, indem du dir einen Moment der Dankbarkeit schenkst. Danke deinem Körper, dass er dich trägt und dir Sicherheit gibt. Nimm noch ein paar tiefe Atemzüge und erinnere dich daran, dass du jederzeit zu diesem Gefühl der Erdung zurückkehren kannst.

Kurzerklärung

Erden ist eine wunderbare Methode, um dich zu zentrieren, wenn dich der Alltag aus der Bahn wirft. Durch die bewusste Wahrnehmung deiner Füße auf dem Boden und die Vorstellung, dass Wurzeln dich fest verankern, signalisierst du deinem Körper Sicherheit. Diese Übung ist ideal, wenn du dich nach einem stressigen Tag zerstreut fühlst – setze dich, stelle die Füße fest auf den Boden, spüre den Kontakt zur Erde und lass deine Gedanken zur Ruhe kommen.

7. **Sanfte Bewegung:**
   a) Finde einen ruhigen Platz: Setz dich auf einen Stuhl oder in einen Sessel, in dem du dich wohlfühlst. Wenn du magst, kannst du dich auch auf den Boden setzen und deine Beine überkreuzen.
   b) Schließe die Augen und atme tief ein und aus: Lass den Atem ruhig fließen und lass mit jedem Ausatmen ein wenig Anspannung los.
   c) Beginne sanft zu schaukeln: Lehn dich ein wenig nach vorne und dann wieder zurück. Spüre, wie der Körper bei dieser sanften Bewegung hin- und hergleitet. Du kannst auch seitlich schaukeln, wenn sich das für dich angenehmer anfühlt.
   d) Finde deinen Rhythmus: Lass die Bewegung ganz natürlich und entspannt sein, ohne Eile oder Druck. Spüre, wie der Rhythmus dich beruhigt und wie sich dein Körper schwer und entspannt anfühlt.
   e) Verbinde dich mit deinem Körper: Nimm wahr, wie die Bewegung dich im Hier und Jetzt hält. Spüre den Kontakt der Füße mit dem Boden oder das Gewicht deines Körpers auf der Unterlage.
   f) Nachspüren: Wenn du das Gefühl hast, dass es genug ist, lass das Schaukeln langsam ausklingen und spüre einen Moment nach, wie dein Körper sich jetzt anfühlt. Bleibe noch einige Atemzüge in dieser Entspannung.

Kurzerklärung

Sanfte Bewegung wie Schaukeln oder leichtes Wiegen kann dir helfen, in Momenten innerer Unruhe wieder zu dir selbst zu finden. Die rhythmischen Bewegungen erinnern deinen Körper an Geborgenheit, ähnlich wie ein Wiegen in der Kindheit. In einer stressigen Situation, etwa wenn du in einer Warteschlange stehst, kannst du sanft von einem Bein auf das andere schaukeln und dabei deinen Atem spüren. So beruhigst du dich, ohne dass es jemand bemerkt.

Einfache Methoden, um deinen Körper zu regulieren

Es gibt viele kleine, wirksame Wege, um deinen Körper zu regulieren und Entspannung zu finden – und das jederzeit. Hier noch ein paar Beispiele.

- **Kalte Dusche:** Beende deine Dusche mit kaltem Wasser. Es erfrischt, belebt und hilft deinem Körper, Stress abzubauen.
- **Tanzen:** Beweg dich frei zur Musik, löse Spannungen und spüre die Freude in deinem Körper.
- **Klopfen:** Klopfe sanft mit den Fingerspitzen auf Arme, Beine oder die Brust – intuitiv und so, wie es sich für dich gut anfühlt.
- **Schütteln:** Lass deinen Körper locker und schüttle Arme, Beine oder Schultern. Diese Bewegung löst angestaute Anspannung.
- **Summen oder Singen:** Sanfte Vibrationen durch Summen oder Singen beruhigen dein Nervensystem und fördern die innere Ruhe.

Diese einfachen Methoden helfen deinem Körper, sich zu regulieren und wieder ins Gleichgewicht zu kommen. Sie sind flexibel, jederzeit umsetzbar und ein liebevolles Geschenk, das du dir selbst machen kannst.

Wirkmechanismus der körperlichen Regulation

Die körperliche Regulation bildet einen zentralen Pfeiler im Prozess der Selbstheilung. Unser Körper speichert die Auswirkungen von Stress und Trauma auf zellulärer Ebene. Diese »Speicherungen« zeigen sich in Form von Muskelverspannungen, Atemmustern und einer andauernden Aktivierung des sympathischen Nervensystems. Körperliche Regulation zielt darauf ab, diese gespeicherten Muster zu lösen und dem Körper ein Gefühl von Sicherheit zurückzugeben. Sie setzt da an, wo Worte oder Gedanken allein nicht ausreichen.

Neurophysiologische Grundlagen

1. **Aktivierung des parasympathischen Nervensystems:**
   Körperliche Übungen wie bewusste Atemtechniken, progressive Muskelentspannung, Achtsamkeit oder vibrotaktile Geräte aktivieren den Vagusnerv und das parasympathische Nervensystem und führen zu einem Zustand von Ruhe und Erholung.
2. **Auflösung muskulärer Spannung:**
   Chronische Anspannung wird durch Bewegung, Dehnung oder gezielte Lockerungsübungen bewusst wahrgenommen und abgebaut. Dadurch werden Signale an das Gehirn gesendet, die Sicherheit und Entspannung vermitteln.
3. **Veränderung der Herzratenvariabilität (HRV):**
   Die HRV, ein Indikator für die Anpassungsfähigkeit des Nervensystems, verbessert sich durch regelmäßige körperliche Regulation. Eine höhere HRV steht für eine bessere Fähigkeit, Stress zu bewältigen und sich zu regenerieren.
4. **Förderung der sensorischen Integration:**
   Körperliche Übungen helfen, die Wahrnehmung von Körperempfindungen zu schärfen und zu stabilisieren. Dies ist

besonders wichtig für Menschen, die durch Trauma den Kontakt zu ihrem Körper verloren haben. Die bewusste Körperwahrnehmung fördert die neuronale Integration zwischen sensorischen und motorischen Arealen des Gehirns.

Langfristige Effekte körperlicher Regulation

1. **Neuroplastizität und neue Muster:**
   Regelmäßige körperliche Übungen trainieren das Nervensystem, aus dem Überlebensmodus auszusteigen und neue, gesunde Muster zu etablieren. Die Balance zwischen dem sympathischen und parasympathischen System wird wiederhergestellt.
2. **Abbau von Stresshormonen:**
   Chronisch erhöhte Cortisolwerte werden durch körperliche Regulation nachhaltig gesenkt. Gleichzeitig fördert die Bewegung die Freisetzung von Endorphinen und Serotonin, die das Wohlbefinden steigern.
3. **Vertrauen in den Körper:**
   Viele traumatisierte Menschen empfinden ihren Körper als unsicher oder feindlich. Körperliche Regulation hilft, diese Wahrnehmung zu verändern und ein Gefühl von Stabilität und Sicherheit zurückzugewinnen.[23]

Abschließende Gedanken

Körperliche Regulation ist eine liebevolle Einladung an dich selbst, in deinen Körper zurückzukehren. Dein Körper ist ein treuer Begleiter, der all deine Erlebnisse mit dir trägt – die schönen und die schmerzhaften. Indem du lernst, auf seine Signale zu hören, schenkst du dir selbst die Möglichkeit, im Moment anzukommen und innere Sicherheit zu finden. Jede bewusste Bewegung und jede achtsame Atmung ist ein Schritt in Richtung Heilung. Du darfst deinem Körper vertrauen, denn er ist dein stärkster Verbündeter auf dem Weg zu Ruhe und Balance. Die Übungen, die du hier kennengelernt hast, sind Werkzeuge, die dich stärken, beruhigen und dir helfen, auch in stürmischen Zeiten in deiner Kraft zu bleiben.

Im nächsten Kapitel wenden wir uns den Emotionen zu – den stillen und oft überwältigenden Botschaften, die unser Inneres uns sendet. Du wirst erfahren, wie du sie besser verstehen und regulieren kannst.

11 Emotionale Regulation

Emotionen können uns mit einer Intensität überwältigen, die kaum in Worte zu fassen ist. Wenn Trauer, Angst oder Wut unseren inneren Raum füllen, verlieren wir oft den Zugang zu einem Gefühl von Sicherheit und Geborgenheit. Die folgenden emotionalen Übungen unterstützen dich dabei, den Aufruhr in deinen Gefühlen zu besänftigen. Ziel ist es, dein emotionales Nervensystem zu beruhigen und dir den Raum zu geben, in dem deine Gefühle sanft gehalten und verarbeitet werden können.

Wenn dein Nervensystem emotional beruhigt ist, spürst du eine innere Gelassenheit und Akzeptanz gegenüber deinen Gefühlen. Intensive Emotionen fühlen sich nicht mehr so überwältigend an, und du empfindest ein Gefühl der Geborgenheit und Sicherheit in dir selbst.

Um emotionale Ruhe zu finden, sind Achtsamkeit und Selbstmitgefühl entscheidend. Übungen helfen, die dich unterstützen, deine Gefühle ohne Bewertung zu beobachten und anzunehmen. Es braucht den Mut, in Kontakt mit dem eigenen Inneren zu treten und Gefühle fließen zu lassen.

Begriffsdefinition Emotionsregulation

Der Begriff der Emotionsregulation bezieht sich auf den Prozess und die Fähigkeit, unsere Emotionen bewusst wahrzunehmen, zu verstehen und zu beeinflussen, um damit verbundenes Verhalten und Erleben zu verändern. Emotionsregulation kann sowohl bewusst als auch unbewusst erfolgen und umfasst eine Vielzahl von Strategien. Eine effektive Emotionsregulation kann dazu beitragen, Stress zu reduzieren, die Stimmung zu verbessern, Beziehungen zu stärken und das allgemeine Wohlbefinden zu erhöhen. Auch führt sie letzten Endes zu geringeren langfristigen negativen Konsequenzen von starken negativen Emotionen und begünstigt die Auslebung unserer Wünsche und Bedürfnisse.

Im 9. Kapitel haben wir uns ausführlich mit kognitiven Regulationsstrategien beschäftigt, gefolgt vom Kapitel zu körperlichen Regulationsstrategien. Nun wenden wir uns den emotionalen Regulationsstrategien zu – einer Ebene, die oft erst dann zugänglich wird, wenn wir die ersten beiden Regulationsschritte gegangen sind. Die Reihenfolge ist dabei kein Zufall: Kognitive Strategien helfen uns, unsere Gedanken zu sortieren, belastende Denkmuster zu durchbrechen und erste Klarheit zu gewinnen. Sie schaffen eine Grundlage, um die Welt und unsere inneren Prozesse mit mehr Ruhe und Distanz zu betrachten.

Im nächsten Schritt können körperliche Regulationsstrategien uns dabei helfen, Anspannungen zu lösen und unser Nervensystem zu beruhigen. Denn häufig sind wir, wenn wir gestresst oder überfordert sind, entweder völlig von unseren Gefühlen abgeschnitten oder erleben sie so intensiv, dass sie uns überwältigen und mitreißen. Durch die körperliche Regulation schaffen wir eine Grundlage, um aus diesem Zustand herauszukommen. Wir verlassen den Überlebensmodus, gewinnen Zugang zu unserem Inneren und können unsere Emotionen wieder in einer ausgewogenen Weise wahrnehmen und verarbeiten.

Oft wird die Emotionsregulation leichter und effektiver, wenn wir die ersten beiden Schritte gegangen sind. Unser Nervensystem überreagiert dann nicht mehr so massiv, und wir können mit unseren Gefühlen leichter auf eine Weise umgehen, die heilsam ist und uns stärkt. Die emotionalen Regulationsstrategien, die ich dir im Folgenden vorstellen möchte, bauen genau auf diesen Prozessen auf. Sie helfen dir, wieder in Verbindung mit deinen Gefühlen zu treten, sie zu erkennen, zuzulassen und liebevoll zu regulieren.

1. **Selbstmitgefühl entwickeln**
   Selbstmitgefühl ist eine der kraftvollsten Strategien, um Emotionen zu regulieren. In Kapitel 3 haben wir ausführlich besprochen, wie du diese Haltung entwickeln kannst, denn sie hilft dir, liebevoll und geduldig mit dir selbst umzugehen – besonders in herausfordernden Momenten.
   Wir erinnern uns – sprich zu dir wie zu einem guten Freund: *»Es ist okay, dass ich mich so fühle. Ich darf mir Zeit nehmen, um zu heilen.«* Solche Worte aktivieren dein parasympathisches Nervensystem, senken Stresshormone und geben dir ein tiefes Gefühl von Sicherheit.

Kurzerklärung

Selbstmitgefühl ist wie ein schützender Mantel, den du dir umlegen kannst. Es schenkt dir Trost, stärkt deine innere Ruhe und hilft dir, dich auch in schwierigen Zeiten gehalten zu fühlen.

2. **Gefühle wahrnehmen und benennen**
   Wir haben bereits ausführlich besprochen, wie du Emotionen wahrnehmen und benennen kannst (siehe Kapitel 7). Das Benennen von Gefühlen ist eine kraftvolle Methode, um sie bewusst wahrzunehmen und zu regulieren. Es bringt Klarheit und stärkt deine Verbindung zu dir selbst.
   Setze dich an einen ruhigen Ort, atme tief ein und spüre in deinen Körper hinein. Gibt es Spannungen, wie ein Kloß im Hals oder ein Ziehen im Bauch? Frage dich: *»Was fühle ich gerade?«* Sprich es aus oder schreibe es auf: *»Ich bin traurig«*, *»Ich bin wütend«*, *»Ich habe Angst«*. Wenn mehrere Emotionen da sind, benenne sie alle. Ein Beispiel: *»Ich spüre Traurigkeit und Wut. Das ist okay, ich nehme sie an.«*

Kurzerklärung

Gefühle zu benennen, ist wie ein Licht in der Dunkelheit. Es bringt Ordnung in das Chaos und hilft dir, das scheinbar Überwältigende greifbar zu machen. So findest du zu mehr innerer Ruhe und Klarheit.

3. **Inneres-Kind-Übungen**
   Hier habe ich zwei Übungen für dich, die mich tief berühren und die ich sehr schätze. Anfangs mag es sich ungewohnt oder sogar seltsam anfühlen, doch wenn du dich darauf einlässt, wirst du merken, wie gut es tut.

   Übung 1: Ein Moment der Verbindung mit dir selbst
   Setz dich an einen ruhigen Ort, an dem du dich wohlfühlst, und schließe die Augen. Stell dir vor, du spazierst über eine weitläufige, grüne Wiese. Die Sonne scheint sanft auf deine Haut, und ein leichter Wind streicht durch dein Haar. In der Nähe siehst du einen Spielplatz – bunt, lebendig, voller Möglichkeiten. Als du näher kommst, bemerkst du ein Kind, das allein auf der Schaukel sitzt. Es ist etwa sieben Jahre alt. Langsam erkennst du: Dieses Kind bist du selbst, in einer Zeit, die so weit weg scheint und doch immer noch ein Teil von dir ist.
   Zunächst wirkt das Kind vorsichtig, vielleicht etwas ängstlich. Doch dann blickt es auf, und ein Lächeln breitet sich über sein Gesicht aus. Es erkennt dich – und du spürst, wie sehr es sich freut, dass du da bist. Du gehst auf das Kind zu, setzt dich zu ihm und nimmst es sanft in den Arm. *»Ich bin hier«*, sagst du, *»und ich sehe dich.«*
   Nimm dir Zeit, mit diesem Kind zu sprechen. Sag ihm all die Dinge, die es hätte hören sollen, aber leider nie gehört hat. Und bleib noch eine Weile. Vielleicht möchtest du das

Kind einfach nur halten oder ihm zuhören. Spüre, wie eine warme Verbindung zwischen euch entsteht – eine Verbindung, die dich mit dem Teil in dir verbindet, der immer noch Liebe und Sicherheit sucht.
Wenn du bereit bist, verabschiede dich liebevoll von dem Kind, mit dem Wissen, dass du immer wieder zu ihm zurückkehren kannst. Öffne langsam die Augen und nimm die Ruhe und Geborgenheit dieses Moments mit in deinen Alltag.

Übung 2: Ein Fest der Begegnung
Schließe deine Augen, atme tief ein und aus, und stelle dir vor, wie du auf einer friedlichen Lichtung stehst. Die Sonne wärmt sanft dein Gesicht, ein leichter Wind streicht durch dein Haar, und das leise Rauschen der Blätter umgibt dich.
In der Ferne bemerkst du zwei Gestalten, die miteinander sprechen und lachen. Als du näher kommst, erkennst du sie: dein jüngeres Ich, voller Lebendigkeit und Neugier, etwa sechs Jahre alt, und dein älteres Ich, weise, gelassen und voller Wärme, vielleicht 70 Jahre alt. Die beiden scheinen eine ganz besondere Verbindung zu haben, eine Vertrautheit, die dich sofort berührt.
Als sie dich sehen, winken sie dir freudig zu. Dein jüngeres Ich rennt auf dich zu, nimmt deine Hand und führt dich zu einem liebevoll vorbereiteten Ort – vielleicht eine Bank unter einem Baum, ein Picknickplatz oder eine Feuerstelle. Dein älteres Ich begrüßt dich mit einem sanften Lächeln und sagt: »*Wir haben auf dich gewartet.*«
Gemeinsam setzt ihr euch, und während dein jüngeres Ich fröhlich von Träumen und Abenteuern erzählt, fügt dein älteres Ich mit ruhiger Stimme hinzu: »*Weißt du, am Ende wird alles gut. Auch wenn es zwischendurch wirklich hart ist, du schaffst das. Vertraue darauf. Ich bin der Beweis dafür, dass es sich lohnt, den Weg weiterzugehen.*«
Du spürst, wie diese Worte dich erreichen, wie sie dir Zuversicht schenken. Ihr lacht, teilt Geschichten und feiert die-

sen Moment des Zusammenseins. Dein jüngeres Ich sagt strahlend: *»Ich freue mich auf all die Abenteuer!«* Und dein älteres Ich fügt hinzu: *»Und ich bin so stolz darauf, wie du sie gemeistert hast.«*
Zum Abschied nehmen beide dich in die Arme. Dein jüngeres Ich voller Leichtigkeit und dein älteres Ich mit einem liebevollen Trost, der dir Kraft gibt. *»Wir sind immer hier für dich, in dir«*, sagen sie gemeinsam. *»Du bist nie allein.«*
Langsam kehrst du in den Moment zurück, öffnest die Augen und nimmst dieses Gefühl von Liebe, Vertrauen und Weisheit mit dir. Du bist gestärkt und bereit, deinen Weg weiterzugehen – in dem Wissen, dass es am Ende gut wird.

Kurzerklärung

Stell dir vor, du begegnest deinem jüngeren Ich – ein Kind, das Trost und Sicherheit sucht. Du setzt dich zu ihm, hältst es liebevoll und sagst: *»Ich bin hier für dich.«* Diese Übung verbindet dich mit alten, unerfüllten Bedürfnissen und schenkt dir die Möglichkeit, diese mit Mitgefühl zu heilen. Dein älteres Ich schenkt dir Zuversicht, Vertrauen und die Gewissheit, dass du alle Herausforderungen meistern kannst. Es erinnert dich daran, dass Wachstum möglich ist und dass die Anstrengungen sich lohnen. Du stärkst damit nicht nur dein emotionales Wohlbefinden, sondern beruhigst auch dein Nervensystem durch die Ausschüttung von Oxytocin, das dir Geborgenheit und Trost schenkt.

4. **Musik hören**
   Setz dich bequem hin und wähle ein Musikstück, das zu deiner aktuellen Stimmung passt. Schließe die Augen und lausche der Musik. Lass die Klänge durch deinen Körper

fließen und erlaube dir, die Emotionen zu spüren, die die Musik hervorruft. Wähle zum Beispiel beruhigende Melodien, wenn du angespannt bist, oder traurige Lieder, wenn du Trost suchst.

Kurzerklärung

Musik ist der Schlüssel zu deinen Emotionen. Wähle ein Lied, das zu deiner Stimmung passt, und lass die Klänge durch dich fließen. Ob sanfte Melodien dich beruhigen oder kraftvolle Beats dich aufbauen – Musik erreicht dein limbisches System direkt und stimuliert die Freisetzung von Dopamin. Dadurch lösen sich Spannungen, und du findest eine emotionale Balance, die dich trägt.

5. **Gefühle körperlich ausdrücken**
   Wut, Trauer, Angst, Scham und Schuld – all diese Gefühle manifestieren sich oft auch in unserem Körper. Und auch auf körperlicher Ebene können wir sie ausdrücken und loslassen, ohne dass sie uns überwältigen.
   Wut ist eine kraftvolle Energie, die nach Bewegung verlangt. Lass sie durch deinen Körper fließen: Stampfe fest mit den Füßen auf den Boden, schüttle deine Arme und Beine oder schlage in ein Kissen. Du kannst auch energische Bewegungen machen, wie Seilspringen, Boxbewegungen in die Luft oder kräftige Schritte auf der Stelle. Diese physischen Aktivitäten helfen dir, die angestaute Energie der Wut abzubauen. Wenn du möchtest, finde einen Ort, an dem du laut schreien kannst – sei es draußen in der Natur oder in deinem Auto. Schreien ist eine direkte Möglichkeit, den Druck in deinem Körper zu lösen und dich befreit zu fühlen.
   Trauer fühlt sich oft schwer an und bringt ein Bedürfnis

nach Trost und Geborgenheit mit sich. Lass die Trauer durch langsame, sanfte Bewegungen Ausdruck finden: Wiege deinen Körper hin und her, als würdest du dich selbst umarmen (siehe Kapitel 10). Umfasse dich mit deinen Armen oder kuschle dich in eine weiche Decke, die deinen Körper wärmt und schützt. Wenn dir nach Weinen ist, lasse die Tränen zu. Spüre, wie dein Körper mit jedem Atemzug ein Stück des Schmerzes loslässt und sich leichter anfühlt.

Angst kann deinen Körper anspannen und dich wie gelähmt fühlen lassen. Setze hier auf Bewegung, die deinen Körper in einen Fluss bringt. Schüttle deine Hände, Füße oder den ganzen Körper, um die angestaute Anspannung zu lösen. Spaziergänge oder leichtes Laufen können ebenfalls helfen, die überschüssige Energie abzubauen. Für mehr Stabilität und Sicherheit versuche eine Erdungsübung: Stell dir vor, dass deine Füße tiefe Wurzeln in die Erde schlagen. Spüre den festen Kontakt zum Boden und lass deinen Körper von dieser Stabilität getragen werden (siehe Kapitel 10). Deine Atmung kannst du bewusst verlängern – atme tief ein, halte kurz inne und atme langsam wieder aus. Dies hilft deinem Körper, sich zu beruhigen.

Scham kann ein Gefühl sein, das dich zusammenziehen und klein machen will. Bewege dich bewusst, um deinen Körper aus dieser Starre zu befreien: Öffne deine Arme weit, als würdest du die Welt umarmen, strecke dich oder mache sanfte Dehnübungen. Stell dir vor, du schüttelst die Scham wie eine schwere Last von deinen Schultern ab. Du kannst auch visualisieren, wie du einen schweren Mantel ablegst, der dich belastet hat, und dann aufrecht und frei dastehst. Diese bewussten Bewegungen schenken dir Raum und helfen deinem Körper, sich wieder aufzurichten.

Schuld fühlt sich oft wie ein Druck auf der Brust oder Schwere auf den Schultern an. Um diese körperlichen Empfindungen zu lösen, setze auf gezielte Bewegung: Kreise deine Schultern langsam, schüttle deine Arme aus oder drücke mit den Handflächen leicht gegen eine Wand, um die

Spannung herauszulassen. Atme dabei bewusst in die Stellen deines Körpers, die sich schwer oder belastet anfühlen, und stelle dir vor, wie die Schuld mit jedem Ausatmen von dir abfällt. Abschließend kannst du deine Hände auf dein Herz legen und sanften Druck ausüben, um dir selbst Trost zu spenden und deinen Körper zu beruhigen.
Gefühle auf körperlicher Ebene auszudrücken, bringt dich in Kontakt mit dir selbst. Indem du dich bewegst, spürst du, wo die Emotionen in deinem Körper sitzen, und kannst sie auf eine heilsame Weise loslassen. So stärkst du nicht nur deinen Körper, sondern schenkst dir selbst auch innere Ruhe und Balance.

Kurzerklärung

Emotionen im Körper festzuhalten, ist wie eine angespannte Feder – irgendwann braucht sie Entladung. Lass Wut durch kräftige Bewegungen fließen, schüttle Angst aus deinen Händen oder wiege Trauer in sanften, rhythmischen Bewegungen. Dein Körper darf sich frei ausdrücken, und mit jeder Bewegung löst du Spannungen und findest zurück in einen Zustand von Leichtigkeit und innerer Freiheit.

6. **Kreativer Ausdruck**
   Gefühle durch kreativen Ausdruck sichtbar zu machen, eröffnet einen Raum, in dem Emotionen in einer sicheren und greifbaren Weise erlebbar werden. Malen ist eine kraftvolle Möglichkeit: Nutze Farben, Formen und Bewegungen, um das, was in dir vorgeht, auf Papier zu bringen. Für Wut könnten das kräftige, schnelle Striche in intensiven Farben sein, während Trauer vielleicht sanfte, fließende Linien oder ge-

dämpfte Töne findet. Es geht nicht darum, ein Kunstwerk zu schaffen, sondern die Emotionen aus dir herausfließen zu lassen.

Schreiben bietet eine ähnliche Tiefe. Halte deine Gedanken, Gefühle oder Erinnerungen in einem Tagebuch fest, schreibe Gedichte, die dein Inneres widerspiegeln, oder formuliere Briefe – an dich selbst, an einen geliebten Menschen oder an das Leben. Worte können dabei helfen, das, was schwer zu greifen ist, in eine klare Form zu bringen und zu ordnen (siehe auch Kapitel 9).

Kreativer Ausdruck ist eine wirkungsvolle Möglichkeit, Gefühle zu kanalisieren und sichtbar zu machen, ohne sie zu bewerten oder zu kontrollieren. Es zählt nicht das Ergebnis, sondern der Prozess.

Kurzerklärung

Kreativität ist ein sicherer Raum, in dem deine Gefühle Gestalt annehmen dürfen. Male, schreibe oder forme deine Emotionen in Farben, Worte oder Bilder. Lass sie fließen, ohne zu bewerten. Der Prozess selbst ist heilsam: Er löst emotionale Blockaden, reduziert Stresshormone und bringt dich in Kontakt mit deinem inneren Erleben. So findest du Klarheit und Erleichterung – ganz ohne Druck oder Perfektion.

7. **Verbindung zu anderen**

Manchmal ist das, was wir am meisten brauchen, ein offenes Ohr – jemanden, der einfach da ist und zuhört, ohne zu bewerten. Mit einem guten Freund oder einer vertrauten Person zu sprechen, kann eine enorme emotionale Erleichterung bringen. Wenn wir unsere Gefühle aussprechen, verlieren sie oft an Schwere, weil sie geteilt und nicht mehr allein getragen werden müssen.

Verbindung entsteht durch ehrliches Teilen. Das bedeutet nicht, dass du jede Kleinigkeit erzählen musst – es reicht, das zu teilen, was sich gerade richtig anfühlt. Ein Gespräch kann dir helfen, deine Gedanken zu sortieren, Klarheit zu gewinnen und dich weniger allein zu fühlen. Vielleicht möchtest du sagen: *»Ich fühle mich gerade überfordert, und ich weiß nicht genau, warum.«* Oder: *»Ich habe mich gerade so geärgert, und ich brauche jemanden, der einfach zuhört.«*

Genauso wichtig wie das Teilen ist das Zuhören. Es ist eine Form von Nähe, wenn jemand dir Raum gibt, ohne dich zu unterbrechen, und signalisiert: *»Ich bin hier für dich.«* Dabei muss die andere Person keine Lösung finden oder Ratschläge geben – es reicht, da zu sein. Dieses Gefühl von Verbundenheit kann dir das Vertrauen geben, dass du mit deinen Gefühlen nicht allein bist.

Manchmal helfen kleine Rituale, um ein Gespräch noch wohltuender zu machen. Trefft euch an einem gemütlichen Ort, geht gemeinsam spazieren oder setzt euch mit einer Tasse Tee zusammen. Solche Details schaffen eine Atmosphäre, in der sich Offenheit und Nähe leichter entfalten können.

Auch körperliche Nähe kann Trost spenden. Eine Umarmung, eine Hand, die deine hält, oder ein Schulterklopfen können viel ausdrücken, wenn Worte nicht ausreichen. Es zeigt: *»Ich bin hier bei dir.«*

Wenn du merkst, dass es dir schwerfällt, jemanden anzusprechen, könntest du mit einer Nachricht beginnen. Sag ehrlich, wie du dich fühlst, und dass du gerne reden würdest. Die meisten Menschen, die dir nahestehen, werden sich freuen, dir beizustehen. Und selbst wenn das Reden schwierig ist, kann das einfache Zusammensein schon helfen – schweigend nebeneinandersitzen, einen Film schauen oder gemeinsam kochen.

Kurzerklärung

Ein Gespräch kann wie ein Rettungsanker wirken. Wenn du deine Gefühle teilst, verlierst du das Gefühl, sie allein tragen zu müssen. Ob bei einem Tee oder einem Spaziergang – ehrliche Worte und aufmerksames Zuhören aktivieren den Vagusnerv und vermitteln Sicherheit. Nähe entsteht, und du wirst erinnert: Du bist nicht allein, auch wenn es sich manchmal so anfühlt.

Wirkmechanismus der emotionalen Regulation

Emotionale Regulation geht weit über den Moment hinaus. Sie bietet dir nicht nur Erleichterung in schwierigen Situationen, sondern stärkt langfristig deine Fähigkeit, innere Sicherheit und Stabilität zu finden. Diese Übungen sprechen tiefere Ebenen deines Nervensystems an und fördern Heilung, die nachhaltig wirkt.

Weil Trauma und chronischer Stress oft die Fähigkeit blockieren, Gefühle zuzulassen, sind wir in einer Dauerschleife von Übererregung oder emotionaler Taubheit gefangen. Hier setzt emotionale Regulation an: Sie hilft dir, nicht nur auf kognitiver Ebene zu verarbeiten, sondern Gefühle wirklich zu spüren, zu verstehen und zu integrieren.

Diese emotionalen Übungen aktivieren den ventralen Vagusnerv, einen zentralen Teil des parasympathischen Nervensystems, der für emotionale Sicherheit, soziale Verbindung und Regeneration verantwortlich ist. Dieser wichtige Teil des parasympathischen Nervensystems ist wie ein innerer Ruheanker. Er reguliert Herzfrequenz, Atemmuster und emotionale Reaktionen, indem er Signale von Sicherheit und Verbundenheit sendet. Wenn der Vagusnerv aktiviert wird, kannst du dich entspannen, deine Gefühle klarer wahrnehmen und dich sicherer in dir selbst fühlen.[24]

Auf neurophysiologischer Ebene fördern diese Übungen die Kommunikation zwischen der Amygdala und dem präfrontalen

Kortex. Die Amygdala, die auf wahrgenommene Bedrohungen reagiert, wird durch die regulierende Wirkung des präfrontalen Kortex gedämpft. Diese Verbindung wird durch emotionale Übungen gestärkt, sodass die Amygdala weniger Alarm schlägt und du in emotional intensiven Momenten bewusster reagieren kannst.

Wenn du dir selbst Mitgefühl schenkst oder dich innerlich mit deinem jüngeren Ich verbindest, signalisierst du deinem Körper, dass du nicht allein bist. Dieses Gefühl von Sicherheit und Zugehörigkeit beruhigt dein Nervensystem und stärkt langfristig dein emotionales Wohlbefinden.

Stell dir vor, du trägst eine schwere Tasche voller unerledigter Gefühle. Jedes Mal, wenn du dir einen Moment nimmst, um eine Emotion zu benennen, sie zu fühlen oder sanft mit ihr umzugehen, legst du ein Gewicht aus dieser Tasche ab. Mit der Zeit wird die Last leichter, und du gewinnst die Freiheit, dich wieder voller Energie und Zuversicht zu bewegen.

Durch regelmäßige Anwendung emotionaler Übungen wird dein Nervensystem flexibler und anpassungsfähiger. Du lernst, intensiven Gefühlen mit Akzeptanz zu begegnen und sie zu regulieren, statt von ihnen überwältigt zu werden. Dein Körper und Geist erfahren, dass du auch in emotional herausfordernden Momenten in Sicherheit bist – eine Fähigkeit, die mit jeder Übung stärker wird.

Abschließende Gedanken

Emotionen zu regulieren, bedeutet nicht, sie zu unterdrücken, sondern ihnen mit Achtsamkeit und Mitgefühl zu begegnen. Sie sind wie Wellen – sie kommen und gehen, jede mit einer Botschaft. Wenn wir lernen, ihnen zuzuhören, können wir ihre Stärke für uns nutzen. Der Schlüssel liegt darin, unsere Gefühle zu verstehen und ihnen Raum zu geben, ohne sie zu verdrängen. Du darfst weinen, lachen, wütend sein und loslassen – jede Emotion verdient es, gesehen zu werden. Indem du lernst, sie zu regulieren, findest du Halt, ohne die Wellen kontrollieren zu müssen.

Im nächsten Kapitel schauen wir, wie du mit diesen Gefühlen arbeiten kannst, sie nicht nur regulierst, sondern auch verarbeitest, damit sie dir nicht länger die Kraft rauben.

12 Emotionen verarbeiten

Die kognitive, körperliche und emotionale Regulation, die wir in den letzten drei Kapiteln behandelt haben, sind kraftvolle Instrumente, um unser Nervensystem zu beruhigen. Sie geben uns Halt, wenn alles in uns tobt, und helfen uns, wieder ins Gleichgewicht zu kommen. Doch Heilung geht über diesen Moment hinaus. Sie beginnt, wenn wir nicht nur den Sturm beruhigen, sondern unsere Emotionen wirklich verarbeiten.

Stell dir vor, wir betreten jetzt einen Raum, in dem all deine Emotionen versammelt sind. Manche kennst du gut, andere wirken fremd oder sogar bedrohlich. Genau hier beginnt die wahre Heilung, denn hinter jedem Gefühl steckt eine Geschichte.

Emotionen als Schlüssel zur inneren Heilung

Emotionen sind mehr als nur Reaktionen auf äußere Umstände – sie sind Botschaften unseres Inneren. Sie weisen uns den Weg zu unbewussten Wunden, unerfüllten Bedürfnissen und verborgenen Sehnsüchten. Besonders intensive Gefühle wie Wut, Angst oder Trauer wirken oft überwältigend, doch gerade sie tragen die wertvollsten Hinweise in sich. Sie lenken unsere Aufmerksamkeit auf Bereiche in uns, die Heilung brauchen.

Diese Emotionen als Wegweiser zu betrachten, erfordert Mut und Offenheit. Jede Emotion erfüllt eine wichtige Funktion: Trauer lädt uns ein, Verluste zu betrauern und loszulassen. Wut zeigt uns, wo Grenzen überschritten wurden. Angst erinnert uns daran, dass wir nach Sicherheit suchen. Und Scham fordert uns auf, uns mit unserem Selbstbild auseinanderzusetzen (siehe auch Kapitel 6).

Indem wir uns diesen Gefühlen stellen, sie bewusst wahrnehmen und ihre Botschaften entschlüsseln, verlieren sie ihre überwältigende Macht. Sie verwandeln sich: Wut wird zur Entschlossenheit, Trauer zur Akzeptanz und Angst zur Klarheit. Dieser Wandel geschieht nicht durch Verdrängung, sondern durch liebevolle Auseinandersetzung mit uns selbst.

Emotionen sind wie eine innere Landkarte, die uns zu den verborgenen Teilen unserer Seele führt. Wenn wir auf eine emotionale Welle stoßen, sei es durch einen Trigger oder eine unerwartete Erinnerung, liegt darin eine Einladung, innezuhalten. *Was fühle ich? Warum taucht dieses Gefühl jetzt auf? Welche Bedürfnisse stehen dahinter?* Diese bewusste Reflexion eröffnet uns die Möglichkeit, die tieferen Schichten unserer Emotionen zu erforschen und zu integrieren (siehe auch Kapitel 2, Trauma-Mindmap).

Emotionale Heilung ist kein einfacher Weg. Sie erfordert Geduld, Mitgefühl und die Bereitschaft, alte Wunden anzusehen und zu heilen. Doch genau hier liegt die Kraft, uns von den Lasten der Vergangenheit zu befreien. Wenn wir uns erlauben, unsere Emotionen wirklich zu verarbeiten, können wir das Fundament für ein erfüllteres und freieres Leben legen.

Sich den eigenen Gefühlen zu stellen, ist ein Akt der Selbstliebe. Es ist eine Einladung, uns selbst ernst zu nehmen und unsere Emotionen als wertvolle Teile unseres Lebens zu betrachten. Indem wir ihnen Raum geben, schenken wir uns die Möglichkeit, alte Lasten abzulegen und inneren Frieden zu finden.

Emotionale Heilung ist kein Ziel, sondern ein Prozess – ein fortlaufender Weg, der uns Schritt für Schritt zu uns selbst zurückführt. Mit jeder bewussten Begegnung mit unseren Gefühlen kommen wir unserer inneren Ganzheit näher. Auf diesem Weg entdecken wir nicht nur Heilung, sondern auch eine tiefere Verbindung zu unserer Lebensfreude.

Wenn wir diese Botschaften annehmen, verwandeln sich unsere Emotionen von Hindernissen zu Verbündeten – und führen uns zu einem Leben in größerer Klarheit und Selbstannahme.

Das Wirtshaus der Emotionen

Eine hilfreiche Metapher für den Umgang mit unseren Emotionen bietet das Gedicht »Das Gasthaus« von Rumi, einem persischen Mystiker aus dem 13. Jahrhundert. Es lädt uns ein, unsere innere Welt wie ein Wirtshaus zu betrachten, in dem alle Emotionen als Gäste willkommen sind. Einige dieser Gäste – wie Freude oder Gelassenheit – sind uns angenehm und willkommen, während andere – wie Wut, Trauer oder Angst – oft unerwartet und unangenehm erscheinen. Doch Rumi erinnert uns daran, dass jeder dieser Gäste eine wertvolle Botschaft mit sich bringt und ein Lehrer sein kann, wenn wir bereit sind, ihm zuzuhören.[25]

1. **Freundliche Emotionen willkommen heißen**
   Emotionen wie Freude, Zufriedenheit, Anerkennung oder Gelassenheit fühlen sich leicht und angenehm an. Wir empfangen sie gerne in unserem Inneren, wie alte Freunde, die uns mit Licht und Wärme erfüllen. Sie schenken uns Ruhe, Entspannung und das Gefühl von innerer Balance. Diese Gefühle sind unsere »Stammgäste« im Wirtshaus, und wir haben keine Schwierigkeiten, ihnen die Türen weit zu öffnen und ihnen Raum in unserem Leben zu geben. Sie erinnern uns daran, wie schön und erfüllend das Leben sein kann.
2. **Schwierige Emotionen klopfen an**
   Im Gegensatz dazu zögern wir häufig, die schwierigeren Emotionen hereinzulassen. Gefühle wie Wut, Trauer, Angst oder Verzweiflung stehen oft draußen vor der Tür und klopfen an. Manchmal klopfen sie leise, manchmal sehr laut. Wir sind versucht, ihnen den Zugang zu verwehren, weil sie uns Unbehagen bereiten und wir sie lieber nicht spüren möchten. Doch gerade diese Emotionen tragen wertvolle Botschaften in sich. Sie zeigen uns, wo noch alte Wunden in uns schlummern, die nicht verheilt sind, und sie machen uns auf unerfüllte Bedürfnisse aufmerksam, die nach unserer Beachtung verlangen.

3. **Wirkung des Ignorierens**
   Wenn wir diese unangenehmen Emotionen ignorieren oder abwehren, verschwinden sie nicht einfach. Stattdessen werden sie hartnäckiger, drängen immer wieder nach Aufmerksamkeit und versuchen, sich auf andere Weisen Gehör zu verschaffen. Vielleicht äußern sie sich durch körperliche Symptome, wie Verspannungen oder Schmerzen, oder sie treten in Form von innerer Unruhe und Gereiztheit auf. Je länger wir sie ignorieren, desto stärker fordern sie unsere Beachtung ein. Sie haben einen Auftrag: Sie wollen gesehen und gehört werden.
   Ignorierte Emotionen können sich in verschiedenster Form ausdrücken, beispielsweise in plötzlichen Wutausbrüchen, emotionaler Taubheit oder dem Gefühl, ständig unter Strom zu stehen. Diese Verhaltensweisen sind oft direkte Konsequenzen des Versuchs, diese Emotionen zu verdrängen, anstatt ihnen den Platz zu geben, den sie brauchen.
4. **Die Kraft der Integration**
   Wenn wir den schwierigen Emotionen erlauben, einzutreten und ihnen einen Platz in unserem Inneren anbieten, beginnt der Prozess der Heilung. Indem wir sie willkommen heißen, statt sie abzuweisen, erkennen wir ihren Wert. Diese Emotionen sind Ausdruck unseres inneren Schmerzes, und sie möchten gesehen und verstanden werden. Sobald wir ihnen die Aufmerksamkeit schenken, die sie brauchen, können sie ihren Hunger nach Ausdruck stillen. Sie werden in Frieden weiterziehen, sobald sie gehört und anerkannt wurden.

Das bedeutet nicht, dass diese Emotionen immer angenehm sind oder dass sie uns sofort verlassen. Doch indem wir ihnen Raum geben, anstatt sie zu verdrängen, verlieren sie ihre zerstörerische Kraft. Sie können uns wichtige Einsichten schenken und uns auf unserem Weg der Heilung weiterbringen. So lernen wir, alle unsere Emotionen – sowohl die angenehmen als auch die unangenehmen – wertzuschätzen und ein ausgewogenes, achtsames Verhältnis zu ihnen zu pflegen.

Durch diese Praxis wird unser inneres Wirtshaus zu einem Ort, an dem alle Gefühle Platz finden dürfen. Wir erkennen, dass sowohl Freude als auch Trauer, sowohl Gelassenheit als auch Wut Teil unseres Lebens sind – und dass jeder dieser Gäste uns etwas Wichtiges lehren kann, wenn wir bereit sind, zuzuhören.

Diese Metapher des Wirtshauses der Emotionen veranschaulicht eindrucksvoll, wie tief die Angst vor unangenehmen Gefühlen in uns verankert ist. Viele von uns haben nie gelernt, wie wir mit diesen Emotionen umgehen können. Stattdessen erlebten wir häufig, dass wir in schwierigen Momenten alleingelassen wurden, was uns überfordert, überwältigt und hilflos zurückließ. Es ist daher nur allzu verständlich, dass wir den Impuls verspüren, vor unseren Gefühlen zu fliehen.

Oft versuchen wir, unangenehme Emotionen wie Traurigkeit so schnell wie möglich loszuwerden, indem wir uns ablenken – ein scheinbar einfacher Ausweg, um schwierige Gefühle zu vermeiden. Schon in unserer Kindheit bekamen wir häufig vermittelt, dass es besser sei, solche Empfindungen zu ignorieren. Vielleicht erinnerst du dich an Momente, in denen du hingefallen bist und dir gesagt wurde: *»Das ist doch nichts, steh auf und mach weiter«* oder *»Indianer kennen keinen Schmerz«*. Solche Aussagen sollten oft Stärke vermitteln, ließen jedoch gleichzeitig das Gefühl zurück, dass dein Schmerz keine Beachtung verdient. Der Wunsch nach Trost blieb unerfüllt, und viele von uns lernten früh, ihre Gefühle zu unterdrücken, um nicht als schwach zu gelten.

Dieses Muster, unangenehme Empfindungen zu verdrängen, hat jedoch seinen Preis: Wir entwickeln nie die Fähigkeit, angemessen mit negativen Emotionen umzugehen, weil wir sie nie entwickeln konnten. Verdrängte Emotionen können sich auf lange Sicht in inneren Konflikten, emotionaler Taubheit oder sogar psychischen Problemen äußern. Der Aufwand, Gefühle zu unterdrücken, ist hoch und fordert letztlich seinen Tribut.

Mit der Zeit führt dieses Verhalten dazu, dass wir nicht nur unsere Gefühle verstecken, sondern sie auch als Zeichen von Schwäche betrachten. Viele von uns entwickeln ein Muster, ihren Schmerz herunterzuspielen, Tränen zu unterdrücken und ihre wahren Empfindungen zu verbergen, um nicht erneut Ablehnung zu erfahren. Dieses Verhalten begleitet uns oft ins Erwachsenenalter, wo wir uns weiterhin von schwierigen Gefühlen distanzieren, anstatt uns ihnen zuzuwenden – und dabei jene Härte uns selbst gegenüber wiederholen, die wir einst erfahren haben.

Unsere Sprache offenbart dabei, wie tief dieses Muster verankert ist. Begriffe wie »verdrängen«, »wegschieben« oder »zusammenreißen« spiegeln wider, wie stark wir darauf konditioniert wurden, unangenehme Emotionen zu vermeiden. Die Sprache, die wir verwenden, um unsere Gefühle zu beschreiben, hat einen direkten Einfluss darauf, wie wir sie wahrnehmen und verarbeiten. Wenn wir also ständig Worte verwenden, die auf Verdrängung und Kontrolle hinweisen, verstärken wir die Vorstellung, dass Emotionen unerwünscht sind. Diese innere Haltung führt dazu, dass wir uns selbst von unseren Gefühlen abkoppeln und uns emotional taub oder blockiert fühlen. Es entsteht eine Distanz zu unserer eigenen Gefühlswelt, die langfristig zu emotionalen und sogar psychischen Problemen führen kann.

Im Gegensatz dazu gibt es Worte, die uns dazu einladen, unsere Gefühle anzunehmen und zu durchleben. Begriffe wie »annehmen«, »zulassen«, »durchleben« oder »akzeptieren« ermutigen uns, den Emotionen Raum zu geben und sie als wichtigen Teil unserer Erfahrung zu sehen. Diese Worte eröffnen uns die Möglichkeit, unsere Gefühle mit Mitgefühl und Geduld zu betrachten, anstatt sie abzulehnen. Sie unterstützen uns dabei, einen heilsamen Umgang mit unseren Emotionen zu finden und den inneren Schmerz zu integrieren, anstatt ihn zu verdrängen.

Doch die alte Konditionierung führt oft dazu, dass viele Menschen eine tief verwurzelte Angst vor ihren eigenen Emotionen entwickeln – die Angst, von ihnen überwältigt zu werden und in ein emotionales Loch zu stürzen, aus dem es keinen Ausweg gibt. Besonders dann, wenn wir in der Kindheit gelernt haben, dass Gefühle wie Traurigkeit oder Wut gefährlich sind oder keinen Nutzen haben, bleibt diese Furcht lange in uns bestehen.

Der erste Schritt zur Heilung besteht darin, uns dieser Angst zu stellen und zu erkennen, dass unsere Emotionen uns nichts

Böses wollen. Sie sind wie kleine Boten, die uns darauf hinweisen, dass es in uns noch ungelöste Themen gibt, die unsere Aufmerksamkeit brauchen. Wenn wir ihnen Raum geben, können wir uns selbst besser verstehen und lernen, mit unseren Emotionen auf eine gesunde Weise umzugehen. Um diese Boten wirklich verstehen zu können, ist es wichtig, ihnen nicht mit Abwehr zu begegnen, sondern mit Neugier und Offenheit.

Was wir oft vergessen, ist, dass unsere Emotionen nicht unsere Feinde sind – auch wenn es sich manchmal so anfühlt, besonders wenn wir traurig, wütend oder ängstlich sind. Diese Gefühle sind vielmehr Boten, die uns wichtige Nachrichten über unser inneres Erleben bringen. Sie tauchen auf, weil sie uns etwas sagen möchten, das wir vielleicht übersehen haben. Doch nicht immer erkennen wir diese Botschaften direkt. Oft agieren unsere Emotionen im Verborgenen und beeinflussen uns auf subtile Weise.

Häufig laufen emotionale Prozesse unbewusst ab, im Hintergrund unseres Bewusstseins, und wir merken gar nicht, wie stark sie uns beeinflussen. Es ist, als ob diese Gefühle ständig mit uns reisen und uns manchmal leiten, ohne dass wir es bewusst wahrnehmen. Oft spüren wir die Auswirkungen dieser Emotionen erst dann, wenn wir zur Ruhe kommen – vielleicht abends im Bett, wenn die äußeren Ablenkungen nachlassen, oder in einem Moment der Stille, in dem wir allein sind. In diesen Momenten klopfen unsere Emotionen leise an die Tür unseres Bewusstseins und fordern unsere Aufmerksamkeit ein.

Wenn wir uns dieser Emotionen nicht bewusst sind oder sie ignorieren, kann es zu inneren Spannungen und einem Gefühl der Unruhe kommen. Wir fühlen uns gereizt, unzufrieden oder unerklärlich traurig, ohne genau zu wissen, warum. Das liegt daran, dass unsere Emotionen uns etwas sagen wollen – sie möchten, dass wir auf uns selbst achten und uns mit den Themen auseinandersetzen, die uns innerlich beschäftigen. Wenn wir diese Botschaften ignorieren, verstärken sich die Emotionen oder manifestieren sich auf andere Weise, etwa in körperlichen Symptomen oder unerwarteten emotionalen Ausbrüchen.

Jede Emotion, die wir spüren, hat eine Botschaft für uns. Wut kann uns darauf hinweisen, dass unsere Grenzen verletzt wurden. Traurigkeit zeigt uns, dass wir einen Verlust erlitten haben oder dass etwas in unserem Leben fehlt, das wir brauchen. Angst kann uns warnen, dass wir uns in einer bedrohlichen oder unsicheren Situation befinden. Diese Emotionen sind keine Hindernisse, sondern Wegweiser, die uns dabei helfen, unsere tiefsten Bedürfnisse und Wünsche besser zu verstehen.

Emotionen verstehen

Wenn Emotionen an unsere innere Tür klopfen, laden sie uns ein, innezuhalten und ihrer Botschaft zu lauschen. Es ist eine Gelegenheit, ihre Bedeutung zu erkennen und zu verstehen, was sie uns sagen möchten.

Um das Zusammenspiel unserer Emotionen besser zu begreifen, stelle dir vor, dass du der Fahrer eines Busses bist und die verschiedenen Emotionen als Passagiere mit dir reisen. In deinem Lebensbus sitzen all deine Gefühle – manche ruhig und unauffällig, andere laut und drängend. Manchmal neigen Emotionen wie Angst, Wut oder Verzweiflung dazu, sich nach vorne zu drängen und das Steuer übernehmen zu wollen. Doch deine Aufgabe als Fahrer ist es, die Kontrolle zu behalten und die Richtung vorzugeben.

Diese Metapher hilft uns, die Dynamik unserer Gefühle besser zu verstehen: Emotionen sind nicht dazu da, uns zu überwältigen oder den Kurs unseres Lebens zu bestimmen, sondern sie wollen uns begleiten und uns auf unserem Weg Hinweise geben. Es liegt an uns, diesen Emotionen Raum zu geben, ohne ihnen die Kontrolle zu überlassen.

Stelle dir also vor, du sitzt am Steuer deines Lebensbusses. Alle deine Gefühle nehmen Platz. Manche Emotionen sitzen ruhig hinten, während andere nach vorne drängen und das Steuer übernehmen wollen. Vielleicht ist es die Angst, die sich in brenzligen Situationen nach vorne schiebt, oder die Wut, die plötzlich die Richtung bestimmen möchte.

Deine Aufgabe ist es, sie freundlich, aber bestimmt auf die hinteren Plätze zu verweisen. Du kannst zu deiner Angst oder Wut sagen: »*Ich sehe dich, Angst. Du darfst mitfahren, aber ich bestimme, wohin wir fahren.*« So bleibt jede Emotion Teil deiner Reise, aber du behältst die Kontrolle darüber, wie du reagierst und welche Entscheidungen du triffst.

Die Konsequenzen, wenn Emotionen das Steuer übernehmen

Wenn wir es zulassen, dass unangenehme Emotionen wie Angst, Wut oder Verzweiflung das Steuer übernehmen, finden wir uns oft im sogenannten Überlebensmodus wieder. Das bedeutet, dass unsere Handlungen und Entscheidungen von diesen Gefühlen gesteuert werden. In der Folge reagieren wir impulsiv, treffen Entscheidungen aus einem Gefühl der Bedrohung oder Unsicherheit heraus und handeln weniger reflektiert. Dieser Zustand mag in extremen Situationen hilfreich gewesen sein – etwa, um uns in gefährlichen Momenten zu schützen –, doch im Alltag führt er oft dazu, dass wir uns von unseren Emotionen überwältigt fühlen und nicht die Kontrolle über unser eigenes Verhalten behalten.

Wenn Angst das Steuer übernimmt, könnten wir anfangen, aus Angst vor Ablehnung ständig Ja zu sagen oder uns aus sozialen Situationen zurückzuziehen, um Konflikte zu vermeiden. Wenn Wut das Steuer übernimmt, reagieren wir vielleicht überstürzt und verletzen andere mit unbedachten Worten. Solche Momente fühlen sich oft intensiv an, langfristig rauben sie uns unsere innere Ruhe und unsere Fähigkeit, auf eine gesunde Weise mit den Herausforderungen des Lebens umzugehen.

Während wir lernen, unseren Emotionen Raum zu geben, gibt es einen »Mitfahrer«, der keinen Platz in unserem Bus haben sollte: **der innere Kritiker** (siehe Kapitel 3). Immer wieder wird dieser Kritiker versuchen, in den Bus zu steigen und dich während der Fahrt zu sabotieren. Er flüstert dir ein, dass du nicht gut genug bist, dass du deine Emotionen falsch steuerst oder dass du versagst, indem du Gefühle wie Angst oder Traurigkeit wieder ans Steuer lässt.

Es ist völlig normal, dass hin und wieder Emotionen das Steuer übernehmen wollen. Es gehört zum menschlichen Dasein dazu, dass uns unsere Gefühle manchmal überwältigen. Sobald du jedoch bemerkst, dass eine Emotion wie Angst, Wut oder Verzweiflung das Steuer übernommen hat, ist der erste Schritt, innezuhalten und bewusst zu registrieren, was gerade passiert. Du darfst diese Gefühle wahrnehmen und ihnen Raum geben, aber dann kannst du sie sanft und liebevoll auf die hinteren Plätze verweisen.

Hier ein Beispiel für einen inneren Dialog:

* **Angst:** *»Ich sehe dich, Angst. Du darfst mitfahren, aber ich entscheide, wohin wir fahren.«*
* **Wut:** *»Ich weiß, dass du da bist, Wut. Ich verstehe deine Botschaft, aber ich übernehme jetzt das Steuer.«*
* **Verzweiflung:** *»Verzweiflung, du darfst da sein, aber ich werde dich nicht die Richtung bestimmen lassen. Ich halte das Lenkrad fest in der Hand.«*

Dieser innere Dialog ist ein kraftvolles Werkzeug, um die Kontrolle über deine Emotionen zu behalten und dennoch liebevoll mit ihnen umzugehen. So verhinderst du, dass du im Überlebensmodus fährst, und schaffst es, dich selbst aus den Fängen impulsiver Reaktionen zu befreien.

Indem du lernst, deinen Emotionen Raum zu geben, ohne ihnen das Steuer zu überlassen, entwickelst du ein ausgewogenes Verhältnis zu deinen Emotionen. Du fährst deinen Lebensbus mit Klarheit und Selbstbestimmtheit, während deine Gefühle als Mitfahrer zwar ihre Rolle spielen, aber nicht die Kontrolle übernehmen. Auf diese Weise gewinnst du nach und nach emotionale Stabilität.

Doch manchmal reicht es nicht aus, die Emotionen einfach nur zuzulassen. Wenn wir anfangen, sie zu hinterfragen oder nach Erklärungen zu suchen, können wir sie unbewusst überfordern – und damit auch uns selbst. Oft antworten Menschen in solchen

Momenten: *»Ich weiß nicht, warum ich traurig, ängstlich oder depressiv bin.«* Besonders unangenehme Emotionen, die unbewusst oder aus traumatischen Erfahrungen entstehen, haben oft etwas *»Junges«* oder *»Unerwachsenes«* an sich. Das liegt daran, dass sie in einer Zeit entstanden sind, in der der Verstand noch nicht vollständig entwickelt war oder keine ausreichende Kapazität besaß, Erlebnisse zu verarbeiten und zu verstehen.

Man könnte sagen, diese Emotionen haben »keinen Zugang zum Verstand«. Sie tauchen auf, ohne dass wir sie sofort logisch einordnen können. Sie entziehen sich der bewussten Kontrolle, weil sie aus einer Zeit stammen, in der unser Gehirn noch nicht über die nötigen Werkzeuge verfügte, um sie sinnvoll zu integrieren oder zu regulieren. Unsere Aufgabe besteht darin, diesen »jungen« Emotionen auf liebevolle Weise zuzuhören, sie zu verstehen und sie zu beruhigen. Sie sind wie Teile unseres inneren Selbst, die nach Trost und Sicherheit suchen (siehe Kapitel 3).

Mit Selbstmitgefühl begegnen

Selbstmitgefühl ist ein entscheidender Schritt auf dem Weg der emotionalen Heilung. Oft behandeln wir uns in Momenten der Traurigkeit so, wie wir in der Vergangenheit behandelt wurden. Menschen mit Entwicklungstrauma haben in ihrer Kindheit häufig kein Mitgefühl erfahren. Stattdessen wurden ihre unangenehmen Gefühle abgewertet, ignoriert oder sogar lächerlich gemacht. Diese Reaktionen prägen unser späteres Verhalten uns selbst gegenüber – besonders, wenn wir mit schwierigen Emotionen konfrontiert werden.

Es ist essenziell zu erkennen, dass diese Reaktionen unserer Eltern falsch waren – unempathisch und verletzend. Wir würden niemals so mit anderen Menschen umgehen. Daher ist es umso wichtiger, liebevoll mit uns selbst umzugehen und den inneren Kritiker sanft rauszubringen.

Vielleicht ertappst du dich dabei, zu denken: *»Warum fühle ich mich so? Andere haben größere Probleme.«* Genau in solchen Momenten hast du die Möglichkeit, Selbstmitgefühl zu üben. Anstatt deine Gefühle abzuwerten, könntest du dir sagen: *»Ja, es ist traurig, und ich verstehe, warum ich mich so fühle. Diese Gefühle sind real und verdienen meine Aufmerksamkeit«* (siehe Kapitel 3).

Ich bin fest davon überzeugt, dass es entscheidend ist, die Liebe in unserem Leben siegen zu lassen – für uns selbst und für die Menschen, die uns nahestehen.

Sich selbst anders zu begegnen, braucht Zeit. Am Anfang mag es ungewohnt oder fremd erscheinen, besonders, wenn du bisher selten oder gar nicht erfahren hast, wie es ist, sich selbst mit Mitgefühl zu behandeln. Doch diese Veränderung bewirkt Großes.

Dieser innere Dialog schafft ein Gefühl von Sicherheit und Geborgenheit – etwas, das Traumatisierte in der Kindheit nicht oder nur in unzureichendem Maße erfahren haben. Gerade wenn niemand da war, um auf dich aufzupassen, ist es umso wichtiger, diese Rolle jetzt für dich selbst zu übernehmen.

Verantwortung für die eigenen Emotionen übernehmen

Oft lernen Kinder nicht bewusst, dass sie Grenzen setzen dürfen. Sie erfahren vielleicht, dass sie beim Essen am Tisch sitzen bleiben müssen, die Zimmertür nicht schließen dürfen oder dass eigene Bedürfnisse nach Ruhe oder Rückzug nicht geäußert werden können. In der Schule ist es ähnlich: Kinder dürfen dort selten sagen, wann es ihnen zu laut, zu stressig oder zu anstrengend wird. Sie müssen stundenlang sitzen, obwohl ihr Körper vielleicht Bewegung braucht. In der Schule gilt oft: *»Für alle das Gleiche.«*

Stell dir einen Wald vor, in dem verschiedene Baumarten wie Eichen, Kiefern und Birken nebeneinander wachsen. Jede Baumart hat ganz eigene Bedürfnisse und Wachstumsbedingungen. Die Eiche wächst langsam, aber wird mächtig und breit. Sie braucht tiefen Boden und viel Zeit, um ihre volle Größe zu erreichen. Die Kiefer hingegen ist genügsamer, wächst schnell auch in sandigen Böden und benötigt nicht so viele Nährstoffe. Die Birke liebt helle, offene Standorte und wächst ebenfalls schnell, verliert jedoch im Winter ihre Blätter.

Keiner würde von einer Eiche erwarten, so schnell zu wachsen wie eine Birke, und keiner verlangt von einer Kiefer, dieselben Bodenbedingungen wie eine Eiche zu benötigen. In der Natur wächst jede Baumart in ihrem eigenen Tempo und unter den für sie passenden Bedingungen. Menschen, vor allem Kinder sind wie diese Bäume – von ihnen zu verlangen, unter denselben Bedingungen und im selben Tempo zu wachsen, ignoriert ihre Einzigartigkeit. Jeder Mensch hat unterschiedliche Stärken, Bedürfnisse und Rhythmen, auf die Rücksicht genommen werden sollte, **damit Wachstum und Entfaltung wirklich möglich sind.**

In der Familie, im Kindergarten und in der Schule haben wir häufig gelernt, dass für alle das Gleiche gilt. Was wir jedoch nicht gelernt haben, ist, Verantwortung für unsere eigenen Bedürfnisse zu übernehmen. Oft wurde uns beigebracht, dass es unsere Aufgabe ist, andere – Eltern, Lehrer oder Geschwister – zufriedenzustellen. Aber wer hat uns beigebracht, auch Verantwortung für unser eigenes Wohl zu übernehmen?

Es ist sehr wichtig, sich zu fragen: »*Was brauche ich gerade?*« Wenn du traurig bist, könnte das Trost, Ruhe oder eine Pause sein. Es ist wichtig, auf diese Bedürfnisse zu hören und sie ernst zu nehmen, anstatt sie zu übergehen. Nur so kannst du gut für dich selbst sorgen.

Emotionale Wunden heilen nicht einfach von selbst, genauso wenig wie körperliche Wunden. Du würdest eine körperliche Verletzung nicht ignorieren oder hoffen, dass sie von allein verschwindet. Du würdest sie pflegen, sauber halten, dich schonen und ihr Zeit geben, zu heilen. Genauso könntest du auch mit deinen emotionalen Wunden umgehen.

Wenn du merkst, dass alte Wunden immer wieder aufbrechen, sei es durch Traurigkeit, Angst oder Wut, nimm dir bewusst Zeit, dich um diese Wunden zu kümmern. Das bedeutet, dir regelmäßig Pausen zu gönnen, um dich mit deinen Gefühlen auseinanderzusetzen, anstatt sie zu verdrängen.

In diesen Momenten können dir Methoden aus der körperlichen, kognitiven oder emotionalen Regulation helfen, wie du sie in den vorherigen Kapiteln kennengelernt hast. Es ist entscheidend, dich selbst zu beruhigen, indem du erkennst, dass dein Körper auf ein altes Muster zurückgreift, das früher einmal notwendig war, um zu überleben.

Mit dir selbst arbeiten, nicht gegen dich

Wenn du das nächste Mal Traurigkeit, Angst oder Wut spürst, erinnere dich daran: Diese Emotionen sind keine Feinde, sie sind ehrliche Freunde, die dir etwas Wichtiges sagen wollen. Setz dich zu ihnen, nimm dir Zeit und »trinke Tee« mit ihnen – das bedeutet, ihnen bewusst zuzuhören und ihnen Raum zu geben. Geh liebevoll mit dir selbst um, so wie du es mit einem guten Freund oder einer Freundin tun würdest. Eine hilfreiche Übung im Umgang mit Emotionen besteht darin, mit ihnen zu sprechen. Stell dir vor, deine Traurigkeit oder deine Wut klopfen an und wollen dir etwas sagen. Du kannst euch symbolisch einen Tee kochen, dich hinsetzen und sagen: *»Okay, lass uns reden. Was möchtest du mir sagen?«* Du könnest weiter sagen: *»Ich sehe dich, ich verstehe dich, und ich passe auf dich auf.«* Schritt für Schritt wirst du lernen, dich selbst besser zu verstehen und deine Emotionen zu integrieren, anstatt gegen sie anzukämpfen.

Es ist nicht ungewöhnlich, dass starke Emotionen unseren Körper überwältigen. Du kennst das sicherlich: Dein Herz beginnt schneller zu schlagen, deine Atmung wird flacher, und du fühlst dich vielleicht, als wärst du in einem ständigen Alarmzustand. Dein Körper schaltet in den Überlebensmodus, und es fühlt sich an, als ob du nur noch funktionieren musst, um zu überleben.

Missbrauch und der tiefe Schmerz

Wenn wir in unserer Kindheit emotionale oder physische Gewalt erfahren haben, lernen wir oft, dass unser Verhalten unangenehme Emotionen bei Erwachsenen auslöst. Möglicherweise hast du das auch erlebt: Deine Eltern flippen wegen Kleinigkeiten aus, schreien dich an oder schlagen dich, und du verstehst nicht, warum. Du denkst vielleicht: *»Was habe ich falsch gemacht?«* Als Kind glaubst du, dass du schuld an ihrer Wut oder Enttäuschung bist.

Dies passiert häufig, wenn du mit Eltern aufwächst, die keine Verantwortung für ihr Verhalten übernehmen. Gerade bei Eltern, die selbst mit großen Problemen kämpfen – zum Beispiel mit psychischen Erkrankungen oder Abhängigkeiten, ist das oft der Fall. Stell dir vor, du singst morgens fröhlich, und ein Elternteil, der verkatert ist, schreit dich an: *»Warum singst du jetzt? Kannst du nicht still sein?«* In diesem Moment erstarrst du vielleicht als Kind und denkst: *»Warum habe ich das getan? Warum bin ich so doof? Ich weiß doch, dass ich nicht singen soll.«* Das eigentliche Problem liegt jedoch nicht bei dir, sondern bei den Eltern und ihrer Unfähigkeit, mit ihren eigenen Emotionen und Problemen umzugehen.

Ein Kind kann spüren, dass es den Erwartungen seiner Eltern nicht gerecht wird. Vielleicht legt ein Elternteil viel Wert auf das äußere Erscheinungsbild, während das Kind weniger darauf achtet. Oder das Kind ist wilder, als es den Eltern lieb ist – oder zu vorsichtig. Womöglich entspricht es nicht dem, was die Eltern als »typisch mädchenhaft« oder »typisch jungenhaft« ansehen.

Ein Kind kann nicht erkennen, dass die Schwierigkeiten der Eltern mit ihrem eigenen Unverständnis, ihren Ängsten oder ihrer Unsicherheit zu tun haben. Stattdessen nimmt das Kind nur die Reaktion der Eltern wahr. Es beginnt zu glauben: *»Ich bin nicht gut genug«, »Ich bin nicht hübsch genug«, »Ich bin nicht brav genug«. Oder »Ich bin nicht stark genug«.*

Kinder sind von Natur aus darauf angewiesen, geliebt und angenommen zu werden, so wie sie sind. Wenn diese bedingungslose Annahme ausbleibt, suchen sie nach Gründen – und oft suchen sie die Fehler bei sich selbst. Sie geben sich selbst die Schuld für das Verhalten ihrer Eltern. Dies ist eine der tiefsten Wunden, die Kinder aus ihrer Kindheit mitnehmen: die Überzeugung, dass sie an allem schuld sind, was schiefgeht. Besonders bei emotionalem oder physischem Missbrauch lernen Kinder, dass sie der Grund für den Ärger und die Wut der Erwachsenen sind. Sie entwickeln tiefe Scham- und Schuldgefühle – und dieser Schmerz begleitet sie oft ein Leben lang.

Bitte beachte

Kinder, die ein Entwicklungstrauma erlebt haben, tragen oft eine unsichtbare Last mit sich, die sehr viel Energie kostet. Diese Kinder befinden sich im Überlebensmodus, sodass für die Schule – für das Lernen, das Verstehen, das Konzentrieren – nicht mehr so viel Ressourcen zur Verfügung stehen. Während andere Kinder scheinbar mühelos aufmerksam sind und sich mit ihren Aufgaben beschäftigen, kämpfen diese Kinder mit einer inneren Unruhe oder einer ständigen Anspannung, die ihnen keinen Raum für Fokus lässt.

Doch Kinder begreifen das nicht. Sie sehen nur, dass sie anders sind. Sie merken, dass sie langsamer sind, weniger verstehen, öfter abschweifen – und sie glauben, dass mit ihnen etwas nicht stimmt. *»Warum kann ich das nicht? Was ist falsch mit mir?«* Diese Gedanken schleichen sich leise ein und nagen an ihrem Selbstwert. Sie fühlen sich defizitär, glauben, weniger wert zu sein als die anderen. Jedes Misslingen, jeder Fehler wird für sie zu einem Beweis: *»Ich bin nicht gut genug.«*

Die Wahrheit ist: Diese Kinder sind nicht defizitär. Sie tragen eine Belastung, die für andere unsichtbar bleibt, aber ihre ganze Welt bestimmt. Es ist nicht ihre Schuld, dass es ihnen schwerfällt, sich zu konzentrieren oder schulisch zu glänzen. Sie kämpfen jeden Tag einen stillen, unsichtbaren Kampf – und allein, dass sie durchhalten, dass sie weitermachen, ist ein Zeichen ihrer unglaublichen Stärke. Sie sind genug, genau so, wie sie sind.

Unsere Aufgabe ist es, sie das spüren zu lassen. Sie verdienen Verständnis, Mitgefühl und Unterstützung. Sie brauchen jemanden, der ihnen sagt: *»Ich sehe, wie schwer das für dich ist. Es ist okay, so wie du es machst. Du bist wertvoll, nicht weil du leistest, sondern weil du du bist.«* Denn nur so können sie lernen, sich selbst mit liebevollen Augen zu sehen – und langsam daran glauben, dass sie nicht weniger, sondern mehr sind, als sie je dachten. Es wäre wünschenswert, wenn Eltern, aber auch Kindergärten und Schulen dieses Grundwissen bereits lehren würden. Dann könnte auch Mobbing besser begegnet werden, und missbrauchte Kinder könnten früher erkennen, dass Missbrauch geschieht.

Um die tiefe Wunde der Schuldgefühle und des mangelnden Selbstwerts zu heilen, brauchen Kinder ein Umfeld, das ihnen Verständnis und Geborgenheit schenkt. Die Art und Weise, wie Bezugspersonen auf ihre emotionalen und physischen Schmerzen reagieren, ist dabei entscheidend. Schauen wir uns an, wie einfühlsame Begleitung in Momenten von Verletzung und Schmerz aussehen kann.

Das Heilen von Wunden bei Kindern

Lass uns mal ein Gedankenexperiment machen: Stell dir vor, ein sechsjähriges Kind fällt beim Rennen hin und blutet daraufhin stark am Knie. Nichts, was einen Besuch im Krankenhaus erfordert, aber es ist eine beachtliche Wunde, und die Schuhe haben ebenfalls einiges abbekommen. Was macht das Kind? Es läuft weinend zu seinen Eltern und sucht Trost in ihren Armen.

Wenn die Eltern jetzt reagieren, indem sie sagen: *»Stell dich* *nicht so an, ich unterhalte mich gerade«*, oder *»Was hast du denn jetzt schon wieder angestellt?«*, dann wird das Kind wahrscheinlich nicht aufhören zu weinen. Was passiert in dem Moment? Das Kind wird lauter, um zu signalisieren: *»Hey, ich bin schlimm verletzt! Es tut wirklich weh! Bitte helft mir!«* Wird auch darauf nicht eingegangen, verstummt es zwar irgendwann, aber der Schmerz bleibt. Er hört nicht einfach auf.

Am Abend kann dieses Kind in seinem Bett liegen, immer noch an die Verletzung am Knie denken und sich fragen: *»Keiner hat wirklich gesehen, wie sehr ich mir wehgetan habe. Sie haben gedacht, es wäre nicht so schlimm, aber es tut so weh. Sogar jetzt noch.«* Stell dir dieses Kind vor, das dort liegt, mit all diesen Gefühlen, die nicht beachtet wurden.

Beachte

Das ist genau das, was bei Trauma passiert: Der Schmerz des Kindes wird nicht gesehen. Viele Kinder machen im Laufe ihres Lebens mehrere Versuche, sich ihren Eltern oder anderen Vertrauenspersonen anzuvertrauen. Doch wie häufig werden diese Versuche nicht gehört? Das ist das zentrale Problem bei traumatisierenden Erlebnissen: Der Schmerz wird nicht wahrgenommen und bleibt – oft bis ins hohe Alter. Diese ungehörten Schmerzen begleiten viele Menschen ein Leben lang. Sie verschwinden nicht einfach.

Stellen wir uns die Situation mit der Verletzung des Kindes mit liebevollen Eltern vor. Wenn die Eltern anders reagieren und das Kind liebevoll in den Arm nehmen, ohne Vorwürfe, sondern einfach nur tröstend da sind, dann geschieht Heilung. Die Eltern sagen vielleicht: *»Oje, du Arme/r! Ich sehe, dass du ganz schön blutest.*

Das tut mir so leid!« Sie könnten sagen: »*Es ist völlig okay zu weinen, das ist auch eine schlimme Wunde.*« Und sie signalisieren: »*Ich bin bei dir. Ich helfe dir.*« Dann wird die Wunde versorgt, ein Pflaster auf das Knie geklebt, und das Kind liebevoll gehalten.

Was passiert danach? Das Kind hüpft 1–2 Minuten später vom Schoß der Eltern, um fröhlich weiterzuspielen. Die Eltern, die sich vielleicht denken: »*Bleib doch noch einen Moment hier*«, sind überrascht. Doch das Kind bleibt nicht stehen. Es muss nicht verweilen, weil der Schmerz bereits aufhört, sobald er gesehen und anerkannt wird.

Das ist der Kern der Trauma-Heilung: Wir müssen den Schmerz sehen. Wir brauchen Mitgefühl. Wir brauchen die Bestätigung, dass unsere Gefühle und unser Verhalten okay sind. Und wir brauchen Beistand. Wenn diese Elemente vorhanden sind, können wir heilen. Es ist ein tiefer, natürlicher Wunsch, Beistand und Mitgefühl zu erfahren – jemanden zu haben, der uns hält, wenn wir kämpfen oder leiden. Doch viele von uns haben früh gelernt, dass es keine echte Fürsorge für uns geben darf. Schwäche und Selbstmitgefühl wurden als falsch oder übertrieben abgetan. Solche Stimmen haben wir so lange gehört, dass sie sich wie ein Teil von uns anfühlen.

Wir erinnern uns an den inneren Kritiker (siehe Kapitel 3). Er ist der Wächter dieser alten Regeln und flüstert uns ein, wir seien nicht genug oder dürften keinen Trost suchen. Und weil er so vertraut klingt, glauben wir ihm. Das ist einer der Gründe, warum so viele Menschen in ihrem Schmerz gefangen bleiben. Der Kritiker hindert uns daran, zu heilen, loszulassen und uns selbst die Fürsorge zu schenken, die wir anderen voller Liebe geben würden.

Warum es so schwer ist, uns selbst Beistand zu leisten

Unser innerer Kritiker lässt uns glauben, dass Selbstmitgefühl nichts anderes als Selbstmitleid ist. Diese Überzeugung blockiert uns und verhindert, dass wir liebevoll, mit Sanftheit und Nachsicht mit uns umgehen. Die Wunde bleibt unversorgt, während wir oft verzweifelt nach dem suchen, was diese innere Stimme uns verweigert: ein Gefühl des Gehaltenseins, des Selbstmitgefühls und des inneren Friedens.

Mitgefühl zu bekommen, ist eines der wunderbarsten Gefühle, die wir erleben können. Es ist, als würde jemand uns in den Arm nehmen, ohne dass wir darum bitten müssen – einfach, weil sie sehen, wie schwer es uns gerade fällt. Vielleicht erinnerst du dich an eine Situation, in der du krank warst, dich verletzt hattest oder dir etwas gebrochen hast. Und dann war da jemand, der sagte: *»Es tut mir so leid, wie du dich gerade fühlst.«*

In diesem Moment ändert sich nichts an der Erkältung, der Verletzung oder dem Schmerz. Doch etwas in dir fühlt sich leichter an, fast wie ein tiefer Atemzug, den du lange nicht mehr genommen hast. Dieses *»Ich sehe dich«* und *»Ich fühle mit dir«* hat eine unglaubliche Kraft. Es gibt uns das Gefühl, nicht allein zu sein. Es zeigt uns, dass unser Schmerz gesehen wird und echt ist.

Solche Momente sind oft viel zu selten. Aber vielleicht gab es auch in deinem Leben mindestens diese eine Situation, wo du dich gehalten und gesehen gefühlt hast. Diese Wärme, diese Fürsorge – sie bleiben in uns. Sie erinnern uns daran, wie gut es tut, nicht nur Schmerzen zu ertragen, sondern auch Mitgefühl zu spüren. Es ist, als würde jemand für einen Augenblick den Schmerz mit uns tragen. Und das allein kann so heilsam sein.

Teeparty mit den Emotionen

Wir dürfen lernen, uns selbst zu sehen. Das heißt, wenn eine unangenehme Emotion wie Traurigkeit auftaucht, sollten wir nicht sofort versuchen, sie loszuwerden oder uns abzulenken. Stattdessen sollten wir uns Zeit nehmen für diese Emotion. Wir erinnern uns an das Bild der Teeparty: Setz dich mit deiner Traurigkeit hin, stell dir vor, ihr trinkt zusammen Tee, und hör ihr zu. Was will sie dir sagen? Vielleicht kommen mit der Traurigkeit auch andere Emotionen hoch, wie Wut oder Einsamkeit. Emotionen kommen selten allein, sie reisen fast immer im Rudel.

Diese Emotion möchte gesehen werden. Sie will anerkannt werden. Traurigkeit möchte, dass du sagst: »*Ja, ich sehe dich. Du bist echt, und es ist okay, dass du da bist. Und wenn du weinen musst, ist das gut. Weinen ist wichtig. Es löst Spannungen und hilft dir, den ersten Druck loszuwerden.*« Aber das allein reicht nicht aus, um die Traurigkeit zu verarbeiten. Sie möchte, dass du verstehst, warum sie da ist, und dass du ihr die Aufmerksamkeit, das Mitgefühl und den Beistand gibst, die sie verdient.

Basis-Übung für mehr emotionalen Kontakt mit dir selbst

Versuche, jeden Morgen bewusst ein kurzes »inneres Einchecken« zu praktizieren, um deine Gefühle wahrzunehmen. Stelle dir vor, du öffnest die Tür deines »inneren Wirtshauses« und fragst: »*Welche Gefühle klopfen heute an?*« Nimm dir einen Moment Zeit, um in dich hineinzufühlen, und lade die Gefühle ein, Platz zu nehmen. Du musst nicht sofort alle Gefühle erfassen – es genügt, einen ersten Schritt zu machen und einem unangenehmen Gefühl Raum zu geben.

Schauen wir uns an, wie wir mit diesen aufkommenden Emotionen umgehen können, bevor Ablenkung oder Verdrängung ihren Lauf nehmen. Selbstmitgefühl bedeutet, dass wir uns in unseren schmerzhaften Momenten nicht verurteilen oder hilflos dastehen, sondern uns liebevoll annehmen und unterstützen. Leider fällt es vielen von uns schwer, uns selbst mit Freundlichkeit zu begegnen. Oft sind wir streng mit uns, kritisieren uns oder haben das Gefühl, nicht gut genug zu sein. Selbstmitgefühl bedeutet, uns selbst so zu behandeln, wie wir es für einen lieben Freund oder eine Freundin tun würden: mit Verständnis, Geduld und einem sicheren Raum für all unsere Emotionen.

Stell dir vor, eine Freundin hat Angst, ihre Arbeit zu verlieren, weil es gerade zu vielen Entlassungen im Unternehmen kommt. *Wie würdest du reagieren? Was würdest du ihr sagen?*

In einer solchen Situation könntest du deine Freundin auf einfühlsame Weise unterstützen und vielleicht Folgendes sagen:

»Ich sehe, dass du gerade große Angst hast, deinen Arbeitsplatz zu verlieren. Das tut mir sehr leid. Ich würde mich genauso fühlen und kann das gut verstehen. Ich lass dich damit nicht allein.«

Diese Sätze würden deiner Freundin sicherlich guttun. Was genau hast du damit erreicht? Du hast ihren Schmerz wahrgenommen und Mitgefühl gezeigt, ihre Gefühle anerkannt und signalisiert, dass du sie nicht alleinlässt.

Die vier Schritte der Emotionsregulation

Ich möchte dir den von mir entwickelten therapeutischen Ansatz vorstellen: die vier Schritte der emotionalen Unterstützung, die ich auf Basis meiner langjährigen Erfahrung und Forschung im Bereich der Psycho- und Traumatherapie entwickelt habe.

Diese Schritte sind nicht einfach nur theoretische Konzepte – sie sind das Ergebnis meiner Arbeit mit Menschen, die in ihren schwierigsten Momenten Unterstützung gesucht haben. Ich habe immer wieder festgestellt, dass es diese vier grundlegenden Aspekte sind, die uns helfen, uns sicher, gehalten und gesehen zu fühlen.

Um emotionale Unterstützung zu erfahren und uns sicher und versorgt zu fühlen, brauchen wir vier essenzielle Schritte:

1. **Gesehen werden** – *»Ich sehe dich.«*
2. **Mitgefühl schenken** – *»Ich fühle mit dir.«*
3. **Gefühle validieren** – *»Deine Gefühle sind richtig.«*
4. **Beistand anbieten** – *»Ich bin bei dir.«*

Es fühlt sich unglaublich wohltuend an, wenn jemand unsere Gefühle sieht, uns Mitgefühl zeigt und für uns da ist. Leider erleben viele von uns das viel zu selten. Daher ist es umso wichtiger, dass wir lernen, uns selbst diese emotionale Unterstützung zu geben.

In meiner Arbeit als Psychotherapeutin sehe ich immer wieder, dass Menschen genau an diesem Punkt festhängen. Oft suchen wir im Außen nach Bestätigung – fragen Freunde oder Familienmitglieder, wie sie die Situation sehen, und lassen uns versichern, dass unsere Gefühle »richtig« sind. Wir wissen oft genau, wer uns das Gefühl von Verständnis und Trost geben kann, und wer es uns möglicherweise nicht bieten wird. Deshalb wenden wir uns gezielt an bestimmte Menschen, um diese Bestätigung zu erhalten.

Interessant ist jedoch, dass wir die Bestätigung im Außen suchen, weil wir sie uns selbst meist nicht geben können.

Was dabei häufig zu kurz kommt, ist die Erkenntnis, dass wir uns diese Zuwendung auch selbst geben können – und dass es uns genauso guttut. Viele Traumatisierte glauben oft, andere um Rat oder Trost bitten zu müssen, weil sie sich dies nicht selbst geben können. Häufig liegt das daran, dass wir nie gelernt haben, uns selbst emotional beizustehen.

Lass uns diese vier Schritte etwas genauer betrachten

Stell dir vor, du bist in einer Gruppe, und jemand hat Geburtstag und verteilt ein Stück Kuchen an jeden. Doch irgendwie wirst du übersehen. Alle um dich herum genießen schon ihr Stück, nur du sitzt traurig da, wagst aber nicht, etwas zu sagen. Dann geschieht etwas sehr Schönes: Eine Person in der Gruppe bemerkt es und sagt laut: »*Warte, du hast noch kein Stück Kuchen bekommen.*« Diese Person, die den Kuchen verteilt hat, kommt auf dich zu, gibt dir ebenfalls ein Stück, entschuldigt sich und lächelt dir zu.

In diesem Moment bist du **gesehen worden** – in deiner Traurigkeit, in deinem unangenehmen Gefühl. Jemand hat bemerkt, dass dir etwas fehlt, und hat dir geholfen, das zu bekommen, was du brauchst. Dieses Gesehenwerden berührt uns tief, denn es zeigt uns, dass wir wichtig sind, dass wir zählen. Es lindert nicht nur den Schmerz des Übersehenwerdens, sondern schenkt uns auch ein Gefühl von Wertschätzung und Verbindung. So heilsam kann es sein, gesehen zu werden.

Sabine erzählt jemandem, dass sie kürzlich einen geliebten Menschen verloren hat. Die Traurigkeit ist ihr anzusehen, und sie ringt um Worte. Eine gute Freundin setzt sich zu ihr, sieht sie an und sagt: *»Es tut mir so leid, das zu hören. Ich kann mir vorstellen, wie weh das tut, und ich sehe, wie schwer das für dich ist.«*

Dieser Moment ist voller **Mitgefühl**, weil die Trauer nicht weggeredet oder relativiert wird. Sie wird anerkannt. Obwohl der Verlust bleibt, fühlt sich die Person nicht mehr so allein in ihrem Schmerz. Dieses Mitgefühl schafft einen Raum der Wärme und Geborgenheit, der Trost spendet und einfach guttut.

Nach einem Streit in ihrer Partnerschaft sagt Sophie zu ihrer Freundin Klara: *»Ich weiß nicht, ob ich überreagiere, aber ich habe das Gefühl, dass er mich überhaupt nicht verstehen will. Ich fühle mich so allein und unverstanden.«* Klara schaut sie an und sagt mitfühlend: *»Ich verstehe dich. Es ist schwer, wenn man sich mitteilen möchte und dennoch nicht verstanden wird. Ich würde mich genauso fühlen.«* Sophie atmet erleichtert auf: *»Danke, Klara. Ich dachte schon, ich übertreibe.«* Sophie erlebt, dass ihre **Gefühle bestätigt** werden und ist erleichtert.

Lisa sitzt nervös auf ihrem Bett und spricht ins Telefon: *»Ich habe solche Angst, nächste Woche zum Zahnarzt zu gehen.«* Petra antwortet ruhig: *»Ich verstehe dich. Ich komme mit dir, dann bist du nicht allein.«* Das ist ein schönes Gefühl von **Beistand**.

Beistand macht uns stark. Kennst du das? Es gibt Momente, in denen du dich allein nicht traust, etwas zu tun – sei es, einen schwierigen Anruf zu machen, in den Urlaub zu fliegen, im Dunkeln heimzulaufen oder eine Herausforderung anzunehmen. Sobald jemand an deiner Seite ist, scheint die Angst wie von selbst kleiner zu werden. Plötzlich fühlt sich alles machbar an, einfach weil da jemand ist, der diesen Moment mit dir teilt. Gerade Menschen, die traumatische Erfahrungen gemacht haben, kennen dieses Gefühl nur zu gut. Oft wurden sie in Momenten der Angst allein gelassen, mussten ihren Schmerz und ihre Furcht allein tragen. Es ist kein Wunder, dass sie sich sicherer fühlen, wenn jemand da ist, der einfach bleibt.

Dieser Beistand hat eine unglaubliche Wirkung. Es ist nicht unbedingt das, was der andere sagt oder tut – manchmal genügt es, dass jemand einfach da ist. Diese bloße Anwesenheit kann wie ein Anker wirken, der uns stabilisiert, der uns zeigt: *»Du bist* *nicht allein.«* Die Angst wird dadurch nicht vollständig verschwinden, aber sie wird kleiner, überschaubarer. Plötzlich ist da Raum für etwas anderes – für das Gefühl von Sicherheit, für ein leises Vertrauen, dass wir es schaffen können.

Diese vier Schritte der Emotionsverarbeitung werden wir im Nachfolgenden noch intensiver betrachten und bei uns selbst anwenden üben. Wie immer macht Übung den Meister, und jeder Schritt in Richtung Heilung lohnt sich.

Die Fähigkeit zur Selbstfürsorge

Jeder von uns hat die Fähigkeit, andere zu trösten und ihnen Zuneigung zu schenken. Schon als Babys beginnen wir im ersten Lebensjahr, Empathie zu entwickeln. Ab etwa acht bis zwölf Monaten reagieren wir auf den emotionalen Zustand anderer, auch wenn wir noch nicht in der Lage sind, aktiv zu trösten.[26] Ab 18 bis 24 Monaten zeigen sie immer mehr Mitgefühl, indem sie andere umarmen oder durch kleine Gesten trösten.[27]

Diese Fähigkeit zur Empathie liegt also in uns allen. Wir dürfen lernen, diese Empathie nicht nur anderen, sondern auch uns selbst zu schenken. Wenn du das nächste Mal ein starkes Gefühl spürst, versuche, dich selbst zu trösten. Sprich zu dir, als würdest du mit einem guten Freund oder einer Freundin sprechen: *»Es ist okay, dass du das gerade fühlst. Ich bin hier für dich.«* Spüre die Wärme, die du dir selbst schenkst, und gib dir Raum, einfach zu sein. Du musst nicht alles sofort verstehen oder lösen – es reicht, wenn du liebevoll präsent bist.

Die vier Schritte der Emotionsverarbeitung

1. **Gesehen werden**: Der erste Schritt ist, das Gefühl bewusst wahrzunehmen und ihm einen Namen zu geben. Fühle in dich hinein und versuche, die Emotion klar zu benennen: *»Ich fühle Traurigkeit«* oder *»Ich fühle Wut«*. Indem du das Gefühl benennst, schaffst du eine bewusste Verbindung zu dem, was in dir vorgeht.

2. **Mitgefühl schenken**: Erlaube dir, Mitgefühl für dich selbst zu empfinden. Sag dir: *»Es tut mir leid, dass du diesen Schmerz spüren musst.«* Indem du dir selbst Mitgefühl schenkst, gibst du dem Schmerz Raum, ohne ihn sofort wegdrücken zu müssen.
3. **Gefühle validieren**: Sprich liebevoll zu dir selbst und sage dir: *»Ich verstehe, warum du diese Gefühle hast, und sie sind vollkommen in Ordnung.«* Diese bestätigende Haltung kann den inneren Druck, der oft mit intensiven unangenehmen Emotionen einhergeht, lindern.
4. **Beistand geben**: Gib dir selbst Beistand. Sage dir: *»Ich bin bei dir, ich lasse dich nicht allein und passe auf dich auf.«* Diese innere Unterstützung vermittelt ein Gefühl von Sicherheit und Geborgenheit.

Indem du diese Schritte regelmäßig praktizierst, wirst du einen liebevollen und achtsamen Umgang mit deinen Gefühlen entwickeln können. Heilung und Wachstum passieren in kleinen Schritten – und jeder Schritt ist wertvoll. Sich selbst zu feiern, hat nichts mit Perfektion zu tun, sondern mit der Fähigkeit, das Gute in uns zu sehen. Wir erinnern uns: Wir dürfen jeden Fortschritt mit Freude feiern. Wir können lernen, unsere eigenen Erfolge zu würdigen, egal, wie klein sie scheinen mögen.

Vielleicht hast du heute eine Herausforderung gemeistert oder dir einfach Zeit für dich genommen. Selbst der Moment, in dem du diesen Text liest, ist ein Schritt in Richtung Veränderung. Feier das. Denn jeder Schritt zählt – und du bist es wert, gefeiert zu werden.

Diese vier Säulen der emotionalen Unterstützung sind essenziell. Wie sie konkret bei traumatischen Erlebnissen angewendet werden können, werden wir im Folgenden anhand der vier Fallbeispiele genauer betrachten.

Emotionen regulieren: Fallbeispiele

Die vier Schritte der Emotionsregulation – Gesehenwerden, Mitgefühl, Validierung und Beistand – bieten dabei kraftvolle Werkzeuge, um alte Muster zu durchbrechen und den Weg zu einem erfüllteren Leben zu ebnen.

Anhand der Geschichten von Julia, Stefanie, Max und Jana tauchen wir ein in die Welt von Menschen, die tiefgreifende Entwicklungstraumata erlebt haben. Indem sie lernen, ihren Gefühlen Raum zu geben und auf eine heilsame Weise mit ihnen umzugehen, können sie Schritt für Schritt innere Freiheit zurückgewinnen.

Vom Schweigen zum Selbstmitgefühl

***Julia** sitzt im Teammeeting und möchte eine Idee einbringen, doch bevor sie sprechen kann, lenkt eine Kollegin das Gespräch in eine andere Richtung. Eine Welle von Ohnmacht und Angst überrollt sie: Ihr Herz klopft, ihr Kopf wird leer, und eine innere Stimme flüstert: »Es bringt doch sowieso nichts.« Sie bleibt stumm und senkt den Blick.*

Dieser Moment löst in Julia nicht nur Ohnmacht aus, sondern auch die Angst, übergangen oder abgelehnt zu werden – eine vertraute Erinnerung an die Hilflosigkeit ihrer Kindheit.

Nach dem Meeting sitzt Julia wieder an ihrem Schreibtisch. Sie spürt, wie die Emotionen in ihr nachhallen. Diesmal nimmt sie sich bewusst einen Moment Zeit, atmet tief ein und aus und versucht, mit ihren Gefühlen in Kontakt zu kommen. Dies sagt sie zu sich selbst:

1. **Gesehen werden:** *»Ich sehe, dass du dich wieder ohnmächtig und ängstlich fühlst. Alle anderen waren lauter und schneller, und das hat dich still gemacht. Dieses Gefühl ist ein sehr altes und vertrautes Gefühl.«*
2. **Mitgefühl schenken:** *»Es tut mir so leid, dass du dich in dieser Situation so klein und machtlos gefühlt hast. Ich sehe, wie schwer es für dich war, dort zu sitzen und nichts sagen zu können.«*

3. **Gefühle validieren:** *»Dein Gefühl von Ohnmacht und Angst ist vollkommen berechtigt. Es ist eine natürliche Reaktion auf das, was du früher oft erlebt hast. Ich kann das gut verstehen.«*
4. **Beistand geben:** *»Ich bin jetzt hier für dich. Du bist nicht mehr allein mit diesen Gefühlen. Früher war niemand da, der dich unterstützt hat, aber heute passe ich auf dich auf. Wir schaffen das zusammen.«*

Julia atmet bewusst weiter und lässt die Worte nachklingen. Die Anspannung löst sich, und sie erkennt, dass sie nicht perfekt sein muss. Sie sagt sich: *»Du darfst es beim nächsten Mal versuchen, und auch wenn es nicht perfekt ist, ich bleibe bei dir.«*

Diese liebevolle Zuwendung hilft ihr, Angst und Ohnmacht nicht mehr als Hindernisse zu sehen, sondern als Gefühle, die da sein dürfen, ohne sie zu beherrschen.

Der Weg aus dem Leistungsdruck

***Stefanie** bleibt erschöpft am Schreibtisch, obwohl ihre Kollegen längst Feierabend gemacht haben. Der innere Kritiker treibt sie an: »Du musst weitermachen, sonst denkt der Chef, du bist nicht belastbar.« Diese Gedanken, geprägt von ihrer Mutter, die sie oft beschämte, lassen Scham und Anspannung in ihr aufsteigen. Trotz Überlastung arbeitet sie weiter, aus Angst, nicht genug zu sein.*

Zu Hause mit einer Tasse Tee auf der Couch lässt die Anspannung langsam nach, doch ihre Gedanken kreisen weiterhin um die Arbeit. Dieses Mal entscheidet sie sich, innezuhalten und bewusst mit sich zu sprechen:

1. **Gesehen werden:** *»Ich sehe, dass du dich wieder so überanstrengt hast, obwohl du längst erschöpft warst. Ich merke, dass du Angst hattest, nicht genug zu sein, und ich sehe die Scham, die dich dazu gebracht hat, weiterzumachen. Das war nicht leicht für dich.«*
2. **Mitgefühl schenken:** *»Es tut mir so leid, dass du dich so oft unter Druck setzt. Du hast so hart gearbeitet und dabei deine*

eigenen Grenzen ignoriert. Das fühlt sich sicher sehr schwer an.«

3. **Gefühle validieren:** *»Dein Gefühl von Scham ist völlig berechtigt. Es ist ein altes Gefühl, das dich begleitet, weil du früher oft das Gefühl hattest, nie genug zu sein, und dafür beschämt wurdest. Und die Angst, nicht genug zu leisten, ist eine Reaktion auf diese Erfahrungen. Ich verstehe dich gut.«*
4. **Beistand geben:** *»Ich bin jetzt hier für dich. Du bist nicht allein mit diesen Gefühlen. Du darfst Pausen machen, du darfst erschöpft sein. Du darfst Grenzen setzen. Früher hast du das nicht gelernt, aber heute passe ich auf dich auf. Gemeinsam schaffen wir das.«*

Stefanie atmet tief durch und spürt, wie die Anspannung nachlässt. Zum ersten Mal erlaubt sie sich zu fühlen, dass es okay ist, nicht perfekt zu sein. Sie sagt sich: *»Du bist genug. Ich bin stolz auf dich.«*

Dieses liebevolle Innehalten hilft ihr, den Leistungsdruck loszulassen und ihre eigenen Bedürfnisse wahrzunehmen.

Der Weg zu mehr Gelassenheit

***Max** fühlt sich oft wie ein Versager, wenn der Alltag nicht perfekt läuft, geprägt von einer Vergangenheit, in der Fehler bestraft wurden. Der Druck, alles richtig zu machen, belastet ihn. An einem Sonntag will er den Tag perfekt gestalten, doch als sein Sohn ein Glas Saft verschüttet, bricht seine Wut heraus: »Kannst du nicht aufpassen?« Die Tränen seines Sohnes machen Max bewusst, dass er wieder in das Muster seines Vaters gerutscht ist.*

Er zieht sich ins Arbeitszimmer zurück. Der Druck auf seiner Brust ist überwältigend, doch diesmal entscheidet er sich, seinen Gefühlen zu begegnen.

1. **Gesehen werden:** *»Ich sehe, wie aufgewühlt du bist, Max. Du hast dich gerade wieder wie früher gefühlt – so, als müsstest du alles richtig machen, damit keine Konflikte entstehen. Und als*

das nicht geklappt hat, bist du wütend geworden. Dieses Gefühl ist alt und so vertraut.«

2. **Mitgefühl schenken:** *»Es tut mir so leid, dass du dich so fühlst. Ich sehe, wie schwer es für dich ist, die Balance zu halten – für dich selbst, für deine Kinder, für die Familie. Du trägst so viel Verantwortung, und ich verstehe, wie überfordernd das sein kann.«*
3. **Gefühle validieren:** *»Dein Gefühl von Wut und Unsicherheit ist vollkommen berechtigt. Du hast früher so oft erlebt, dass Fehler harte Strafen und große Wut bedeuteten. Kein Wunder, dass du jetzt versuchst, alles zu kontrollieren, um diese Gefühle zu vermeiden.«*
4. **Beistand geben:** *»Ich bin hier für dich. Du musst nicht perfekt sein, Max. Deine Kinder lieben dich nicht, weil du alles richtig machst, sondern weil du ihnen nah bist. Du darfst darauf vertrauen.«*

Max atmet tief durch, der Druck lässt nach. Er geht zu seinem Sohn und sagt sanft: *»Es tut mir leid, dass ich dich angeschrien habe. Das war nicht in Ordnung.«* Sein Sohn nickt und umarmt ihn. Max spürt, wie diese Verbindung ihn stärkt, und er erkennt, wie wichtig Mitgefühl – für sich und seine Familie – ist.

Dieses Beispiel zeigt, wie Max durch Selbstreflexion und liebevolle Zuwendung alte Muster durchbrechen und mit mehr Mitgefühl handeln kann.

Der Weg zu mehr Nähe

Jana *sitzt spätabends in der Küche, ausgelaugt nach einem langen Tag mit ihren Kindern. Das Chaos um sie herum verstärkt den inneren Druck: »Du musst das alles noch schaffen.« Diese alte, vertraute Stimme erinnert sie an ihre Kindheit, als sie immer alles allein bewältigen musste.*

Erschöpft greift Jana nach einem Lappen, doch ihre Hände zittern. Sie setzt sich hin, atmet tief durch und bleibt bei sich, während die Gefühle von Überforderung und Einsamkeit aufsteigen.

1. **Gesehen werden:** *»Ich sehe, wie überfordert und allein du dich gerade fühlst. Du glaubst, dass alles an dir hängen bleibt und niemand da ist, der dich entlastet. Dieses Gefühl ist so alt, so tief in dir.«*
2. **Mitgefühl schenken:** *»Es tut mir so leid, dass du dich so oft allein und überfordert gefühlt hast. Ich sehe, wie schwer das für dich ist. Du hast so viel getragen, so viele Jahre lang. Niemand sollte so viel allein bewältigen müssen.«*
3. **Gefühle validieren:** *»Dein Gefühl von Überforderung und Einsamkeit ist völlig verständlich. Es kommt aus einer Zeit, in der du tatsächlich alles allein schaffen musstest, weil niemand für dich da war. Es ist sehr verständlich, dass dieses Gefühl immer wieder hochkommt.«*
4. **Beistand geben:** *»Ich bin jetzt hier für dich. Du musst das nicht mehr allein schaffen. Das nächste Mal räumen wir mit den Kindern gemeinsam auf, so wie sie es auch angeboten haben. Du darfst auch mal loslassen und dir helfen lassen. Ich passe auf dich auf, und gemeinsam schaffen wir das.«*

Als Janas Kinder das nächste Mal zu Besuch kommen, bieten sie an, die Küche gemeinsam aufzuräumen. Jana nimmt die Hilfe diesmal an. Während sie zusammen spülen, trocknen und den Müll hinausbringen, entstehen schöne Gespräche und gemeinsames Lachen.

Jana spürt, wie gut es tut, nicht alles allein tragen zu müssen. Die Unterstützung fühlt sich wie ein Geschenk an, nicht wie eine Bürde. Bei einer Tasse Tee danach empfindet sie ein neues Gefühl von Verbundenheit. Es war ungewohnt, die Hilfe zuzulassen, doch es hat sie bereichert – mit Nähe, Freude und einer Wärme, die sie lange vermisst hat.

Die Entwicklungen von Julia, Stefanie, Max und Jana zeigen, dass die Wunden der Vergangenheit oft in unserem Alltag weiterwirken. Doch sie zeigen auch, wie tiefgreifende Veränderung möglich ist, wenn wir uns unseren Emotionen zuwenden – mit Mitgefühl, Geduld und der Bereitschaft, uns selbst zu sehen. Die vier Schritte der Emotionsregulation sind nicht nur Werkzeuge, sondern Einladungen, alte Muster zu hinterfragen und neue Wege zu gehen.

Abschließende Gedanken

Heilung beginnt mit einem regulierten Nervensystem und führt uns in die Welt der Gefühle. Oft wurden unsere Emotionen früher nicht gesehen oder abgewertet. Jetzt ist die Zeit, sie zu sehen, ihnen Mitgefühl zu schenken, sie zu validieren und ihnen Beistand zu leisten – so, wie wir es für einen geliebten Menschen tun würden.

Und vergiss dabei nicht, *dich selbst zu feiern.* Jeder Schritt auf deinem Weg ist wertvoll. Es geht nicht um Vergleiche, sondern darum, liebevoll anzuerkennen, was du schon erreicht hast. Die kleinen und großen Fortschritte geben dir die Kraft, weiterzugehen.

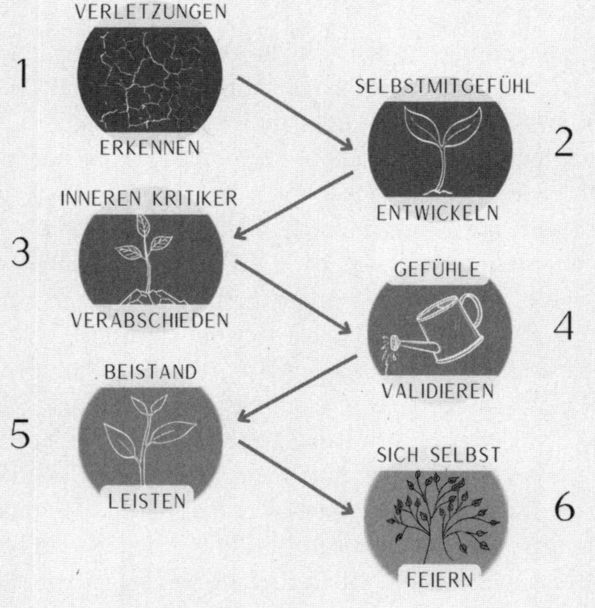

Die Arbeit mit deinen Gefühlen ist wie das Öffnen eines alten Koffers. Es mag wehtun, hineinzusehen, doch du wirst auch Schätze finden. Indem du sortierst, anerkennst und loslässt, kannst du Lasten ablegen und freier leben.

Im nächsten Kapitel geht es darum, wie du Trauma im Alltag erkennst und wieder mehr Sicherheit und Erfüllung findest.

13 Trauma im Alltag genauer verstehen

Trauma ist oft wie ein unsichtbarer Begleiter, der im Alltag subtil und gleichzeitig tiefgreifend wirkt. Manchmal zeigt es sich in unerwarteten Momenten – als ein plötzlicher Rückzug, eine innere Alarmbereitschaft oder das ständige Streben nach Perfektion. Diese Reaktionen sind keine bewussten Entscheidungen, sondern Schutzmechanismen, die sich tief in uns verankert haben. Sie sind wie automatische Programme, die sich einschalten, um uns zu schützen – selbst wenn keine reale Gefahr mehr besteht.

Rückzug und soziale Interaktion: Zwischen Nähe und Unsicherheit

Menschen mit traumatischen Erfahrungen erleben häufig einen inneren Zwiespalt: einerseits das tiefe Bedürfnis nach Nähe und Verbindung, andererseits die Angst vor Zurückweisung oder Verletzung. Dieser Widerspruch kann dazu führen, dass Momente, die eigentlich Freude bringen sollten, stattdessen von innerer Unruhe überschattet werden.

Vielleicht stehst du kurz vor einem Treffen mit Freunden. Du hattest dich darauf gefreut, aber plötzlich steigt ein Unwohlsein auf – ein Gefühl, das sich schwer greifen lässt. Du sagst ab, ohne wirklich zu wissen, warum. Und dann bleibt nur diese leise Einsamkeit, während die Sehnsucht nach Verbindung trotzdem bleibt.

Reflexion:

* *Wann erlebst du Momente, in denen du dich von anderen Menschen distanzierst, obwohl du dir Nähe wünschst?*
* *Gibt es Situationen, in denen du unsicher wirst, obwohl niemand dir eine Ablehnung zeigt?*

* *Was bedeutet Sicherheit für dich in zwischenmenschlichen Begegnungen?*

Hypervigilanz: Die unermüdliche Wachsamkeit

Trauma hinterlässt das Nervensystem oft in einem Zustand ständiger Alarmbereitschaft. Selbst in scheinbar entspannten Momenten kann ein Geräusch, eine Bewegung oder ein bestimmter Blick das Gefühl hervorrufen, bedroht zu sein. Diese Hypervigilanz ist nicht einfach nur »Überempfindlichkeit« – sie ist der Ausdruck eines Körpers, der darauf trainiert wurde, stets auf der Hut zu sein.

Vielleicht sitzt du in einem Café und unterhältst dich, doch deine Aufmerksamkeit schweift immer wieder ab. Du scannst die Umgebung, registrierst jedes Detail – ein zufälliger Blick, ein leises Geräusch – und spürst, wie deine Anspannung wächst, obwohl objektiv nichts Gefährliches passiert.

Reflexion:

* *Gibt es Momente, in denen du deine Umgebung überwachst, auch wenn du weißt, dass du sicher bist?*
* *Welche Gefühle löst diese Wachsamkeit in dir aus?*
* *Was gibt dir das Gefühl, wirklich »abschalten« zu können?*

Kontrollzwang und Perfektionismus: Die Illusion von Sicherheit

Für viele Menschen mit Trauma wird Perfektionismus zu einem unsichtbaren Schild – eine Möglichkeit, die Kontrolle zu behalten und sich vor Fehlern zu schützen. Alles richtig machen zu wollen, gibt ein Gefühl von Sicherheit, auch wenn es dich gleichzeitig erschöpft.

Vielleicht kennst du das: Du überprüfst eine geschriebene E-Mail immer wieder, aus Angst, etwas übersehen zu haben. Ein kleiner Fehler scheint nicht nur eine Lappalie zu sein, sondern eine Bedrohung. Dieser Drang nach Perfektion ist ein Versuch, dich selbst vor Kritik oder Ablehnung zu bewahren.

Reflexion:

* *In welchen Bereichen deines Lebens spürst du den Drang, alles perfekt machen zu müssen?*
* *Welche inneren Überzeugungen könnten dich antreiben, Fehler um jeden Preis zu vermeiden?*
* *Was würde passieren, wenn du dir erlaubst, etwas »unvollkommen« zu lassen?*

Emotionale Lähmung: Wenn alles zu viel wird

Manchmal ist der Druck so groß, dass der Körper und die Psyche eine Art Schutzschalter umlegen – sie schalten ab. Entscheidungen fallen schwer, Aufgaben scheinen unüberwindbar, und der Drang, einfach nichts zu tun, wird übermächtig. Diese emotionale Lähmung ist kein Versagen, sondern ein Versuch, sich vor weiteren Überforderungen zu schützen.

Vielleicht sitzt du vor einer Liste von Aufgaben und spürst plötzlich eine erdrückende Schwere. Statt anzufangen, starrst du sie nur an, unfähig, auch nur den ersten Schritt zu machen. Es ist, als ob dein inneres System sagt: »Ich kann das nicht mehr.«

Reflexion:

* *Gibt es Momente, in denen du dich überwältigt fühlst und dich nicht bewegen kannst?*
* *Welche Situationen lösen in dir das Gefühl aus, dass alles zu viel wird?*

Trauma ist ein komplexes Geflecht

Trauma ist nicht nur ein einzelnes Erlebnis oder Gefühl – es ist ein komplexes Geflecht, das sich in vielen Bereichen unseres Alltags zeigt. Es beeinflusst, wie wir Beziehungen gestalten, wie wir auf Stress reagieren und wie wir uns selbst wahrnehmen. Indem wir diese Muster erkennen, können wir beginnen, sie zu entwirren und uns selbst mit mehr Mitgefühl zu begegnen.

Reflexion:

* *Welche dieser Mechanismen erkennst du in deinem eigenen Alltag?*
* *Gibt es Momente, in denen du spürst, dass etwas tief in dir wirkt, das du noch nicht vollständig greifen kannst?*
* *Wie kannst du beginnen, diese Muster mit Neugier und ohne Urteil zu betrachten?*

Erkrankungen, hinter denen Trauma stecken kann

Trauma ist kein lautes Schreien. Es ist ein leises Flüstern, ein Ziehen, das sich in unser Leben webt – in unsere Gedanken, Gefühle und unseren Körper. Oft wissen wir gar nicht, dass alte Verletzungen die Ursache sind für das, was wir heute erleben. Doch sie hinterlassen Spuren: Angst, Traurigkeit, das ständige Gefühl, nicht genug zu sein, oder eine übermäßige Wachsamkeit, die uns kaum zur Ruhe kommen lässt.

Dieses Kapitel lädt dich ein, genauer hinzusehen. Es zeigt dir, dass hinter vielen psychischen und körperlichen Symptomen ein Überlebensmechanismus stecken kann. Dein Körper, dein Geist und deine Seele haben dich geschützt. Jetzt darfst du lernen, diese Schutzstrategien zu erkennen, ihnen zuzuhören – und sie liebevoll loszulassen. Wichtig ist, dass du körperliche Symptome auch immer hausärztlich abklären lässt, um organische Ursachen auszuschließen.

Angst – wenn Sicherheit verloren geht

Angst fühlt sich oft wie ein ständiger Begleiter an, der dich auf Schritt und Tritt verfolgt. Sie sitzt wie eine unsichtbare Hand auf deiner Schulter, bereit, dich in Alarmbereitschaft zu versetzen. Dein Körper ist wachsam, deine Gedanken springen von einem Szenario zum nächsten – als könnte hinter jeder Ecke Gefahr lauern. Vielleicht spürst du ein beklemmendes Gefühl in der Brust oder ein Zittern in den Händen, oder erlebst sogar Panikattacken. Dein Atem wird flacher, dein Herz schlägt schneller. Doch woher kommt dieses Gefühl, niemals wirklich sicher zu sein?

Vermutlich gab es in deinem Leben Zeiten, in denen Sicherheit etwas war, das du dir erkämpfen musstest – oder das einfach nicht da war. Dein Nervensystem hat gelernt, ständig auf der Hut zu sein, als Überlebensstrategie. Diese Wachsamkeit hat dir damals geholfen, dich zu schützen. Doch heute gibt es keine echte Bedrohung mehr, und dennoch bleibt die Angst.

Reflexion:

* *Wann spürst du, dass Angst oder sogar Panik dich stärker begleitet, als es die Situation erfordert?*
* *Welche Gedanken, körperlichen Empfindungen oder Gefühle wie Atemnot und Herzrasen tauchen in solchen Momenten auf?*
* *Was könntest du dir selbst in diesen Momenten sagen, um dir Halt und Sicherheit zu geben?*

Das Gute ist: Angst ist dein Freund. Sie ist ein Überbleibsel aus einer Zeit, in der sie dir das Leben gerettet hat. Jetzt darfst du dir die Sicherheit schenken, die du damals gebraucht hättest. Stück für Stück kannst du lernen, deinen Körper und Geist in die Ruhe zu führen, die du verdienst.

Depression – die Last der alten Wunden

Depression ist mehr als Traurigkeit. Sie ist wie eine schwere Decke, die sich über deine Seele legt und dir die Luft zum Atmen nimmt. Es ist das Gefühl, als würdest du in einer endlosen Dunkelheit wandeln, ohne zu wissen, wo der Ausgang ist. Selbst kleine Aufgaben wirken wie unüberwindbare Hürden, und die Freude am Leben scheint wie ausgelöscht.

Vielleicht gab es in deinem Leben Momente, in denen du hilflos und überfordert warst. Dein Geist und Körper haben damals entschieden, sich zurückzuziehen, um dich vor der Überlastung zu schützen. Dieses »Abschalten« war ein Überlebensmodus, der dich davor bewahrte, komplett zusammenzubrechen. Doch heute zeigt sich diese Reaktion als innere Leere, als Starre, die dich zurückhält, das Leben wirklich zu fühlen.

Reflexion:

* *Welche Momente in deinem Leben fühlten sich besonders schwer an, und wie reagiert dein Körper darauf?*
* *Gibt es Erinnerungen, die dir zeigen, woher diese Leere kommen könnte?*

Du darfst wissen: Deine Gefühle sind ein Ausdruck dessen, wie viel du schon bewältigt hast. Sie sind eine Einladung, dich mit Geduld und Mitgefühl selbst zu begleiten – bis du die schwere Decke Stück für Stück ablegen kannst und wieder Licht in dein Leben lässt.

Hochsensibilität – wenn die Welt zu laut ist

Manchmal fühlt sich die Welt an wie ein chaotisches Orchester, das niemals zur Ruhe kommt. Jeder Ton, jede Bewegung, jedes kleinste Detail scheint in dein Innerstes vorzudringen. Licht ist zu hell, Geräusche sind zu laut, und selbst die Stimmungen anderer Menschen scheinen dich zu überwältigen. Hochsensibilität ist keine Schwäche, sondern eine besondere Feinfühligkeit deines Nervensystems, das gelernt hat, auf jedes Signal zu achten, um dich zu schützen.

Vielleicht war es in deiner Vergangenheit überlebenswichtig, alles um dich herum genau wahrzunehmen. Jede kleinste Veränderung konnte eine Gefahr ankündigen, und so wurde dein Nervensystem darauf trainiert, wachsam zu bleiben. Heute zeigt sich diese Sensibilität in deiner intensiven Wahrnehmung, die dich manchmal überfordert.

Reflexion:

* *Welche Reize empfindest du im Alltag als besonders intensiv?*

* *Wie fühlt sich dein Körper an, wenn du von zu vielen Eindrücken überwältigt bist?*
* *Was hilft dir, in solchen Momenten Grenzen zu setzen und dich zu schützen?*

Diese Empfindsamkeit ist ein Geschenk, das dir erlaubt, die Welt auf eine tiefere Ebene zu spüren. Doch du darfst lernen, dich selbst zu schützen und liebevoll Grenzen zu setzen, um nicht von dieser Feinfühligkeit überwältigt zu werden.

Psychosomatik – wenn der Körper spricht, was die Seele nicht sagen kann

Vielleicht hast du es schon erlebt: Kopfschmerzen, Rückenschmerzen, Magenprobleme – Beschwerden, die sich nicht eindeutig erklären lassen. Es ist, als würde dein Körper für dich sprechen, weil du selbst die Worte nicht findest. Diese Symptome sind keine Einbildung, sondern Botschaften deines Körpers, der dir sagt: »*Schau hin. Etwas in dir braucht Aufmerksamkeit.*«

Vielleicht spürst du Verspannungen in den Schultern, als würdest du eine unsichtbare Last tragen. Oder dein Bauch zieht sich zusammen, wenn du dich unsicher fühlst. Diese körperlichen Signale sind ein Hilferuf deiner Seele.

Reflexion:

* *Welche körperlichen Beschwerden begleiten dich besonders häufig, und in welchen Momenten treten sie auf?*
* *Was könnten dir diese Symptome über deine inneren Bedürfnisse sagen?*

Indem du lernst, deinen Körper ernst zu nehmen, kannst du beginnen, seine Botschaften zu verstehen. Jede Empfindung ist eine Einladung, dich selbst besser kennenzulernen und die Lasten abzugeben, die du vielleicht schon zu lange trägst.

Dein Körper, dein Geist und deine Seele haben alles getan, um dich zu schützen. Jetzt ist es Zeit, ihnen zuzuhören, sie zu verstehen – und sie liebevoll zu entlasten. Trauma mag uns geprägt haben, doch Heilung ist möglich. Sie beginnt mit dem ersten Schritt: dem Verständnis und der Annahme dessen, was ist.

Die innere Welt der Kinder: Wahrnehmen, Fühlen, Verstehen

Kinder erleben die Welt mit einer Intensität, die einzigartig ist. Jeder Klang, jede Stimmung, jedes Wort hinterlässt Spuren. Ein Schmetterling wird zum Wunder, ein Regentropfen zum Abenteuer. Doch wenn die Welt unsicher erscheint, wird diese Empfindsamkeit zur Herausforderung. Kinder, die Traumata erlebt haben, entwickeln oft eine ständige Wachsamkeit, die nach Gefahren sucht, und fühlen sich unruhig und allein.

Ihre Gefühle sprechen selten in Worten, sondern in Verhalten. Ein wütendes Stampfen kann Traurigkeit verbergen, ein Rückzug tief verwurzelte Angst. Wenn wir Kindern helfen, ihre Gefühle in Worte zu fassen, geben wir ihnen ein wertvolles Werkzeug fürs Leben. Sätze wie »*Was spürst du genau?*« zeigen ihnen: Deine Gefühle sind wichtig, und du bist nicht allein.

Kinder brauchen Erwachsene, die ihnen zuhören, die nachfragen, die ihnen Raum geben, ihre Gefühle und Empfindungen auszudrücken. Sie müssen erleben, dass sie sicher sind, dass ihre Gefühle wichtig sind und dass sie nicht allein sind. »*Ich sehe dich. Ich höre dich. Du bist wichtig.*« Diese Botschaften sollten wir Kindern immer wieder geben – nicht nur in Worten, sondern auch in Taten.

Die Lehren der Natur: Selbstregulation verstehen

Ein eindrucksvolles Beispiel für natürliche Selbstregulation finden wir in der Tierwelt. Eine Gazelle, die vor einem Raubtier flieht, schüttelt nach der Flucht den Stress buchstäblich ab. Sie entlädt die Spannung aus ihrem Körper und kehrt zur Ruhe zurück. Auch Kinder besitzen diese Fähigkeit – wenn wir ihnen den Raum dafür geben. Durch spielerische Aktivitäten, durch achtsame Momente, durch das Erlauben von Gefühlen können sie lernen, sich selbst zu regulieren.

Doch häufig fehlt Kindern diese Möglichkeit. Besonders traumatisierte Kinder bleiben in ihrer Anspannung gefangen, weil sie sie aus Angst oft unterdrücken. Meist bemerkt man diese Anspannung daran, dass die Kinder im Alltag nicht funktionieren und zum Beispiel unter Konzentrationsstörungen, Störungen des Sozialverhaltens oder Ängsten leiden. Kinder mit ADHS bemühen sich, sich »zusammenzureißen« und nicht zu wild zu sein, obwohl genau das ihnen in dem Moment helfen würde. Ängstliche Kinder könnten ermutigt werden, sich anzuvertrauen und Trost zu erhalten. Hier können wir als Erwachsene helfen. Indem wir ihnen Raum geben, ihre Empfindungen zu erforschen, und sie ermutigen, diese auszudrücken, unterstützen wir sie dabei, ihren Weg zur Selbstregulation zu finden.

Kinder verbringen viel Zeit mit sich selbst und im Kontakt mit sich selbst. Sie zeigen uns, dass wir nicht immer produktiv sein müssen, dass es okay ist, einfach nur zu sein. Doch während Kinder diese Fähigkeit oft instinktiv haben, verlieren wir sie als Erwachsene. Wir hetzen von einem Termin zum nächsten, vergessen, in uns hineinzuhören, und ignorieren die Signale unseres Körpers.

Die Verbindung von Trauma und Hilflosigkeit

Manchmal bringt uns das Leben in Situationen, die uns völlig aus der Bahn werfen. Momente, in denen wir uns klein, ausgeliefert und allein fühlen. Diese Erfahrungen können sich tief in uns eingraben, weit über den eigentlichen Augenblick hinaus. Sie sind mehr als nur belastend – sie können traumatisch wirken. Denn Trauma entsteht, wenn unser Nervensystem mit einer Situation konfrontiert ist, die wir als überwältigend erleben, ohne dass wir die Möglichkeit haben, sie zu bewältigen oder zu kontrollieren.

Überforderung als Kern von Trauma

Trauma ist eine natürliche Reaktion auf überwältigende Situationen. Es entsteht, wenn wir uns in einer Lage befinden, in der unser Nervensystem auf Überleben schaltet, ohne dass wir die Möglichkeit haben, aktiv etwas zu tun. Wir fühlen uns handlungsunfähig, ausgeliefert, gefangen. In diesen Momenten speichert unser Körper die Erfahrung ab – als Warnsignal für zukünftige Gefahren, aber oft auch als bleibende Anspannung, die uns nicht mehr loslässt.

Dieses Gefühl von Überforderung habe ich besonders intensiv bei der Geburt meines dritten Kindes erlebt. Mein erstes Kind ließ sich Zeit, mein zweites war in 30 Minuten da. Ich wusste, mein drittes Kind würde ebenfalls schnell kommen. Bei der ersten Wehe fuhr ich ins Krankenhaus, doch die Ärzte schickten mich zurück nach Hause. Trotz meiner wiederholten Bitten, dort zu bleiben, nahmen sie mich nicht ernst. »*Dauert noch*«, sagten sie. Doch ich spürte, dass es anders war. Dieses Nicht-ernst-genommen-Werden verstärkte mein Gefühl der Hilflosigkeit. Als ich wieder zu Hause angekommen war, platzte die Fruchtblase. Als der Krankenwagen kam, war ich darauf angewiesen, dass andere die Situation richtig einschätzen und handeln. Allerdings verstärkte die Unsicherheit der Sanitäter und des Notarztes (Augenarzt) mein Gefühl von Ausgeliefertsein.

In solchen Momenten übernimmt unser sympathisches Nervensystem die Kontrolle. Es aktiviert den sogenannten »Überlebensmodus« und reagiert mit Fight, Flight, Freeze oder Fawn. Ich war im »Freeze«-Modus, fühlte mich wie gelähmt, körperlich und emotional. Mein Körper war angespannt, mein Geist wie eingefroren. Diese Starre ist ein Schutzmechanismus, der uns vor einer völligen Überforderung bewahrt. Nur wenn dieser Zustand anhält, speichert unser Körper die Erfahrung als bleibende Alarmbereitschaft ab.

Die Bedeutung von Beistand: Was hilft in überwältigenden Momenten?

Als schließlich meine Nachsorge-Hebamme Jana in letzter Sekunde kam, änderte sich alles. Ihre Ruhe, ihr Mitgefühl und ihre Präsenz waren wie ein Anker inmitten des Chaos. Sie war da, sie sah mich, sie nahm mich ernst. Sie sagte: »*Wir bekommen das hin. Es wird alles gut.*« Plötzlich fühlte ich mich nicht mehr allein. Diese Erfahrung zeigte mir, wie entscheidend es ist, in solchen Momenten jemanden an unserer Seite zu haben – jemanden, der uns Sicherheit gibt, während wir uns selbst noch unsicher fühlen.

Doch was passiert, wenn dieser Beistand fehlt? Viele von uns haben in ihrem Leben Momente erlebt, in denen niemand da war, um sie zu halten oder zu unterstützen. Diese Erfahrungen können sich tief einprägen. Sie hinterlassen Spuren, die uns später in ähnlichen Situationen wieder einholen. Genau das macht Trauma so belastend – es ist nicht nur die Erinnerung an die damalige Situation, sondern die innere Wunde, die sie hinterlassen hat.

Nach der Geburt war ich zwar überglücklich, dass alles gut gelaufen war, aber mein Körper und Geist waren noch lange nicht zur Ruhe gekommen. Ich fühlte mich, als stünde ich neben mir, und gleichzeitig spürte ich eine enorme Erschöpfung. Dieses Gefühl, »funktioniert« zu haben, ohne wirklich präsent zu sein, ist typisch für Trauma. Es zeigt, wie wichtig es ist, nach solchen Erfahrungen innezuhalten und sich selbst Beistand zu leisten.

Selbstfürsorge beginnt mit dem Erkennen dessen, was war. Es geht darum, die eigenen Gefühle und Körperempfindungen wahrzunehmen, ohne sie zu bewerten. Vielleicht fühlen wir uns erschöpft, vielleicht taub, vielleicht immer noch voller Anspannung. All das ist normal. Unser Körper braucht Zeit, um aus dem Überlebensmodus auszusteigen. Und diese Zeit dürfen wir uns schenken.

Übung: Mit sich selbst in Verbindung kommen

Nach überwältigenden Erlebnissen kann es helfen, sich bewusst Zeit zu nehmen, um den eigenen Körper und die eigenen Gefühle zu spüren. Hier ist eine einfache Übung, die du ausprobieren kannst.

1. **Finde einen ruhigen Ort.** Setze dich bequem hin und schließe die Augen. Atme tief ein und aus, um deinen Körper zu entspannen.
2. **Sprich mit dir selbst.** Stelle dir vor, dass du ein guter Freund oder eine gute Freundin für dich bist. Sage dir Sätze wie:
   * *»Das war eine schwierige Situation, und es ist okay, dass ich mich überfordert gefühlt habe.«*
   * *»Ich verstehe, warum ich Angst hatte. Es war einfach zu viel.«*
   * *»Ich bin jetzt hier, und ich bin jetzt sicher.«*
3. **Spüre in deinen Körper hinein.** Wo fühlst du noch Anspannung? Atme in diese Bereiche hinein und stelle dir vor, wie du die Anspannung sanft loslässt.
4. **Verankere ein Gefühl von Sicherheit.** Lege eine Hand auf dein Herz oder deinen Bauch und sage dir: *»Ich bin für mich da. Ich darf mir selbst vertrauen.«*

Diese Übung ist ein erster Schritt, um wieder in Kontakt mit dir selbst zu kommen. Sie erinnert dich daran, dass du auch in schwierigen Momenten für dich selbst da sein kannst.

Was ich aus dieser Erfahrung mitgenommen habe, ist die Erkenntnis, dass ich auf mein Gefühl vertrauen darf – auch wenn andere mich nicht ernst nehmen. Dieses Vertrauen in mich selbst war ein wichtiger Schritt auf meinem Weg, mit überwältigenden Momenten besser umzugehen.

Trauma zeigt uns oft, wo wir uns hilflos fühlten. Doch es lädt uns auch ein, uns selbst neu zu begegnen und uns die Sicherheit zu schenken, die wir damals gebraucht hätten. Jeder von uns hat die Fähigkeit, sich selbst Halt zu geben – Schritt für Schritt, mit Geduld und Mitgefühl.

Häufige Missverständnisse und Mythen über Trauma entlarven

Es gibt viele Missverständnisse und Mythen über Trauma – Vorstellungen, die sich in unserer Gesellschaft hartnäckig halten und oft dazu führen, dass Menschen, die leiden, sich noch einsamer und missverstanden fühlen. Diese Mythen wirken wie eine zusätzliche Last, weil sie den Schmerz unsichtbar machen und die Betroffenen dazu drängen, sich »zusammenzureißen« oder »einfach weiterzumachen«. Es ist wichtig, diese Mythen aufzuklären und mit Beispielen greifbar zu machen, damit jeder, der sich damit auseinandersetzt, das wahre Gesicht von Trauma besser verstehen kann. Denn nur wenn wir wirklich verstehen, was Trauma bedeutet, können wir uns selbst und andere liebevoll begleiten.

»Nur physischer Missbrauch zählt als echtes Trauma«

Ein häufiger Mythos ist, dass nur körperliche Verletzungen oder Missbrauch »wirklich« traumatisch sind. Aber auch psychische und emotionale Verletzungen hinterlassen oft tiefe Wunden. Worte können genauso schmerzhaft sein wie körperliche Verletzungen und hinterlassen Narben, die vielleicht sogar noch schwerer zu heilen sind, weil sie unsichtbar bleiben. Emotionale Gewalt, wie ständige Abwertung, Manipulation oder Liebesentzug, kann genauso belastend sein wie physische Gewalt.

***Leila** erinnert sich an die ständigen, abwertenden Kommentare ihres Vaters in ihrer Kindheit. Jedes Mal, wenn sie eine Idee äußerte oder etwas Neues ausprobierte, sagte er: »Dafür bist du zu dumm.« Diese Worte blieben ihr tief im Gedächtnis, und noch heute spürt sie manchmal Zweifel und Unsicherheit, wenn sie sich beruflich oder privat etwas zutraut. Obwohl es keine körperlichen Narben gibt, hat diese emotionale Verletzung bis heute Auswirkungen auf ihr Selbstvertrauen.*

»Trauma heilt mit der Zeit von selbst«

»Die Zeit heilt alle Wunden«, sagt man oft – doch das stimmt für Trauma leider nur selten. Trauma bleibt im Körper und in den Emotionen gespeichert und kann auch nach vielen Jahren noch präsent sein. Ohne bewusste Heilungsarbeit bleibt das Trauma lebendig und beeinflusst unser Denken, Fühlen und Handeln. Die Zeit allein reicht oft nicht aus; es braucht aktive Auseinandersetzung und Unterstützung, um alte Wunden wirklich zu heilen.

***Liam** erlebt als Kind immer wieder starke Ablehnung und fühlt sich oft alleingelassen. Auch als Erwachsener spürt er, wie ihn dieses Gefühl begleitet, obwohl die Ereignisse viele Jahre zurückliegen. Die Einsamkeit ist geblieben und kommt in Momenten hoch, in denen er sich unsicher oder nicht geliebt fühlt.*

»Schwache Menschen sind anfällig für Trauma«

Oft wird Trauma als etwas angesehen, das nur »schwache« Menschen betrifft. Die Wahrheit ist: Trauma hat nichts mit Schwäche zu tun. Jeder Mensch hat seine Belastungsgrenze, und wenn die überschritten wird, kann es zu Traumareaktionen kommen – unabhängig von Stärke oder Willenskraft. Trauma ist eine natürliche Reaktion auf überwältigende Erfahrungen, und jeder kann betroffen sein, wenn er oder sie sich in einer extremen Situation befindet.

***Tom** wuchs in einem instabilen Zuhause auf, in dem er früh lernen musste, stark und anpassungsfähig zu sein. Seine Eltern waren oft abwesend oder emotional unerreichbar, sodass er darauf angewiesen war, allein klarzukommen und für sich selbst zu sorgen. Als Erwachsener wird er zwar als stark und unabhängig wahrgenommen, doch innerlich spürt er eine Leere und Unsicherheit, die ihn besonders in Beziehungen begleitet. Tiefe, vertrauensvolle Verbindungen fallen ihm schwer, obwohl er sich danach sehnt. Seine Stärke half ihm, als Kind zu überleben, doch die Wunden dieser Zeit belasten ihn bis heute.*

»Trauma betrifft nur das Opfer«

Ein Trauma betrifft nie nur die Person, die es erlebt hat. Die Auswirkungen sind oft viel weitreichender – Familie, Partner und Freundeskreise sind ebenfalls davon betroffen. Die inneren Wunden und die daraus entstehenden Verhaltensmuster können Beziehungen belasten und führen oft dazu, dass Nähe und Vertrauen schwerfallen. Auch Eltern, Partner oder Kinder sind indirekt von den Traumafolgen mitbetroffen und spüren die Auswirkungen im Alltag.

***Noah** hat als Kind viel Zurückweisung erlebt, und es fällt ihm schwer, sich in Beziehungen sicher zu fühlen. Seine Partnerin bemerkt, wie er sich oft distanziert und kaum Emotionen zeigt. Sie fühlt sich dadurch verletzt und weiß nicht, dass seine Traumata die Ursache für dieses Verhalten sind.*

»Betroffene sollten einfach weitermachen und sich nicht so anstellen«

Dieser Mythos ist besonders hartnäckig und schmerzhaft. *»Das Leben geht weiter«, »Es war doch gar nicht so schlimm« oder »Andere haben Schlimmeres erlebt«* – solche Sätze hören Betroffene oft, und sie führen dazu, dass sich das Gefühl der Einsamkeit und der Wertlosigkeit vertieft. Traumatisierte tragen echte, tief verankerte Wunden, die Heilung und Aufmerksamkeit brauchen. Weiterzumachen und so zu tun, als wäre nichts, verstärkt oft nur den inneren Schmerz und verzögert den Heilungsprozess.

***Maya** fühlt sich oft traurig und überfordert, obwohl sie scheinbar ein »normales« Leben führt. Ihre Familie versteht sie nicht und sagt ihr, dass sie sich »zusammenreißen« soll. Dieses Unverständnis verstärkt ihr Gefühl, allein zu sein, und macht es noch schwerer, sich ihren Wunden zu stellen.*

»Trauma ist sichtbar«

Ein weiterer Mythos ist die Vorstellung, dass man Trauma »sehen« würde, wenn jemand wirklich betroffen ist. Die Wahrheit ist:

Viele Menschen funktionieren nach außen scheinbar gut, tragen aber innerlich tiefen Schmerz. Trauma ist oft unsichtbar, weil die Betroffenen gelernt haben, sich anzupassen und die Fassade aufrechtzuerhalten. Doch auch wenn man es ihnen nicht ansieht, bedeutet das nicht, dass sie weniger leiden.

***Sofia** ist eine erfolgreiche und fröhliche Frau, die immer ein Lächeln auf dem Gesicht hat. Doch innerlich kämpft sie täglich mit Ängsten und dem Gefühl, nicht genug zu sein. Ihr Trauma ist unsichtbar, aber das bedeutet nicht, dass es sie weniger belastet.*

Durch das Entlarven dieser Mythen können wir ein tieferes und liebevolleres Verständnis für Trauma entwickeln. Diese Einsichten helfen uns nicht nur, uns selbst besser zu verstehen, sondern auch, mitfühlender und offener auf andere Menschen zuzugehen, die ähnliche Verletzungen tragen. Trauma ist viel mehr als das, was wir an der Oberfläche sehen – es ist ein leises, tiefes Rauschen, das unser Leben in vielen kleinen und großen Momenten berührt und prägt.

Lebensstrategien und Schutzmechanismen des Traumas verstehen

Trauma formt nicht nur unsere tiefsten Empfindungen, sondern prägt auch viele unserer täglichen Gewohnheiten und Reaktionen. Oft entwickeln wir bestimmte Strategien und Mechanismen, um uns zu schützen, ohne dass uns bewusst ist, warum wir auf eine bestimmte Weise handeln. Diese Schutzmechanismen sind Teil unserer Überlebensstrategie. Sie helfen uns, mit dem Schmerz umzugehen und uns sicher zu fühlen, auch wenn sie uns manchmal eher blockieren, statt uns weiterzubringen.

Dissoziation: Distanz zu dir selbst

Dissoziation bedeutet, dass wir uns von unseren Gefühlen oder unserem Körper abtrennen. Es ist, als würden wir uns selbst von außen beobachten, ohne wirklich anwesend zu sein. Dissoziation kann wie ein Schutzschild wirken, das uns vor überwältigenden Gefühlen schützt – wenn das, was wir erleben, zu viel ist, schaltet unser System auf »Abstand«.

Dissoziation ist wie ein starrer Blick ins Nichts – wir sind körperlich anwesend, aber gedanklich ganz woanders. Jeder von uns dissoziiert von Zeit zu Zeit, doch bei Menschen mit Trauma kann es häufiger und intensiver vorkommen. Ich selbst habe oft dissoziiert, ohne wirklich zu verstehen, warum oder was mich dazu gebracht hat. Besonders in der Schulzeit erinnere ich mich daran, wie ich oft versucht habe, aus der Dissoziation herauszukommen. Ich sah den Lehrer vor mir, aber es war, als würde ich durch ihn hindurchsehen. Ich konnte seinen Worten nicht folgen, obwohl ich sie hörte. Sein Mund bewegte sich, die Geräusche drangen an meine Ohren – aber meine Augen blieben starr, unfähig, ihm zu folgen. Ich wollte meine Aufmerksamkeit zurückholen, den Blick wieder bewegen, präsent sein – doch es fühlte sich an, als wäre mein Körper wie eingefroren.

Dieses Bewusstsein, das ich heute habe, hilft mir, diese Momente besser zu verstehen. Sie waren keine Schwäche, sondern ein Schutzmechanismus meines Körpers, der mich vor einer Überforderung bewahren wollte. Es ist so wichtig, solche Muster zu erkennen und sie mit Sanftheit wahrzunehmen. Nur so können wir lernen, den Moment zu spüren und uns Schritt für Schritt wieder mit uns selbst zu verbinden.

***Lisa** ist in einem Gespräch und merkt auf einmal, dass sie gar nicht richtig zuhört. Sie ist zwar körperlich anwesend, aber ihre Gedanken schweifen ständig ab. In stressigen Situationen passiert ihr das oft. Manchmal, wenn jemand emotional auf sie zukommt, fühlt sie sich plötzlich leer oder distanziert, als wäre da ein unsichtbarer Vorhang zwischen ihr und dem Geschehen.*

Reflexion:

* *Hast du manchmal das Gefühl, dass du »nicht ganz da« bist oder dich von einer Situation abkoppelst?*
* *In welchen Situationen bemerkst du, dass du deine Gefühle*

»ausschaltest« oder dass du dich wie von außen beobachtest und dein Blick starr wird?

Emotionale Abstumpfung: Schutz vor Verletzung

Emotionale Abstumpfung ist ein Schutzmechanismus, der uns hilft, schmerzhafte Gefühle zu vermeiden. Manchmal blockieren wir Trauer, Wut oder Angst, aus Furcht vor Überwältigung. Es ist, als würden wir unsere Gefühle unter eine dicke Decke legen, um nichts davon spüren zu müssen.

***Marc** ist eigentlich ein fröhlicher Mensch, doch in Momenten, in denen er sich verletzlich fühlt, spürt er wenig bis gar nichts. Er kann sich zum Beispiel nach einem Streit kaum erinnern, was er gefühlt hat. Er hat sich angewöhnt, »cool zu bleiben«, weil er das Gefühl hat, dass ihn das weniger angreifbar macht. Doch tief in sich spürt er oft eine innere Leere und das Gefühl, dass etwas fehlt.*

Reflexion:

* *Gibt es Situationen, in denen du merkst, dass du deine Gefühle zurückhältst oder dich emotional »taub« fühlst?*
* *Was denkst du, schützt du damit – dich selbst oder deine Beziehungen?*

Perfektionismus: Sicherheit durch Kontrolle

Perfektionismus und Kontrollzwang sind Mechanismen, die uns das Gefühl geben, dass wir durch Kontrolle über uns selbst und unser Umfeld sicherer sind. Wenn wir das Gefühl haben, dass alles perfekt sein muss, dann versuchen wir unbewusst, uns selbst vor negativen Erfahrungen zu schützen.

***Sarah** kann es nicht ertragen, wenn ihr bei ihrer Arbeit auch nur der kleinste Fehler passiert. Sie prüft ihre Arbeit mehrmals, bis sie perfekt ist, auch wenn sie dafür Überstunden machen muss. Sie glaubt, dass sie dadurch Anerkennung und Sicherheit gewinnt. Doch dieser Drang, alles im Griff zu haben, stresst sie enorm und hindert sie daran, sich wirklich zu entspannen.*

Reflexion:

* *Gibt es Bereiche in deinem Leben, in denen du das Gefühl hast, dass alles perfekt sein muss?*
* *Welche Ängste oder Unsicherheiten könnten hinter diesem Drang nach Perfektionismus stehen?*

Misstrauen: Schutz durch Abstand

Trauma kann auch dazu führen, dass wir Schwierigkeiten haben, anderen zu vertrauen. Misstrauen ist eine Form des Selbstschutzes – es bewahrt uns vor der Gefahr, verletzt oder enttäuscht zu werden. Doch dieses Misstrauen kann uns auch isolieren und davon abhalten, echte Nähe und Verbundenheit zu erleben.

***Simon** hat Schwierigkeiten, Freundschaften aufzubauen. Er hat ständig Angst, dass er andere enttäuschen könnte. Deshalb hält er Menschen auf Distanz und öffnet sich nur selten. Obwohl er sich manchmal einsam fühlt, schützt ihn dieser Abstand davor, zu viel von sich preiszugeben.*

Reflexion:

* *Fällt es dir schwer, anderen Menschen zu vertrauen, und wenn ja, warum?*
* *Welche Situationen lassen dich an die Grenzen deines Vertrauens stoßen, und was würde dir helfen, dich sicherer zu fühlen?*

Rückzug: Schutz durch Isolation

Rückzug ist oft eine unmittelbare Reaktion auf die Angst vor Verletzung. Wenn wir uns bedroht fühlen oder unsicher sind, ziehen wir uns zurück, um nicht erneut verletzt zu werden. Dieser Rückzug kann uns jedoch daran hindern, wichtige Erfahrungen zu machen oder uns wirklich mit anderen zu verbinden.

***Sandra** ist in Gruppensituationen eher still und zieht sich zurück. Sie hat Angst, etwas Falsches zu sagen oder verurteilt zu werden. Deshalb bleibt sie lieber am Rand und beobachtet die anderen. Obwohl sie gerne mehr teilhaben würde, ist die Angst vor Ablehnung stärker.*

Reflexion:

- *In welchen Situationen neigst du dazu, dich zurückzuziehen und lieber auf Abstand zu bleiben?*
- *Was würde sich ändern, wenn du diesen Rückzug als Schutzmechanismus anerkennst und versuchst, trotzdem präsent zu bleiben?*

Ablenkung: Flucht vor innerem Schmerz

Hyperaktivität oder der Drang, sich ständig abzulenken, sind oft Mechanismen, um dem inneren Schmerz zu entfliehen. Anstatt uns mit den Gefühlen auseinanderzusetzen, die uns belasten, stürzen wir uns in Arbeit, Hobbys oder manchmal auch in Süchte. Das Ziel ist, das unangenehme Gefühl nicht spüren zu müssen.

***Michael** ist immer beschäftigt, hat ständig etwas zu tun und findet kaum Ruhe. Er füllt jede freie Minute mit Aktivitäten, damit er sich nicht mit seinem inneren Schmerz auseinandersetzen muss. Wenn er doch mal zur Ruhe kommt, fühlt er eine innere Unruhe und Angst, weshalb er immer neue Dinge unternimmt.*

Reflexion:

- *Bist du oft beschäftigt oder lenkst dich ab, um unangenehme Gefühle zu vermeiden?*
- *Was würdest du möglicherweise empfinden, wenn du für eine Weile wirklich zur Ruhe kommst und dich diesen Gefühlen stellst?*

Diese Schutzstrategien haben uns einst geholfen zu überleben. Sie sind wie ein vertrauter Mantel, den wir uns in schweren Zeiten übergeworfen haben, um uns vor dem tiefen Schmerz zu schützen, der aus Ablehnung, dem Gefühl des Nicht-geliebt-Werdens, dem Nicht-Dazugehören oder dem Verlust von Sicherheit entstanden ist. Dieser Schmerz ist überwältigend und fühlt sich oft so unerträglich an, dass wir unbewusst weiter an diesen Mechanismen festhalten – selbst dann, wenn sie uns heute im Alltag blockieren oder uns daran hindern, wirklich erfüllt zu leben.

Es ist nicht leicht, diese vertrauten Muster zu hinterfragen. Sie fühlen sich sicher an, wie alte Freunde, die uns begleiten, auch wenn sie uns immer wieder in dieselben Schleifen führen. Doch irgendwann kommt der Moment, innezuhalten und mit liebevoller Aufmerksamkeit hinzusehen: Was steckt hinter diesen Schutzmechanismen? Was versuche ich zu vermeiden? Und was brauche ich wirklich, um Heilung zu erfahren?

Es braucht Mut, sich dem inneren Schmerz zuzuwenden, statt ihm auszuweichen. Doch genau hier liegt die Chance, die Schutzstrategien nach und nach loszulassen und sich selbst die Sicherheit zu geben, nach der wir uns so sehr sehnen. Denn wir verdienen es, frei zu sein – frei von alten Mustern, frei von ständiger Unruhe und frei, das Leben wirklich zu spüren.

Trauma und körperliche Symptome

Manchmal fühlt es sich an, als würde unser Körper ständig auf Hochtouren laufen, selbst wenn die eigentliche »Gefahr« längst vorbei ist. Das ist eine Erfahrung, die viele Menschen machen, die von Trauma betroffen sind: Der Körper bleibt in einem Zustand chronischer Anspannung, als wäre er immer auf der Flucht oder im Kampfmodus – egal, wie sicher und ruhig es eigentlich ist. Der Feierabend ist längst da, die Arbeit geschafft, aber der Körper lässt einfach nicht locker. Der Puls rast, die Gedanken drehen sich endlos, und Ruhe will nicht eintreten. Diese (innere) Unruhe ist kein Zeichen von »Schwäche« oder einer bloßen »Angststörung«, sondern eine direkte Folge von Traumata, die im Körper und in den Emotionen gespeichert sind.

Chronische Anspannung: Wenn der Körper in Alarmbereitschaft bleibt

Man sitzt abends auf der Couch, endlich Feierabend, und doch fühlt sich der Körper an, als stünde er mitten in einer hektischen Verfolgungsjagd. Die Muskeln sind angespannt, das Herz schlägt schnell, und innerlich herrscht eine Unruhe, die kaum nachlässt. Oder man liegt im Bett, total erschöpft von einem langen Tag – doch Schlaf will sich nicht einstellen. Stattdessen rast der Puls, die Gedanken drehen sich im Kreis, und das Gefühl, endlich abschalten zu können, bleibt unerreichbar.

***Laura** arbeitet in einer stressigen Phase ihres Jobs, die nur saisonal so intensiv ist. Eigentlich weiß sie, dass dieser Stress bald nachlässt, doch ihr Körper macht nicht mit: Ihr Herz klopft schneller, sie fühlt sich unruhig und angespannt. Sie hat das Gefühl, ständig »auf Sendung« zu sein, als gäbe es keine Pause. Der Körper reagiert auf den aktuellen Stress, aber auch auf all die alten, unbewältigten Belastungen, die tief im Nervensystem sitzen und sich nun in solchen Momenten bemerkbar machen.*

Reflexion:

- *Erlebst du Momente, in denen dein Körper angespannt bleibt, obwohl der Stress bereits vorbei ist?*
- *Was spürst du in deinem Körper, wenn du eigentlich zur Ruhe kommen willst, aber dein Inneres einfach nicht mitmacht?*

Schlafstörungen: Die Nacht, in der der Körper keine Ruhe findet

Schlafstörungen sind ein häufiges Symptom für Menschen, die Trauma erlebt haben. Man könnte denken, dass der Körper in der Ruhephase einfach »abschaltet«, aber ein Trauma lässt oft selbst nachts keine wirkliche Entspannung zu. Albträume, häufiges Aufwachen oder das Gefühl, trotz Schlaf kaum erholt zu sein – all das sind Folgen eines Körpers, der immer noch im Überlebensmodus steckt. Selbst im Schlaf scheint die innere Alarmanlage sich nicht auszuschalten, als wäre der Körper darauf vorbereitet, jeden Moment reagieren zu müssen.

***Omar** wacht jede Nacht mehrmals auf und hat Schwierigkeiten, wieder einzuschlafen. Er fühlt sich morgens oft völlig erschöpft, als hätte er gar nicht geschlafen. Sein Körper ist angespannt, und es dauert Stunden, bis er sich halbwegs wach und konzentriert fühlt. Es ist, als ob sein Körper und seine Emotionen den Schmerz selbst nachts nicht loslassen können.*

Reflexion:

* *Hast du Nächte, in denen du dich trotz Schlaf erschöpft fühlst und kaum Erholung findest?*
* *Was denkst du, könnte dein Körper nachts »beschützen« wollen, obwohl keine Gefahr da ist?*

Verdauungsprobleme: Der Darm als Spiegel der Seele

Trauma wirkt sich auch auf unser Verdauungssystem aus. Vielleicht spürst du es als eine Art Knoten im Bauch oder ein flaues Gefühl, das einfach nicht weggeht. Manche Menschen haben vor wichtigen Terminen oder Gesprächen Bauchschmerzen oder Übelkeit, weil das Nervensystem auf den kleinsten Stress reagiert. Der Darm ist eng mit unserem Nervensystem verbunden und reagiert besonders empfindlich auf emotionale Belastungen. Diese Signale können uns darauf hinweisen, dass wir mehr als nur »aufgeregt« sind – es ist eine Erinnerung daran, dass alte Ängste noch immer in uns wirken.

***Markus** merkt, dass er in stressigen Phasen im Job oft unter Magenkrämpfen leidet. Er weiß, dass der Stress bald vorbei sein wird, doch sein Bauch fühlt sich an, als würde etwas Gefährliches bevorstehen. Er hat das Gefühl, keine Luft mehr zu bekommen, und spürt einen ständigen Druck im Magenbereich.*

Reflexion:

* *Erlebst du Situationen, in denen dein Bauch »mitredet« und dir zeigt, dass etwas nicht in Ordnung ist?*
* *Was könnte dein Bauch dir in stressigen Momenten sagen wollen?*

Der Überlebensmodus

Menschen mit Trauma haben oft das Gefühl, dass ihr Körper ständig »an« ist, selbst wenn sie sich in einer sicheren Situation befinden. Das Nervensystem bleibt in Alarmbereitschaft und schaltet auch nach Feierabend oder in ruhigen Momenten nicht ab. Dieser ständige Überlebensmodus kann auch körperlich anstrengend sein – Schweißausbrüche, Zittern, schneller Herzschlag. Unser System hat nie gelernt, zwischen echtem Stress und normalem Alltagsstress zu unterscheiden.

***Amina** hat einen anspruchsvollen Job. Nach einem anstrengenden Arbeitstag fährt sie nach Hause, spürt die Erschöpfung in ihrem Körper, aber sie hält nicht inne. Sie geht zum Sport, trifft sich mit Freunden, lacht – trotzdem fühlt sie sich innerlich oft leer. Abends kehrt sie erschöpft zurück, scrollt durch Social Media, um abzuschalten, doch die Gedanken kreisen weiter. Sie schläft schnell ein, aber der Schlaf bringt keine Erholung. Morgens wacht sie müde auf, als hätte sie gar nicht geschlafen. Der Wecker drängt sie aus dem Bett, und sie geht zur Arbeit, wo sie wieder funktioniert. Der Kreislauf setzt sich fort – unbemerkt, unaufhaltsam.*

Reflexion:

* *Gibt es Momente, in denen du merkst, dass dein Körper alamiert bleibt, obwohl der eigentliche Stress schon vorbei ist?*
* *Was könnte dir helfen, diesen Zustand zu erkennen und langsam aus dieser Anspannung herauszukommen?*

Psychosomatische Beschwerden

Trauma wirkt sich oft auf den gesamten Körper aus, und die Symptome zeigen sich auf sehr unterschiedliche Weise – in Form von Kopfschmerzen, Verspannungen, Schlafproblemen, Magen-Darm-Beschwerden oder sogar chronischen Schmerzen. Das Nervensystem bleibt in einem ständigen Überlebensmodus, und diese Belastung führt dazu, dass der Körper selbst kleinste Stresssituationen als Bedrohung wahrnimmt. Das Nervensystem kann oft nicht mehr zwischen tatsächlicher Gefahr und alltäglichem Stress unterscheiden.

***Yara** bekommt immer wieder starke Kopfschmerzen, sobald sie mit einer stressigen Situation konfrontiert ist. Es beginnt bei Termindruck oder auch schon bei einfachen sozialen Interaktionen, wenn sie befürchtet, bewertet oder kritisiert zu werden. Diese Spannung äußert* *sich in Kopf- und Nackenschmerzen, als ob ihr Körper sich unbewusst gegen die Situation »wehrt«.*

Reflexion:

* *Erlebst du körperliche Symptome wie Kopfschmerzen, Magenprobleme oder andere Beschwerden in stressigen Situationen?*
* *Welche körperlichen Signale könnten Hinweise darauf sein, dass dein Körper alte Wunden und Ängste in sich trägt?*

Diese körperlichen Symptome können darauf hinweisen, dass alte Wunden geheilt werden möchten. Wenn wir beginnen, diese Signale als Ausdruck von Trauma zu erkennen und ernst zu nehmen, öffnen wir die Tür zur Heilung. Der Körper zeigt uns den Weg – durch achtsames Zuhören und das Anerkennen unserer inneren Verletzungen können wir Schritt für Schritt lernen, uns sicherer und freier zu fühlen.

Wenn alte Wunden aufbrechen

Trauma kann sich oft gerade dann besonders stark zeigen, wenn bestimmte Situationen oder Auslöser – sogenannte **»Trigger« – alte Wunden berühren.** Diese Trigger sind wie unsichtbare Schalter, die etwas Vergangenes in uns wieder zum Leben erwecken, selbst wenn wir das gar nicht bewusst bemerken. Eine Erinnerung, ein Wort, eine Geste, ein bestimmter Ton – all das kann tiefe, schmerzhafte Gefühle wachrufen, die sich in Form von Angst, Rückzug, Scham, Schuld oder innerer Anspannung zeigen.

Trigger wirken auf unser innerstes Empfinden und rufen oft das Gefühl hervor, in der gleichen Unsicherheit oder Bedrohung zu sein wie damals. Sie erinnern uns – bewusst oder unbewusst – an alte Verletzungen, die noch in uns leben und darauf warten, gehört und geheilt zu werden. Wenn wir beginnen, unsere Trigger zu erkennen und zu verstehen, gewinnen wir ein Stück Kontrolle zurück. Indem wir die Auslöser und ihre Wirkung auf uns bemerken, können wir uns auch besser schützen und für uns sorgen.

Situationen, die Trauma-Reaktionen verstärken

Es gibt typische Situationen, in denen Traumafolgen besonders stark und fast »automatisch« hochkommen können. Diese Momente sind oft mit Überforderung, Stress, Konflikten oder Verlust verbunden – also Situationen, in denen wir uns ungeschützt, verletzt oder klein fühlen. Hier sind einige konkrete Beispiele, die Traumareaktionen besonders verstärken.

* **Kritik:** Vielleicht hast du das Gefühl, jede Kritik trifft dich besonders tief, selbst wenn sie eigentlich konstruktiv gemeint ist. Der Verstand weiß, dass niemand dich »angreifen« will, doch das Herz fühlt anders. Es ist, als ob jede Kritik alte Verletzungen aufreißt und das Gefühl hervorruft, nicht genug zu sein.

***Chloe** arbeitet hart an einem Projekt und bekommt positives Feedback – bis ihr Vorgesetzter eine kleine Änderung vorschlägt. Plötzlich fühlt sie sich angegriffen und wertlos, als ob all ihre Mühe vergeblich war. Ihr Herz rast, und sie spürt Tränen aufsteigen, obwohl die Kritik gering war.*

* **Konflikte:** Konflikte, selbst die kleinsten, können bei Menschen mit Trauma Ängste auslösen. Viele Traumatisierte haben das Bedürfnis, es anderen recht zu machen, um bloß keinen Streit zu riskieren. Denn Konflikte können alte Ängste wecken, verletzt oder abgelehnt zu werden.

***Timon** gerät mit einem Kollegen in einen Streit über die gemeinsame Arbeitsweise. Die Diskussion wird lauter, und Timon fühlt sich plötzlich wie ein Kind, das von einem übermächtigen Erwachsenen beschimpft wird. Er spürt, wie sein Körper angespannt wird und ihm die Worte fehlen. Er weicht zurück, obwohl er eigentlich sachlich antworten könnte.*

* **Verlustsituationen**: Der Verlust eines geliebten Menschen oder auch nur die Sorge, jemanden zu verlieren, kann tiefsitzende Traumagefühle von Verlassenheit und Ohnmacht wecken. Menschen, die Verluste oder Trennungen erlebt

haben, fühlen oft große Ängste, wenn sie merken, dass etwas »verloren« gehen könnte.

***Dagmar** erfährt, dass eine gute Freundin in eine andere Stadt zieht. Obwohl sie es ihr von Herzen gönnt, fühlt sie sich plötzlich wie damals, als ein Elternteil sie verließ. Sie spürt eine alte Verlassenheitsangst und reagiert mit Rückzug, starker Traurigkeit und innerer Leere.*

Erste Schritte zum Schutz: Für sich selbst da sein

In Momenten, in denen Trigger aktiviert werden, ist es wichtig, dir selbst Schutz zu bieten – auch wenn es sich schwierig anfühlt. Indem du dir selbst Halt gibst, stärkst du dich, und du schaffst dir innerlich eine kleine Zuflucht, in der du sicher bist. Diese Schritte helfen dabei, dir in Trigger-Momenten bewusst zu machen, dass du dich selbst begleiten kannst.

1. **Trigger erkennen und benennen**: Es hilft, sich klarzumachen, dass die starke Emotion nicht unbedingt aus der aktuellen Situation kommt, sondern etwas Altes berührt. Wenn du merkst, dass eine bestimmte Reaktion oder ein bestimmtes Gefühl wiederkehrt, versuche, es als »Trigger« zu erkennen. Sage dir zum Beispiel: *»Diese Kritik trifft mich gerade besonders tief, weil sie mich an eine alte Verletzung erinnert.«*
2. **Ruhepause einlegen:** In einer getriggerten Situation kann es hilfreich sein, einen Moment Abstand zu nehmen und durchzuatmen. Geh, wenn möglich, einen kleinen Moment an die frische Luft, trinke ein Glas Wasser oder schließe für einen Augenblick die Augen und atme tief durch. Diese Pause gibt dir Raum, um die Reaktion des Körpers zu beruhigen.
3. **Mitgefühl für dich zeigen:** Trigger zeigen uns alte, unbewältigte Verletzungen. Es ist okay, dass sie da sind und dass sie sich schmerzhaft anfühlen. Versuche, dir selbst zu sagen: *»Ich verstehe, warum das so schwer für mich*

ist. Es ist nicht nur der Schmerz von heute, sondern es ist ein alter, sehr vertrauter Schmerz.«

4. **Dir selbst liebevollen Beistand leisten:** In schwierigen Momenten kannst du dir selbst ein guter Freund oder eine gute Freundin sein. Erlaube dir, für dich da zu sein, so wie du es für andere tun würdest. Sprich dir innerlich Mut zu, wenn du spürst, dass alte Verletzungen berührt werden. Sag dir liebevolle Sätze wie: »*Ich sehe, dass ich es gerade schwer habe, aber ich lasse mich nicht allein.*« Oder: »*Ich darf nach innen schauen, mich um mich kümmern und auf mich aufpassen. Ich bin für mich da und stehe mir bei, so wie ich es früher von jemandem gebraucht hätte.*« Erinnere dich daran, dass du wertvoll bist und dass es okay ist, dich selbst zu lieben und zu schützen.
   Vielleicht hilft es dir, dich bewusst hinzusetzen, tief durchzuatmen und die Nähe zu dir selbst zu spüren, so als würdest du dir liebevoll die Hand reichen.
   Falls du bereit bist, kannst du auch jemandem, dem du vertraust, von deinen Gefühlen erzählen. Es kann helfen, wenn du dich öffnest und den Beistand eines anderen annimmst – aber erinnere dich daran, dass dein erster und beständiger Freund immer du selbst bist.

Reflexion:

* *Gibt es typische Situationen oder Menschen, die bei dir eine besonders starke Reaktion hervorrufen?*
* *Wie könntest du dich liebevoll auf solche Situationen vorbereiten und dir in diesen Momenten selbst Schutz bieten?*
* *Welche inneren Worte könnten dir helfen, wenn du merkst, dass alte Verletzungen berührt werden?*

Wenn wir beginnen, diese Trigger zu erkennen und uns selbst in diesen Momenten mitfühlend beizustehen, gewinnen wir die Kraft, nicht mehr ohnmächtig in den alten Gefühlen zu verharren. Stattdessen begleiten wir uns selbst – mit einem neuen Bewusstsein und dem Wissen, dass wir nicht mehr allein sind.

Abschließende Gedanken

Trauma wirklich zu verstehen, bedeutet, sich selbst mit Mitgefühl zu begegnen und nach und nach den Schmerz zuzulassen, der sich zeigt. Es ist ein Weg, der uns Schicht für Schicht tiefer gehen lässt – zu Verletzungen, die bisher verborgen waren. Wenn wir diesem Schmerz liebevoll begegnen und ihn annehmen, geben wir uns die Chance, Heilung zu erfahren und uns selbst zu stärken. Mit jedem Schritt entdecken wir nicht nur unseren Schmerz, sondern auch unsere innere Kraft, mit ihm umzugehen.

Trauma ist mehr als eine Erinnerung – es lebt in den kleinen Momenten unseres Alltags. Eine Bemerkung, ein Geräusch, eine Geste – und plötzlich sind wir von Gefühlen überwältigt, die nicht zum Jetzt zu gehören scheinen. Doch genau dieses Erkennen gibt uns die Möglichkeit, Trauma nach und nach zu entmachten. Du bist nicht dein Trauma, und du bist nicht allein auf diesem Weg.

Im nächsten Kapitel geht es um Grenzen – wie du sie setzt, wie du dich schützt und wie du Räume für dich schaffst, in denen du wachsen kannst.

14 Grenzen setzen und Kontaktabbruch

Grenzen zu setzen, kann sich zunächst fremd und unbequem anfühlen. Besonders dann, wenn du gelernt hast, dich anzupassen, um Konflikte zu vermeiden oder nicht abgelehnt zu werden. Für viele Menschen mit einem Entwicklungstrauma war es jahrelang sicherer, die Erwartungen anderer zu erfüllen, anstatt die eigenen Bedürfnisse zu erkennen und durchzusetzen. Oft wurde dir vermittelt, dass deine Wünsche unwichtig sind, und sie wurden ignoriert oder sogar bestraft.

Das Resultat ist ein tief verankertes Gefühl von Unsicherheit und Scham sowie das ständige Bedürfnis, sich anzupassen. Wenn du verlernt hast, auf dich selbst zu achten, glaubst du häufig, dass deine Bedürfnisse weniger wert sind als die der anderen. Die Folge ist, dass du dich in Beziehungen oder im Alltag oft orientierungslos fühlst, wenn es darum geht, für dich selbst einzustehen.

Doch Grenzen zu setzen, ist mehr als nur Selbstschutz – es ist ein Akt der Selbstliebe. Es kann sich ungewohnt anfühlen – fast so, als würdest du eine neue Sprache lernen, gerade wenn du erlebt hast, dass diese Grenzen oft überschritten wurden. Doch diese Sprache ist essenziell, um dich selbst zu schützen und in deinen Beziehungen Klarheit zu finden.

***Mira** sagt oft »Ich brauche nichts, danke«, selbst wenn sie innerlich erschöpft ist. Als ihr Vorgesetzter sie bittet, eine zusätzliche Schicht zu übernehmen, spürt sie ihre Überforderung. Doch diesmal sagt sie klar: »Ich bin die letzten Wochen schon oft eingesprungen, aber jetzt brauche ich Zeit für mich, um mich zu erholen.« Zum ersten Mal erkennt Mira, dass Nein sagen ein Akt der Selbstfürsorge ist – und dass es ihr erlaubt ist, auf ihre eigenen Bedürfnisse zu hören.*

Miras Beispiel zeigt, wie heilsam es sein kann, sich selbst zu erlauben, Grenzen zu setzen. Es erfordert Mut, vor allem, wenn man es gewohnt ist, die eigenen Bedürfnisse immer hintanzustellen. Doch genau in solchen Momenten beginnt der Prozess der Selbstliebe: durch das klare Ja zu den eigenen Bedürfnissen und ein Nein zu Überforderung.

Grenzen zu setzen, bedeutet, für dich selbst einzustehen. Es zeigt, dass du dich genug wertschätzt, um dich abzugrenzen, wenn es nötig ist. Ohne klare Grenzen verlierst du dich selbst, weil du ständig versuchst, die Erwartungen anderer zu erfüllen. Eine klare Grenze ist wie ein Schutzschild, das dich vor Überforderung und Missbrauch schützt.

Grenzüberschreitungen können subtil oder direkt sein und sind oft schwer zu erkennen – besonders in Familien, Beziehungen oder am Arbeitsplatz, wo du vielleicht denkst, das, was von dir verlangt wird, sei »normal«. Doch selbst subtile Formen des emotionalen Drucks oder überzogene Erwartungen sind Grenzüberschreitungen. Hier sind einige alltagsnahe Beispiele, die dir helfen, Grenzüberschreitungen zu erkennen.

In Familien:

* Einmischung in persönliche Entscheidungen (zum Beispiel Berufswahl, Partnerwahl)
* übermäßige Kritik oder Abwertung
* Erwartung, immer verfügbar zu sein, unabhängig von deinen eigenen Plänen

In Beziehungen:

* Kontrollverhalten über deine Zeit, Kontakte oder Hobbys
* Gaslighting: Deine Wahrnehmungen und Gefühle werden infrage gestellt.
* ständige Eifersucht oder Misstrauen ohne Grund

Am Arbeitsplatz:

* zusätzliche Aufgaben ohne Anerkennung oder Ausgleich
* regelmäßige Überstunden ohne Rücksicht auf dein Privatleben
* ungerechtfertigte Kritik oder Gerüchte über dich

Wie setzt man klare, liebevolle Grenzen?

Grenzen zu setzen erfordert Mut, vor allem, wenn du es gewohnt bist, dich anzupassen. Hier sind einige konkrete Handlungsanweisungen, wie du im Alltag klare, aber liebevolle Grenzen setzen kannst:

In Familien:

* Wenn deine Eltern dich ständig anrufen: »*Ich weiß, dass du gerne mit mir sprichst, aber ich brauche auch Zeit für mich. Lass uns feste Zeiten vereinbaren, zu denen wir telefonieren.*«
* Wenn deine Eltern deine Entscheidungen infrage stellen: »*Ich verstehe, dass du besorgt bist, aber ich möchte meine eigenen Entscheidungen treffen und für die Konsequenzen selbst verantwortlich sein.*«
* Wenn die Kritik überhandnimmt: »*Deine Meinung ist mir wichtig, aber ich möchte, dass wir respektvoll miteinander sprechen. Ich entscheide, was für mich am besten ist.*«

***Michelle** fühlte sich oft unwohl, weil ihre Schwester ungefragt ihre Dinge auslieh. Zuerst wollte sie nichts sagen, um keinen Streit zu provozieren, doch mit der Zeit wurde es ihr zu viel. Schließlich sprach sie es an: »Ich mag es, wenn wir Dinge teilen, aber ich möchte, dass du mich vorher fragst, bevor du dir etwas von mir nimmst. So fühlt es sich für mich respektvoller an.«*

Michelles Beispiel zeigt, wie wichtig es ist, Grenzen auch innerhalb der Familie klar zu formulieren. Indem du ruhig und respektvoll kommunizierst, kannst du für dich selbst sorgen, ohne die Beziehung unnötig zu belasten.

In Beziehungen:

* Wenn dein Partner eifersüchtig reagiert: »*Ich verstehe, dass du dir Sorgen machst, aber es ist mir wichtig, dass wir Vertrauen haben und uns gegenseitig Freiräume lassen.*«
* Wenn du emotionalen Druck spürst: »*Ich brauche in unse-*

rer Beziehung Raum, um auch meine eigenen Interessen zu pflegen. Das bedeutet nicht, dass ich dich weniger liebe, sondern dass ich für mich selbst sorgen muss.«

* Wenn Gaslighting auftritt: »*Meine Wahrnehmungen und Gefühle sind echt. Es verletzt mich, wenn du sie infrage stellst.«*

In Beziehungen kann es besonders herausfordernd sein, klare Grenzen zu setzen, da emotionale Nähe oft mit der Angst vor Ablehnung verbunden ist. Doch auch hier ist es möglich, liebevoll für die eigenen Bedürfnisse einzutreten.

***Stefanie**, die oft das Gefühl hat, nicht genug zu sein, merkt, dass sie in ihrer Beziehung häufig über ihre Grenzen geht, um Konflikte zu vermeiden. Als ihr Partner sie bittet, an einem Wochenende seine Freunde zu bewirten, obwohl sie bereits ausgebrannt von der Woche ist, will sie zunächst zustimmen. Doch dann hält sie inne und sagt: »Ich möchte, dass ihr ein schönes Treffen habt, nur ich brauche dieses Wochenende Zeit für mich, um mich zu erholen. Könntet ihr dieses Mal vielleicht auswärts essen gehen?« Ihr Partner ist überrascht, gleichzeitig auch dankbar für ihre Ehrlichkeit, und Stefanie spürt zum ersten Mal, wie gut es sich anfühlt, sich selbst wichtig zu nehmen.*

Grenzen müssen in Beziehungen nicht zu Distanz führen. Sie ermöglichen es vielmehr, ehrlich und respektvoll miteinander umzugehen, was die Grundlage für eine stabile und vertrauensvolle Partnerschaft schafft.

Am Arbeitsplatz:

* Wenn zusätzliche Aufgaben verteilt werden: »*Ich bin mit Arbeit ausgelastet. Lass uns gemeinsam priorisieren, welche Aufgaben zuerst bearbeitet werden sollen.«*
* Wenn Überstunden zur Norm werden: »*Ich schätze meine Freizeit und brauche diese Zeit, um mich zu erholen. Überstunden sollten die Ausnahme bleiben.«*
* Wenn du unfair kritisiert wirst: »*Ich nehme Feedback gerne an, wenn es konstruktiv ist. Wie genau kann ich mich in diesem Bereich verbessern?«*

***Max** hat bemerkt, dass er oft zusätzliche Aufgaben übernimmt, obwohl er innerlich unter Druck steht. Als sein Chef ihm erneut Arbeit überträgt, sagt Max: »Ich gebe mein Bestes, aber meine Kapazitäten sind momentan ausgeschöpft. Können wir besprechen, wie wir die Aufgaben sinnvoll priorisieren können und auch auf andere Kollegen verteilen können?« Zum ersten Mal fühlt sich Max nicht übergangen und erkennt, dass er selbst für seine Belastung Grenzen setzen darf.*

Das Setzen von Grenzen kann auch im Arbeitskontext dazu beitragen, dass du dich nicht überlastest und gleichzeitig professionell und respektvoll auftrittst.

Du darfst dich schützen, indem du klare Grenzen setzt – für dein Wohlbefinden, deine Energie und deine innere Balance. Es ist dein Recht, Raum für dich selbst zu schaffen und dich nicht für die Erwartungen anderer aufzugeben.

Überforderungssituationen und Entwicklungstrauma

Menschen mit Entwicklungstrauma kennen massive Überforderungssituationen nur allzu gut, besonders innerhalb ihrer Familien. Vielleicht hast du erlebt, dass ein Elternteil alkoholisiert auf dem Boden lag und du nicht wusstest, ob du einen Krankenwagen rufen solltest. Die Angst, wie sie reagieren würden, wenn sie wieder zu sich kommen, hat dich jedoch ebenso gelähmt. Oder du hast miterlebt, wie sich deine Eltern heftig gestritten haben, und du warst in Panik, ob sie sich gegenseitig ernsthaft verletzen würden – während du gleichzeitig versuchtest, sie zu beruhigen, oder selbst Opfer dieser Gewalt wurdest.

Diese extrem belastenden Situationen waren für viele traumatisierte Kinder Alltag. Du wurdest möglicherweise dafür verantwortlich gemacht, wenn die Situation eskalierte, und hast dich schuldig gefühlt, obwohl du nur ein Kind warst. Niemand hat gefragt, wie es dir ging, und du hast gelernt, deine Gefühle zu unterdrücken und weiterzumachen, um irgendwie zu funktionieren.

Diese Überforderung hinterlässt tiefe Spuren in deiner Psyche, und obwohl sie sich vertraut anfühlen mag, ist sie äußerst schädlich. Deshalb ist es für dich so wichtig, deine eigenen Grenzen zu erkennen und zu setzen. Nur so kannst du dich vor weiterer Überforderung und Missbrauch schützen.

Beachte

Für Menschen mit Entwicklungstrauma sind Überforderungssituationen daher leider nichts Ungewöhnliches. Sie haben früh gelernt, solche extremen Belastungen auszuhalten und nicht zu zeigen, wie viel es sie innerlich kostet.

Was tun, wenn Grenzen nicht respektiert werden?

Grenzen zu setzen, bedeutet, für dich selbst einzustehen. Es zeigt, dass du dich genug wertschätzt, um dich abzugrenzen, wenn es nötig ist. Ohne klare Grenzen verlierst du dich selbst, weil du ständig versuchst, die Erwartungen anderer zu erfüllen. Eine klare Grenze ist wie ein Schutzschild, das dich vor Überforderung und Missbrauch schützt. Grenzen zu setzen, ist jedoch nur der erste Schritt – genauso wichtig ist, dass diese Grenzen respektiert werden. Doch eine Grenze, die immer wieder ignoriert oder überschritten wird, bleibt wirkungslos.

Wenn du wiederholt die Erfahrung machst, dass jemand deine Grenzen nicht respektiert, kann das bedeuten, dass du sie noch klarer und konsequenter setzen musst. In manchen Fällen reicht es nicht, Grenzen nur zu kommunizieren – es braucht konkrete Handlungen, um dich selbst zu schützen. Wenn Grenzüberschreitungen anhalten, kann es notwendig sein, den Kontakt zu minimieren oder ganz zu beenden. Das gilt nicht nur für familiäre Beziehungen, sondern auch für übergriffige Partnerschaften oder ungesunde Freundschaften.

Es ist eine schmerzhafte, aber auch befreiende Erkenntnis: Manche Menschen werden deine Grenzen niemals respektieren.

Und wenn das der Fall ist, hast du das Recht, dich zu schützen – selbst wenn es bedeutet, Abstand zu nehmen.

Der lange Weg zum Kontaktabbruch – in Familien, Partnerschaften und anderen Beziehungen

Der Weg zum Kontaktabbruch ist oft ein langer, schmerzhafter Prozess. Meistens gehen ihm viele Jahre oder Jahrzehnte voraus, in denen du versucht hast, deine Grenzen klarzumachen. Du hast geredet, erklärt, gehofft und gewartet – doch die erhoffte Einsicht blieb aus. Immer wieder hast du dich bemüht, die Beziehung zu retten, doch am Ende hast du erkannt: Es wird sich nichts ändern.

In Familien: Vielleicht hast du unzählige Gespräche mit deinen Eltern geführt, in der Hoffnung, dass sie dich verstehen. Doch statt auf deine Gefühle einzugehen, reagieren sie mit Abwehr, Schuldzuweisungen oder Verleugnung. Missbrauchende Eltern leben oft in ihrer eigenen Realität – einer, in der sie das Opfer sind oder nicht wahrhaben wollen, was sie dir angetan haben. Sie hören nicht zu, weil sie es nicht wollen – oder nicht können.

In Partnerschaften: Vielleicht hast du lange in einer Beziehung ausgehalten, in der deine Bedürfnisse ignoriert oder du manipuliert wurdest. Du hast immer wieder verziehen, dich angepasst, in der Hoffnung, dass dein Partner sich ändert. Doch mit der Zeit wurde klar: Diese Person ist nicht bereit, deine Grenzen zu achten oder dir mit Respekt zu begegnen.

Diese Erkenntnis ist sehr schmerzhaft, weil sie eine Illusion zerstört – die Illusion, dass es irgendwann besser wird, dass diese Person sich doch noch verändert. Doch die Realität ist: Manche Menschen werden niemals die Verantwortung für ihr Verhalten übernehmen.

Ein Kontaktabbruch ist meist keine impulsive Entscheidung – er ist oft der letzte Schritt, nachdem alles versucht wurde.

Für manche bedeutet »Kontaktabbruch« einen vollständigen

Schlussstrich – für andere kann es bedeuten, den Kontakt stark zu minimieren. Manche Menschen entscheiden sich für räumliche Distanz, weil sie wissen, dass sie in der Nähe dieser Person nicht heilen können. Andere reduzieren Gespräche auf ein absolutes Minimum oder setzen klare Grenzen, wann und wie sie erreichbar sind.

Es gibt keinen richtigen oder falschen Weg – nur den, der sich für dich am sichersten anfühlt. Doch eines ist klar: Du hast das Recht, dich zu schützen. Und wenn das bedeutet, dass du loslassen musst, dann ist das nicht Egoismus – es ist Selbstfürsorge.

Im Folgenden geht es vor allem um die Beziehung zwischen erwachsenen Kindern und ihren Eltern, da es in diesem Buch um Entwicklungstrauma geht und diese Verbindung oft besonders intensiv und prägend ist. Doch die beschriebenen Dynamiken von Grenzüberschreitung, Respekt und Wertschätzung lassen sich ebenso auf andere enge Beziehungen übertragen.

Trauerarbeit: Den Verlust verarbeiten

Wenn du erkennst, dass deine Eltern – die Menschen, die dich eigentlich bedingungslos lieben und unterstützen sollten – dir nicht das geben können, was du brauchst, dann ist das unglaublich schmerzhaft. Dieser Schmerz sitzt tief, weil du sie so sehr liebst und dir so sehr wünschst, dass sie dich sehen, verstehen und annehmen. Doch wenn du merkst, dass all deine Bemühungen, deine Eltern zu überzeugen, dass du ein wertvoller und guter Mensch bist, nicht ankommen, dann kann es sich anfühlen, als ob der Boden unter deinen Füßen weggezogen wird.

Da wir nie wirklich gelernt haben, für uns selbst da zu sein und uns emotional zu versorgen, stehen wir oft völlig ungeschützt da, wenn diese schmerzhafte Erkenntnis uns trifft. Unbewusst wussten und spürten wir es vielleicht schon immer, wollten es aber nicht wahrhaben. Jetzt, wo es nicht mehr zu leugnen ist, fühlt es sich an, als stünden wir im Regen, ohne Schutz, ohne Halt. Und was tun wir? Meistens machen wir einfach weiter – funktionieren, so wie wir es immer getan haben. So, wie es von uns erwartet wurde. So, wie wir es gewohnt sind, weil es uns geholfen hat zu überleben und wir auch keinen anderen Weg kannten.

Aber an diesem Punkt ist es so wichtig, dass wir uns selbst sehen. Dass wir uns selbst wahrnehmen in diesem Schmerz. Es ist entscheidend, dass wir uns mitfühlend begegnen, dass wir unsere Gefühle anerkennen, sie bestätigen und uns Beistand geben.

Jetzt ist der Moment, wo wir für uns selbst eintreten dürfen. Wo wir uns trösten und stärken dürfen – ohne inneren Kritiker. Uns selbst die Hand reichen und sagen: *»Ich sehe dich. Dein Schmerz ist echt, und er ist verständlich. Aber du bist nicht allein – ich bin hier, und ich werde auf dich aufpassen und dich versorgen.«*

Und während du beginnst, für dich selbst da zu sein, stellt sich eine entscheidende Frage: **Was brauchst du wirklich, um glücklich zu sein?** Kann das im Kontakt mit deinen Eltern gelingen – oder kostet dich diese Beziehung mehr, als sie dir gibt? Fühl einmal nach: Überwiegen Schmerz, Enttäuschung und Traurigkeit, oder gibt es genug Liebe und Verbundenheit, die dich stärken? Es mag anfangs schwer sein, den Kontakt zu den eigenen Eltern einzuschränken oder gar abzubrechen. Doch genau hier liegt der Beginn des Heilungsprozesses: in der bewussten Entscheidung, uns selbst zu lieben, zu beschützen und für uns da zu sein, auch wenn es sich fremd anfühlt.

Ein ganz wesentlicher Schritt in diesem Prozess ist es, tief zu begreifen, dass die Verantwortung für das, was du erlebt hast, nicht bei dir liegt, sondern bei den Erwachsenen, die damals für dich verantwortlich waren. Die Erkenntnis, dass deine Eltern dir nie das geben werden, was du dir so sehr wünschst, ist schmerzhaft, doch sie birgt eine riesige Befreiung: Der Kontaktabbruch dient dann nicht nur zu einem Schutz vor weiterem Missbrauch, sondern auch zu einem mutigen Schritt in Richtung eines Lebens in innerer Freiheit – frei von den Verletzungen und Erwartungen, die dich so lange belastet haben.

Für viele Menschen ist der Kontaktabbruch der letzte Ausweg, wenn klar wird, dass jeglicher Kontakt zu viel Schmerz bedeutet. Es ist oft eine radikale Form des Grenzen-Setzens, die notwendig wird, um sich selbst zu schützen.

Die emotionalen Phasen des Kontaktabbruchs

Menschen, die den Kontakt zu ihren Eltern abbrechen, durchlaufen in der Regel mehrere emotionale Phasen. Zunächst ist da der tiefe Schmerz, der mit der Erkenntnis einhergeht, dass die eigene Familie niemals so sein wird, wie man sie sich gewünscht hat. Diese Trauer kann sich anfühlen, als würde ein Teil von dir selbst sterben. Alles, was du dir gewünscht hast – die Liebe, die Nähe, die Anerkennung –, ist plötzlich unerreichbar. Das Gefühl, dass der Lebenssinn verschwunden ist, macht sich breit.

Es gibt Momente, in denen du dich fragst: Habe ich das Richtige getan? Diese Zweifel sind völlig normal, denn der Kontaktabbruch fühlt sich oft an wie ein Verrat an der eigenen Familie. Schließlich hast du dein ganzes Leben lang daran gearbeitet, diese Beziehung aufrechtzuerhalten – auch wenn sie dir geschadet hat. Der Kontaktabbruch stellt all das infrage und bringt eine tiefe Unsicherheit mit sich.

Im Laufe der Zeit beginnen viele Menschen jedoch, eine gewisse Erleichterung zu spüren. Der Schmerz wird weniger, und langsam tritt ein Gefühl von Befreiung ein. Du merkst, dass du nicht mehr ständig in der Anspannung lebst, immer darauf bedacht, es deinen Eltern recht zu machen. Du beginnst, deine eigene Stimme zu hören, deine eigenen Bedürfnisse zu spüren und zum ersten Mal wirklich für dich selbst da zu sein.

Was diesen Loslösungsprozess häufig zusätzlich erschwert, ist die Dynamik unter Geschwistern. Vielleicht gibt es Brüder oder Schwestern, die den Kontakt weiterführen – und die deine Entscheidung nicht verstehen oder sogar verurteilen. In narzisstischen Familien werden Geschwister häufig gegeneinander ausgespielt. Manchmal gibt es das »Lieblingskind«, das auf einen Sockel gehoben wird, und das »schwarze Schaf«, das kritisiert und ausgeschlossen wird. Diese Rollen sorgen dafür, dass Geschwister die Realität ganz unterschiedlich wahrnehmen – was zu Entfremdung, Missverständnissen und zusätzlichen Schmerzen führen kann.

Vielleicht hörst du Sätze wie: *»So schlimm war es doch nicht«*

oder *»Du übertreibst total«*. Es kann sehr verletzend sein, wenn eigene Geschwister den Schmerz nicht sehen oder nachvollziehen können. Gleichzeitig kann es auch schwer sein zu akzeptieren, dass sie sich vielleicht nicht lösen wollen oder können – und eine Verbindung zu den Eltern aufrechterhalten, während du für dich eine klare Grenze ziehst. Das alles kann Schuldgefühle oder das Gefühl der Isolation verstärken. Doch es ist wichtig zu wissen: Jeder verarbeitet seine eigene Geschichte anders. Deine Entscheidung ist trotzdem richtig, wenn sie dich schützt.

Auch wenn du nun für dich eintrittst und Grenzen ziehst, kann der Schmerz immer wieder zurückkehren – besonders an Tagen wie Weihnachten oder Geburtstagen, wenn du dich daran erinnerst, dass du nicht die Familie hast, die du dir immer gewünscht hast. Diese Momente sind schwer, und es ist wichtig, dir zu erlauben, diese Trauer zu spüren, ohne sie zu verdrängen.

In solchen Momenten wird deutlich, dass die Trauer nicht nur aus dem Verlust der realen Beziehung entsteht, sondern auch aus der Sehnsucht nach einer Familie, die es so nie gegeben hat. Erwachsene Kinder von missbrauchenden Eltern vermissen nicht ihre Eltern, die sie abwerten, nicht ernst nehmen oder emotional, körperlich oder sexuell missbrauchten. Was sie wirklich vermissen, sind Eltern, die sie lieben, anerkennen, unterstützen und wertschätzen.

Es kann schwer sein, diese Illusion loszulassen. Aber wenn wir uns bewusst machen, dass das, was 20 Jahre nicht da war, mit großer Wahrscheinlichkeit auch in Zukunft nicht kommen wird, wird der Abschied deutlich leichter. Man trennt sich nicht von den Eltern selbst, sondern von der Hoffnung, dass sie eines Tages die Eltern sein könnten, die man sich immer gewünscht hat.

Die Hoffnung auf Einsicht – und die Enttäuschung

Viele Menschen hoffen, dass der Kontaktabbruch ihre Eltern zum Nachdenken bringt. Vielleicht stellst du dir vor, dass deine Eltern nach dem Abbruch endlich erkennen, was sie dir angetan haben. Du hoffst, dass sie sich melden, Reue zeigen, dich verstehen wollen. Doch diese Reaktion bleibt in den meisten Fällen aus.

Stattdessen reagieren missbrauchende Eltern häufig mit Gleichgültigkeit, Abwehr oder, noch schlimmer, mit Vorwürfen. Einige Eltern nutzen den Kontaktabbruch sogar, um schlecht über ihre Kinder zu reden, sie als undankbar oder egoistisch darzustellen. Diese Reaktionen können die Verletzung nur noch verstärken. Denn du hast gehofft, dass der Kontaktabbruch die Tür zur Heilung öffnet, doch stattdessen wird dir noch mehr Schmerz zugefügt.

Es ist wichtig, diese Phase der Enttäuschung als Teil des Prozesses zu verstehen. Deine Eltern werden sich wahrscheinlich nicht ändern. Die Einsicht, auf die du hoffst, wird mit großer Wahrscheinlichkeit nicht eintreten. Das ist eine bittere Erkenntnis, doch sie ist notwendig, um weiterzugehen. Es ist wichtig zu verstehen, dass diese Reaktion nichts mit deinem Wert zu tun hat. Es liegt nicht an dir, dass sie nicht in der Lage sind, dich zu sehen oder zu verstehen.

Wenn du diese schmerzhaften Phasen durchlaufen hast, beginnt langsam der Prozess der Selbstfindung. Du merkst, dass du ohne den ständigen Druck, deinen Eltern gerecht zu werden, viel mehr Raum für dich selbst hast. Du beginnst, deine eigenen Bedürfnisse zu erkennen und ihnen Raum zu geben. Mit der Zeit wirst du feststellen, dass du viel mehr Freiheit hast, dein Leben so zu gestalten, wie es für dich richtig ist, und dass die Stimme des Kritikers deutlich leiser wird.

Der Kontaktabbruch ist ein schmerzhafter, aber oft notwendiger Schritt auf dem Weg zur Heilung. Es geht nicht darum, die Vergangenheit zu vergessen oder deine Eltern abzulehnen. Es geht darum, dich selbst zu schützen und endlich die Grenzen zu setzen, die du dein ganzes Leben lang nicht setzen konntest.

Indem du diesen Schritt gehst, erlaubst du dir, deine eigene Geschichte zu schreiben – ohne die ständigen Erwartungen und Verletzungen der Vergangenheit. Es ist ein Schritt in Richtung Freiheit und Selbstbestimmung.

Selbstliebe als Grundlage für Grenzen und Kontaktabbruch

Grenzen zu setzen, ist ein Ausdruck von Selbstliebe. Indem du klare Grenzen ziehst, zeigst du dir selbst, dass du es wert bist, respektiert und geschützt zu werden. Diese Erkenntnis ist fundamental für deinen Heilungsweg. Es geht nicht darum, die Vergangenheit zu vergessen oder deine Eltern zu hassen, sondern darum, dir selbst zu erlauben, das Leben zu führen, das du verdienst.

Doch Selbstliebe ist nicht einfach da – sie wächst aus Selbstfürsorge. Menschen, die lange in missbrauchenden Beziehungen oder familiären Strukturen feststeckten, haben oft gelernt, ihre eigenen Bedürfnisse hintanzustellen. Sich selbst in den Mittelpunkt zu rücken, kann sich anfangs fremd anfühlen – doch genau hier beginnt der Wendepunkt.

1. **Selbstfürsorge als erster Schritt:**
   Selbstfürsorge bedeutet, dich selbst ernst zu nehmen – kleine Pausen zuzulassen, auf deine Gefühle zu hören, gut für dich zu sorgen. Sie ist der erste Schritt, um überhaupt wahrzunehmen, was du brauchst.
2. **Aus Selbstfürsorge wächst Selbstliebe:**
   Indem du immer wieder für dich einstehst, erkennst du, dass du es wert bist, gut behandelt zu werden – nicht nur von anderen, sondern vor allem von dir selbst.
3. **Selbstliebe als Fundament für gesunde Grenzen:**
   Wenn du dich selbst wertschätzt, setzt du Grenzen nicht aus Angst oder Unsicherheit, sondern aus Respekt für dich selbst. Du beginnst, Beziehungen bewusst zu wählen – und notfalls loszulassen.

Indem du dich von missbrauchenden Beziehungen löst, sagst du »Ja« zu dir selbst. Diese Erkenntnis – dass du es wert bist, geliebt zu werden und dich selbst zu schützen – ermöglicht es dir, gesunde Beziehungen aufzubauen, die auf gegenseitigem Respekt und Verständnis basieren.

Selbstliebe im Alltag umsetzen: Bewusst Grenzen setzen

Die Praxis der Selbstliebe ist eng mit dem Grenzen-Setzen verbunden. Je mehr wir uns um uns selbst kümmern, desto klarer erkennen wir, was uns guttut und was nicht. Hier einige Beispiele, wie du Selbstliebe im Alltag konkret leben und dabei deine Grenzen wahren kannst.

1. **Morgendliche Selbstfürsorge-Rituale**
   Ein Morgenritual ist mehr als nur ein ruhiger Start in den Tag. Es ist ein bewusstes Geschenk an dich selbst, ein Moment, in dem du dir erlaubst, nur für dich da zu sein, bevor die Anforderungen des Tages auf dich einwirken. Morgendliche Selbstfürsorge ist wie eine Bestätigung: *»Ich bin wichtig, und ich nehme mir die Zeit, mich auf den Tag vorzubereiten.«* In diesen stillen Minuten, sei es durch eine Tasse Tee, Meditation oder eine Affirmation, stellst du eine tiefe Verbindung zu dir selbst her. Diese Praxis schenkt dir innere Klarheit und Ruhe, die dir helfen, den Tag achtsam und gestärkt zu beginnen.
   Erklärung: Der Morgen setzt den Grundton für den Tag. Wenn du dir selbst die Botschaft gibst, dass du wertvoll genug bist, dir diese Zeit zu nehmen, stärkst du dein Selbstwertgefühl. Morgendliche Rituale tragen dazu bei, dass du den Tag über besser auf deine eigenen Bedürfnisse achten und klarer Grenzen setzen kannst. Du trittst dem Tag entgegen, anstatt sofort in Stress und Erledigungen einzutauchen. Diese morgendliche Ruhe wirkt wie ein Anker, der dich durch den Tag trägt.
   Anstatt direkt nach dem Aufwachen aufs Handy zu schauen, nimmst du dir 10 Minuten für eine stille Meditation oder das bewusste Genießen einer Tasse Tee. Dieser kurze Moment der Selbstbesinnung vermittelt dir das Gefühl, dass deine innere Ruhe und deine Bedürfnisse wichtig sind – und gibt dir die Stärke, den Tag achtsam zu gestalten.

2. **Pausen im Alltag einbauen**
   Im Laufe des Tages erschöpft sich unsere Energie, besonders wenn wir ständig beschäftigt sind und von einer Aufgabe zur nächsten hetzen. Regelmäßige Pausen sind kleine Oasen im Alltag, die dir Raum geben, zu dir zurückzufinden. Pausen sind nicht nur wichtig für deine körperliche Erholung, sondern auch ein Zeichen von Selbstrespekt: Sie zeigen, dass du dir Zeit gönnst, statt nur zu funktionieren. Besonders in emotional belastenden Situationen, zum Beispiel in Gesprächen mit Menschen, die deine Grenzen oft missachten, sind solche Rückzugsmomente ein klares Signal an dich selbst: *»Ich nehme mich wichtig.«*
   Erklärung: Regelmäßige Pausen verhindern Überforderung und geben dir die Möglichkeit, deine eigene Energie zu schützen. Indem du bewusst Rückzugsinseln schaffst, zeigst du dir selbst, dass du auf dich achtgibst und deine Grenzen wahrst. In sozialen oder familiären Kontexten hilft dir dies, emotional stabil zu bleiben und dich nicht von anderen vereinnahmen zu lassen. Selbstliebe zeigt sich oft in der Entscheidung, dich vor Überlastung zu schützen.
   Während eines langen Familientreffens, bei dem vielleicht kritische oder übergriffige Bemerkungen gemacht werden, entschließt du dich, für ein paar Minuten nach draußen zu gehen, tief durchzuatmen und in dich hinein zu spüren. Diese kurze Pause gibt dir den Raum, dir bewusst zu überlegen, wie du mit den Situationen umgehen möchtest – ob du das Thema ansprichst, Grenzen setzt oder dich entscheidest, dich emotional abzugrenzen. Indem du dir diesen Moment der Selbstfürsorge schenkst, stärkst du dein Gefühl von Selbstkontrolle und Achtsamkeit für deine eigenen Bedürfnisse.
3. **Klarheit und Entschlossenheit in missbrauchenden Situationen**
   Grenzen zu setzen, ist ein Ausdruck von Selbstachtung und Selbstliebe. In schwierigen oder missbrauchenden Situationen ist es oft schwer, ein klares »Nein« auszusprechen, besonders wenn man gewohnt ist, die Erwartungen anderer zu erfüllen. Ein klares »Nein« in solchen Situationen zeigt

jedoch, dass du dich selbst respektierst und schätzt. Indem du für dich einstehst, signalisierst du dir selbst, dass deine Bedürfnisse wichtig sind und du es verdienst, sicher und respektvoll behandelt zu werden.

Erklärung: Selbstliebe zeigt sich in der Entscheidung, dich nicht emotional oder physisch ausnutzen zu lassen. Ein »Nein« zu schädlichem Verhalten ist gleichzeitig ein »Ja« zu dir selbst und ein Schutz deiner Würde und deines Wohlbefindens. Jeder Akt des Grenzen-Setzens stärkt dein Selbstvertrauen und baut dein inneres Gefühl von Sicherheit auf. Die Klarheit, die du in diesen Situationen entwickelst, hilft dir, dich auch in anderen Bereichen besser abzugrenzen und für dich einzustehen.

Ein Kollege bittet dich immer wieder, seine Arbeit zu übernehmen, obwohl du selbst ausgelastet bist. Anstatt nachzugeben, sagst du ihm heute deutlich: »Ich habe leider keine Kapazität, um zusätzlich Aufgaben zu übernehmen.« Diese klare Aussage zeigt dir, dass du es verdienst, deine Zeit und Energie zu schützen, und gibt dir Selbstrespekt zurück.

4. **Tätigkeiten, die dir guttun**

Sich bewusst Zeit für Aktivitäten zu nehmen, die dir Freude und Erholung bringen, stärkt deine Resilienz und dein emotionales Gleichgewicht. In einer Zeit, in der Anforderungen von außen oft überwältigend wirken, ist es eine Form von Selbstliebe, deine Bedürfnisse ernst zu nehmen und dir gezielt Freiräume zu schaffen. Indem du dich Aktivitäten widmest, die dir guttun, stärkst du dein emotionales Fundament und förderst deine Fähigkeit, in belastenden Situationen standhaft zu bleiben.

Erklärung: Regelmäßig Dinge zu tun, die dir Energie schenken, zeigt dir selbst, dass dein Wohlbefinden Priorität hat. Diese Momente der Freude und Ruhe helfen dir, dich von stressigen oder missbrauchenden Einflüssen abzugrenzen, indem sie dein inneres Gleichgewicht stärken. Selbstliebe bedeutet, dir selbst das zu geben, was du brauchst, um emotional stabil und stark zu bleiben.

Du entscheidest dich, trotz eines vollen Terminkalenders regelmäßig zum Yoga zu gehen oder Spaziergänge in der Natur zu machen. Diese Aktivitäten geben dir die Möglichkeit, dich zu entspannen und deinen inneren Frieden zu bewahren, sodass du auch in herausfordernden Situationen mit mehr Stabilität reagieren kannst.

Rückschläge gehören zum Lernen dazu

Rückschläge in der Traumaheilung sind oft schwer anzunehmen, aber sie gehören tatsächlich zum Heilungsprozess dazu – und das ist vollkommen normal. Sie passieren, weil Heilung nicht linear verläuft. Es ist eher wie ein Tanz: mal vorwärts, mal rückwärts, mit Drehungen und Wendungen, die uns manchmal ein wenig aus dem Gleichgewicht bringen.

Diese Rückschläge können auftreten, wenn alte Wunden berührt werden, sei es durch Situationen, die uns an belastende Erlebnisse erinnern, oder durch Menschen, die vielleicht unbewusst in uns etwas auslösen. Manchmal reicht ein kritischer Kommentar oder eine stressige Phase, und plötzlich spüren wir wieder alte Unsicherheiten oder Ängste. Dann taucht vielleicht auch der innere Kritiker auf, der uns an frühere, schmerzvolle Erfahrungen erinnert und uns glauben machen will, dass wir *»noch nicht weit genug«* sind oder *»etwas falsch gemacht«* haben.

Dabei vergessen wir leicht, dass Rückschläge keine Zeichen des Versagens sind. Im Gegenteil: Sie zeigen uns, wo wir noch wachsen dürfen, und geben uns die Chance, neu mit alten Gefühlen umzugehen. Gerade in diesen Momenten lernen wir am meisten. Ein Rückschlag ist oft eine Einladung, uns selbst mit noch mehr Mitgefühl und Geduld zu begegnen. Rückschläge erinnern uns daran, dass Wachstum nicht immer leicht ist, aber dass wir durch jeden kleinen Schritt, durch jedes neue Verstehen, ein Stück stabiler und stärker werden. Am Ende gehört diese Entwicklung zu unserem Weg, und jeder Rückschlag, so schmerzhaft er auch sein mag, bringt uns letztlich weiter in Richtung Heilung und Selbstannahme.

Stell dir vor, du hast begonnen, klarer »Nein« zu sagen, besonders zu einem guten Freund, der häufig deine Zeit und Hilfe einfordert, obwohl du selbst bei einigen zeitintensiven Projekten eingebunden bist. Du hast es geschafft, bei den letzten Anfragen höflich, aber bestimmt Grenzen zu setzen, und bist stolz auf dich. Doch dann ruft dieser Freund wieder an, bittet um Unterstützung bei einem Umzug und betont, wie wichtig deine Hilfe diesmal ist. Die Zweifel kommen: *»Vielleicht sollte ich doch hingehen. Was, wenn er enttäuscht ist und die Freundschaft sonst beendet?«*

Dein innerer Kritiker meldet sich laut und deutlich: *»Du bist egoistisch, wenn du nicht hilfst. Ein richtiger Freund würde das nicht ablehnen.«* Diese Zweifel bringen dich ins Schwanken, und du fühlst dich schuldig und unsicher, obwohl du eigentlich deine Grenze schon klar formuliert hattest. Doch Selbstliebe bedeutet, diesem Kritiker liebevoll *»Lebwohl«* zu sagen und ihn aus deinem Leben zu verabschieden. Denn jeden Tag, an dem du dir selbst vergibst und dir mit Akzeptanz begegnest, machst du Fortschritte auf deinem Heilungsweg. Jedes *»Nein«* zu schädlichen Beziehungen und jedes *»Ja«* zu dir selbst ist ein mutiger Schritt in Richtung innerer Stärke und Lebensfreude.

In diesem Moment könntest du innehalten und dir selbst liebevoll sagen: *»Ich habe ihm so viel geholfen, und meine eigenen Dinge bleiben liegen und belasten mich. Ich kann diesmal nicht helfen. Es ist in Ordnung, dass mir das schwerfällt. Ich lerne gerade, auf meine eigenen Bedürfnisse zu achten.«* So gibst du dir Raum, diese Selbstzweifel nicht als Versagen, sondern als eine Gelegenheit für Wachstum zu betrachten. Du erkennst, dass solche Zweifel Teil des Prozesses sind und dir helfen, stärker und klarer mit deinen Grenzen zu werden – auch wenn es nicht sofort perfekt gelingt.

Rückschlägen mit Selbstliebe begegnen

Der Weg zur Selbstliebe ist oft ein Weg mit Rückschlägen – besonders für diejenigen, die lange in missbrauchenden Beziehungen gelebt haben und deren Selbstwertgefühl stark gelitten hat. Rückschläge sind dabei ganz normal und gehören zum Heilungsprozess. Sie zeigen uns, wo alte Muster noch greifen und wo wir noch lernen und wachsen dürfen. Vielleicht fällt es dir an manchen Tagen schwer, deine Grenzen zu verteidigen, oder Schuldgefühle überwältigen dich, wenn du »Nein« sagst.

Für die Tage, an denen du besonders viel Kraft und Erinnerung an deinen Wert brauchst, kannst du dir etwas Hilfreiches schaffen: **eine Komplimente-Box.** Sie ist wie ein Anker, der dir dabei hilft, dich wieder mit den schönen Dingen über dich selbst zu verbinden, wenn der innere Kritiker einmal zu laut wird.

Anleitung zur Komplimente-Box

1. **Sammle Komplimente und positive Rückmeldungen:** Notiere dir die schönen Dinge, die dir im Alltag gesagt werden, sei es von Freunden, Familie, Kollegen oder auch kleinen Gesten von Fremden, die dir ein Lächeln schenken. Zum Beispiel: *»Toll siehst du heute aus«*, *»Schön, dass es dich gibt«*, *»Ich freue mich immer, dich zu sehen«*, *»Du hast mir so geholfen«* oder *»Ich fühle mich so wohl in deiner Nähe«*.
2. **Schreibe jedes Kompliment auf einen Zettel:** Jedes Kompliment oder jede liebevolle Rückmeldung bekommt ihren eigenen kleinen Zettel. Verwende hierfür bunte Zettel oder schöne Papierstreifen, um es dir noch persönlicher und schöner zu gestalten.
3. **Lege die Zettel in ein Glas oder eine Box:** Sammle die Zettel in einem schönen Glas oder einer kleinen Box. Gestalte sie so, dass sie für dich ein echtes Highlight ist – deine ganz persönliche Schatzkiste.
4. **Greife an schlechten Tagen darauf zurück:** An Tagen, an denen du dich schlecht fühlst oder Zweifel an dir hast, greifst du zu deinem Komplimente-Glas. Lies die Zettel und nimm die Worte in Ruhe in dich auf. Erinnere dich daran, dass andere dich schätzen und dass du wertvoll bist, so wie du bist.

Diese Übung hilft dir dabei, dein positives Selbstbild zu stärken und dich in Momenten der Unsicherheit oder des Selbstzweifels auf das Gute in dir zu besinnen. Sie erinnert dich daran, dass du Liebe und Anerkennung verdienst und dass diese Wertschätzung tatsächlich existiert – selbst wenn sie manchmal schwer anzunehmen ist.

Selbstliebe im Alltag integrieren: Der Kontakt zu dir selbst

Ein wesentlicher Schritt, um Selbstliebe im Alltag zu leben, ist der regelmäßige Kontakt zu dir selbst. Nimm dir wenigstens dreimal am Tag 2 Minuten Zeit, um innezuhalten und bewusst deine Gedanken, Körperempfindungen und Gefühle wahrzunehmen (siehe Kapitel 7). Mit der Zeit wird dir dies helfen, Fragen wie »*Wie geht es mir gerade?*« oder »*Was brauche ich?*« leichter zu beantworten. Dieses kurze Innehalten ermöglicht es dir, deine Bedürfnisse klarer zu erkennen und gezielt Grenzen zu setzen – sei es durch ein liebevolles »*Nein*«, wenn etwas zu viel wird, oder durch kleine Pausen im Alltag, die dich stärken.

Wenn negative Gedanken oder Gefühle auftauchen, begegne dir selbst mit Mitgefühl und Sanftheit (siehe Kapitel 3). Erinnere dich daran, dass es völlig in Ordnung ist, sich manchmal überfordert zu fühlen. Du könntest dir selbst sagen: »*Es ist okay, dass ich mich gerade erschöpft fühle. Ich gebe mir die Zeit, die ich brauche, um wieder Kraft zu tanken.*« Diese liebevollen Selbstgespräche sind eine wertvolle Übung, um dich zu unterstützen und dir selbst Halt zu geben.

Schaffe dir außerdem Routinen, die dir guttun. Das können regelmäßige Bewegung, eine ausgewogene Ernährung oder einfach Momente der Ruhe im Alltag sein – kleine Rituale, die dir Wohlbefinden schenken und dir das Gefühl geben, gut für dich zu sorgen. Vergiss dabei nicht, dir auch Zeit für Dankbarkeit zu nehmen. Halte inne und erkenne deine Fortschritte an: Jeder noch so kleine Schritt in Richtung Heilung und Wohlbefinden ist wertvoll und verdient es, gefeiert zu werden.

Abschließende Gedanken

Grenzen zu setzen, bedeutet, dich selbst zu achten und deinen Raum zu wahren. Sie sind kein Hindernis, sondern ein Schutz – eine liebevolle Einladung an dich und andere, respektvoll mit dir umzugehen. Jede Grenze, die du setzt, stärkt deine innere Balance und schafft Klarheit in deinen Beziehungen. Grenzen sind keine Mauern, sondern Türen, die du bewusst öffnest oder schließt. Jedes »Nein« zu etwas, das dir nicht guttut, ist ein »Ja« zu dir selbst. Sie erfordern Mut, doch dieser Mut schenkt dir Freiheit und innere Stärke.

Im nächsten Kapitel geht es darum, wie du nicht nur Schutz in Beziehungen findest, sondern sie auch auf eine gesunde, erfüllende Weise gestalten kannst – mit Vertrauen, Verbundenheit und echtem Miteinander.

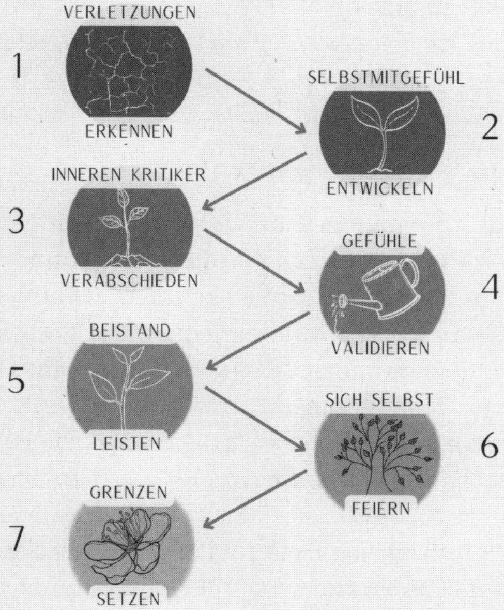

15 Gesunde Beziehungen führen – Verbindung zu anderen wiederaufbauen

Manchmal sehnen wir uns nach Nähe, wie ein Wanderer nach einem schützenden Unterschlupf in einem Sturm. Doch für viele Menschen mit schmerzhaften Erfahrungen fühlt sich Nähe nicht wie ein sicherer Hafen an. Stattdessen ist sie mit Ängsten und alten Wunden verbunden, die uns zurückhalten, obwohl wir uns nichts sehnlicher wünschen, als endlich anzukommen.

Diese Geschichten flüstern uns zu, wie wir Beziehungen erleben: Ob wir vertrauen können, ob wir uns öffnen dürfen, ob wir uns sicher fühlen. Wenn wir das nicht gelernt haben, wenn Nähe in unserer Vergangenheit vielleicht Gefahr bedeutete, fällt es uns heute schwer, loszulassen und uns wirklich auf jemanden einzulassen.

Der Wunsch, geliebt zu werden

Wir alle haben diesen einen tiefen Wunsch: Wir wollen geliebt werden – so wie wir sind, mit all unseren Stärken und Schwächen. Ohne Masken, ohne uns anpassen zu müssen, ohne das Gefühl, wir müssten uns die Liebe erst verdienen. Doch oft tragen wir in Beziehungen nicht nur uns selbst, sondern auch die Schatten unserer Vergangenheit mit hinein.

Stefanie *kennt das Gefühl, nie genug zu sein. Ihre Kindheit war von ständiger Kritik geprägt. Dieses Muster verfolgt sie bis heute in ihre Beziehungen.*

Vielleicht kennst du dieses Gefühl auch? Dieses »*Ich muss mehr geben, mehr leisten, mehr sein*«. Es ist ein harter Kampf, der oft dazu führt, dass wir uns selbst verlieren. Doch die Wahrheit ist: Liebe darf uns tragen, nicht belasten. Liebe ist kein Wettbewerb, den wir gewinnen müssen. Sie sollte ein sicherer Raum sein, in dem wir atmen können.

Unsere alten Wunden sind wie unsichtbare Fäden, die unsere Beziehungen beeinflussen. Sie ziehen an uns, bestimmen, wie wir Nähe erleben, und flüstern uns manchmal ein leises »Sei vorsichtig« zu. Aber wir können lernen, diese Fäden zu lösen – Schritt für Schritt. Es beginnt damit, dass wir uns selbst fragen: *Was brauche ich wirklich? Was lässt mich sicher fühlen? Und wie kann ich mir selbst mit Mitgefühl begegnen, wenn alte Ängste auftauchen?*

Um gesunde Beziehungen zu führen, müssen wir zuerst lernen, uns selbst zu sehen und unsere Bedürfnisse wahrzunehmen – eine Herausforderung, die oft tief mit unserer Vergangenheit verbunden ist.

Achtsamkeit für die eigenen Bedürfnisse entwickeln

Besonders für Menschen mit traumatischen Erfahrungen kann es schwer sein, die eigene Stimme zwischen all den Stimmen der Vergangenheit zu hören. Doch genau hier beginnt der Weg zu echten Verbindungen: bei uns selbst.

Julia *stellte sich schon als Kind selbst zurück, um den Frieden zu wahren. Ihre Grenzen wurden dabei immer wieder übergangen. »Ich habe gelernt, einfach durchzuhalten«, sagt sie leise. Dieses Durchhalten hat tiefe Spuren hinterlassen – Verspannungen und eine innere Alarmbereitschaft, als müsse sie jederzeit mit Gefahr rechnen. Für Julia fühlt sich Nähe nicht wie ein sicherer Hafen an, sondern wie ein stürmisches Meer, das sie zu verschlingen droht.*

Häufig haben wir gelernt, unsere Bedürfnisse zu ignorieren, um Konflikte zu vermeiden. Doch diese Anpassung, die uns einst schützen sollte, lässt uns heute oft leer zurück. Achtsamkeit hilft, alte Muster sanft zu hinterfragen. Der erste Schritt ist, innezuhalten – auch wenn es schwerfällt. »*Was fühle ich gerade? Was brauche ich wirklich in diesem Moment?*« Diese Fragen können wie kleine Anker sein, die uns helfen, wieder zu uns selbst zurückzufinden.

***Julia** hat begonnen, genau das zu üben. Nach einem Streit mit ihrem Partner merkt sie, wie sie sich zurückziehen möchte, ganz in ihre alte Schutzreaktion. Doch dieses Mal hält sie inne. Sie atmet tief ein und fragt sich: »Was brauche ich gerade?« Die Antwort überrascht sie: Sie braucht weder Rückzug noch Anpassung, sondern die Möglichkeit, ihre Gefühle ehrlich zu teilen.*

Diese Ehrlichkeit mit sich selbst ist der Anfang von Veränderung. Es ist ein Weg, der Mut erfordert – denn alte Muster loszulassen bedeutet oft, sich verletzlich zu zeigen. Doch genau in dieser Verletzlichkeit liegt eine unglaubliche Stärke.

Das Spüren und Aussprechen von Bedürfnissen kann Angst vor Ablehnung und Konflikten auslösen. Bedürfnisse zu teilen, bedeutet, sich selbst Raum zu geben. Es bedeutet, sich in der Beziehung sichtbar zu machen. In einer gesunden Beziehung ist dieser Raum keine Bedrohung, sondern eine Einladung.

Wenn wir den Mut finden, unsere Bedürfnisse auszusprechen und unsere Verletzlichkeit zu zeigen, legen wir den Grundstein für eine Atmosphäre, in der echte Sicherheit wachsen kann – für uns selbst und in unseren Beziehungen. Sicherheit ist die Grundlage für eine erfüllende Beziehung. Sie entsteht, wenn wir lernen, uns selbst mit Mitgefühl zu begegnen, und erkennen, dass unsere Bedürfnisse nicht nur berechtigt, sondern auch wertvoll sind.

***Julia** beschreibt es so: »Früher hatte ich Angst, meine Bedürfnisse zu zeigen. Heute weiß ich, dass ich das nicht aus Schwäche tue, sondern weil ich mich selbst ernst nehme.« Dieses Bewusstsein ist ein Geschenk – eines, das Zeit braucht, aber uns näher zu uns selbst und zu anderen bringt.*

Für viele Menschen, die in ihrer Kindheit keine verlässliche Sicherheit erfahren haben, ist genau das die größte Herausforderung: sich sicher genug zu fühlen, um sich wirklich auf eine Beziehung einzulassen. Sicherheit umfasst sowohl körperlichen Schutz als auch emotionale Geborgenheit. Es ist das Wissen, mit all unseren Gefühlen und Gedanken angenommen zu sein – frei von Angst vor Ablehnung.

In Beziehungen sehnen wir uns nach Liebe, Akzeptanz, Anerkennung, Unterstützung und Sicherheit – alles Grundbedürfnisse, die unser innerstes Wohlbefinden prägen. Doch Sicherheit ist das Fundament, auf dem all diese Bedürfnisse wachsen können. Erst wenn wir diese Sicherheit in uns selbst und in der Beziehung spüren, können die anderen Bedürfnisse wie Liebe oder Anerkennung aufblühen. Es ist wie ein Baum: Sicherheit ist die Erde, die die Wurzeln trägt, während Liebe und Nähe die Blätter sind, die in die Welt hinausstrahlen. Fehlt diese Basis, bleibt die Verbindung fragil.

Wie fühlt sich Sicherheit an?

Stell dir vor, du hattest einen schwierigen Tag und kommst erschöpft nach Hause. Dein Partner schaut dich an, legt dir eine Hand auf die Schulter und sagt: »*Ich bin für dich da.*« Du fühlst dich nicht nur verstanden, sondern auch emotional gehalten. Diese Momente von Sicherheit geben uns Kraft, weiterzugehen, weil wir wissen, dass wir nicht allein sind.

Doch was passiert, wenn uns dieses sichere Fundament fehlt? Wenn wir nie gelernt haben, wie es sich anfühlt, gehalten und verstanden zu werden?

***Mila** hatte in ihrer Kindheit oft das Gefühl, auf sich allein gestellt zu sein. Ihre Eltern waren entweder emotional nicht erreichbar oder schimpften, wenn sie sich verletzlich zeigte. Heute fällt es ihr schwer, in Beziehungen ihre Gefühle offen zu zeigen. Sie zieht sich zurück, wenn Konflikte entstehen, weil sie gelernt hat: »Wenn ich mich zeige, werde ich abgelehnt.« Der Mangel an Sicherheit führt dazu, dass sie in Beziehungen vorsichtig bleibt, immer mit einem Fuß in der Tür, bereit zu fliehen.*

Für viele Menschen, die in ihrer Kindheit keine verlässliche Sicherheit erfahren haben, ist genau das die größte Herausforderung: sich sicher genug zu fühlen, um sich wirklich auf eine Beziehung einzulassen. Genau an diesem Punkt setzt Heilung an: Sicherheit lässt sich lernen und aufbauen – in kleinen, bestärkenden Momenten, die Vertrauen schaffen.

***Erol und Maria** haben sich bewusst dazu entschieden, ihre Kommunikation zu verbessern. Als Maria kürzlich überfordert war und anfing zu weinen, war Erol für sie da, ohne sie zu bewerten. Er sagte: »Ich sehe, wie schwer das gerade für dich ist. Du musst mir nichts erklären. Ich bin einfach hier.« Dieser Moment ließ Maria spüren, dass ihre Gefühle willkommen sind und sie sich nicht verstecken muss.*

Sicherheit ist das Gefühl, dass wir uns zeigen dürfen, ohne Angst vor Ablehnung oder Verurteilung. Es ist der Mut, zu sagen: *»Ich brauche dich.«* Und das Vertrauen, dass die Antwort lautet: *»Ich bin hier.«* Sicherheit und Vertrauen sind eng miteinander verbunden. Doch Vertrauen erfordert oft mehr Geduld, denn es ist ein Prozess, der langsam wächst und sich immer wieder bewähren muss.

Vertrauen als Fundament für Beziehungen

Vertrauen ist wie ein feines, schimmerndes Netz, das zwei Menschen verbindet. Für viele, die in ihrer Vergangenheit verletzt wurden, gleicht dieses Netz jedoch einem dünnen Spinnfaden, der jederzeit reißen könnte. Die Narben der Vergangenheit flüstern leise Warnungen: *»Pass auf, das könnte wehtun.«* Vertrauen wird so zu einem mutigen Balanceakt über einem Abgrund aus Schmerz und Enttäuschung – und doch sehnen wir uns nach der sicheren Umarmung dieses Netzes, das uns auffängt.

Die, die uns hätten beschützen sollen, haben uns verletzt. Diese Wunden tragen wir bis heute. Es fühlt sich an, als stünden wir auf einem Boden, der jederzeit nachgeben könnte. Auch wenn die Verletzungen tief sitzen, kann ein neues Fundament entstehen – mit Geduld, kleinen Schritten und der Bereitschaft, sich auf Heilung einzulassen. Vertrauen neu aufzubauen, ist wie ein mühsamer Wiederaufbau: ein Stein nach dem anderen, manchmal zitternd, oft zweifelnd – doch mit jeder geduldigen Berührung wächst ein Fundament, das schließlich trägt.

Vertrauen ist ein leises Flüstern, das Zeit braucht, um zu wachsen. Für Menschen mit traumatischen Erfahrungen gleicht dieser Prozess einem Weg durch unbekanntes Gelände: manchmal steinig, manchmal voller Hindernisse, aber auch voller Hoffnung auf Sicherheit und echte Verbundenheit.

***Jamal** erinnert sich: »Ich war wie ein Tier, das ständig auf der Flucht ist. Selbst wenn meine Partnerin mir versicherte, dass sie bleibt, konnte ich es nicht glauben. Es war, als ob mein Herz eine dicke Schicht aus Eis hätte, die nur langsam zu schmelzen begann.« Jeder Moment, in dem er sich sicher fühlte, war wie ein kleiner Sonnenstrahl, der einen weiteren Riss im Eis hinterließ.*

Verletzlichkeit ist wie das Öffnen einer Tür, hinter der unser Herz zitternd wartet. Körperliche und emotionale Nacktheit – das bloße Zeigen unseres wahren Selbst – erfordert unendlichen Mut. Für Menschen, die gelernt haben, dass Offenheit Gefahr bedeutet, ist dieser Schritt eine überwältigende Herausforderung. Es ist die leise, eindringliche Stimme der Angst, die flüstert: »*Wenn du dich zeigst, wirst du verletzt.*« Und dennoch – in der Entscheidung, sich trotzdem zu öffnen, liegt die Kraft, alten Schmerz hinter sich zu lassen.

Vertrauen erfordert keine Perfektion, sondern die Bereitschaft, immer wieder aufzustehen, auch wenn alte Ängste hochkommen. Vertrauen bedeutet, die Hand des anderen zu halten, auch wenn es wackelig wird – und zu spüren, dass man nicht allein ist. Eines der größten Geschenke, die wir uns und anderen machen können, ist der Raum, langsam zu wachsen. Niemand kann Vertrauen erzwingen, und niemand sollte es erwarten.

***Max** erinnert sich an einen Moment mit seiner Partnerin: »Ich hatte ihr etwas Persönliches erzählt, und obwohl ich wusste, dass sie mir zuhört, hatte ich plötzlich das Gefühl, dass ich zu viel gesagt habe. Ich wollte am liebsten wegrennen. Doch statt mich zurückzuziehen, habe ich ihr gesagt, was ich fühle. Und sie hat einfach gesagt: ›Ich bin sehr froh, dass du das mit mir teilst, es war nicht zu viel.‹ Dieser Moment hat mir gezeigt, dass Vertrauen möglich ist.«*

Vertrauen ist kein gerader Weg. Es ist ein Tanz, ein Wechselspiel zwischen Vorwärtsgehen und Innehalten. Alte Wunden mögen uns bremsen, doch sie müssen uns nicht für immer zurückhalten. In einer liebevollen Beziehung können wir lernen, uns gegenseitig zu stützen – mit Geduld, Verständnis und dem Wissen, dass wir den Weg nicht allein gehen müssen.

Vertrauen ist die Brücke, die uns erlaubt, die Distanz zwischen Angst und Nähe zu überwinden – eine Brücke, die aus Liebe und Hingabe gebaut wird. Es entsteht nicht von heute auf morgen – es ist ein Prozess, der Raum und Zeit braucht, um zu gedeihen.

Langsamer Aufbau von Vertrauen in die Beziehung

Mit jedem kleinen Schritt, den du gehst, wächst Vertrauen – sowohl in dich selbst als auch in die Beziehung. Diese Schritte müssen nicht groß sein; es sind oft die kleinen Momente des Vertrauens, die am meisten zählen. Vielleicht bedeutet es, dass du dich traust, deine Unsicherheiten offen anzusprechen, oder dass du dich langsam an körperliche Nähe herantastest, in deinem eigenen Tempo. Wichtig ist, dass du dich dabei sicher fühlst und diese Sicherheit mit der Zeit wachsen kann.

Wenn du das Gefühl hast, dass dein Partner dich drängt oder dass du selbst innerlich Druck aufbaust, um schneller Nähe herzustellen, wird das oft das Gegenteil bewirken. Vertrauen lässt sich nicht erzwingen, und Mauern, die über Jahre oder Jahrzehnte aufgebaut wurden, lassen sich nur auf einer wirklich sicheren Basis abbauen. Diese Sicherheit entsteht nicht durch Zwang, sondern durch Geduld, Freiwilligkeit und das gegenseitige Verständnis, dass jeder in seinem eigenen Tempo voranschreiten darf.

Vertrauen ist wie eine Pflanze, die nur durch regelmäßige Pflege wachsen kann. Es entsteht in kleinen Momenten: durch gehaltene Versprechen, achtsames Zuhören oder Verständnis in unsicheren Situationen. Diese Gesten sind das Wasser, das die Wurzeln stärkt. Vertrauen braucht Zeit und Geduld, besonders in schwierigen Phasen.

In einer Partnerschaft öffnen wir uns Schritt für Schritt und wagen es, vorsichtig kleine Einblicke in unser Innerstes zu geben – oft beginnen wir mit Erlebnissen, die uns peinlich sind oder für die wir uns schämen. Vielleicht teilen wir eine Erinnerung daran, wie wir in der Ursprungsfamilie ausgelacht oder nicht ernst genommen wurden. Wenn der Partner dann einfühlsam reagiert und uns versteht, wird das Vertrauen ein Stück größer.

Beide Partner können hier gemeinsam erkunden, wie eine respektvolle und akzeptierende Beziehung gestaltet werden kann.

Sätze wie *»Reiß dich zusammen«*, *»Das Leben ist kein Wunschkonzert«* oder *»Hör auf zu jammern«* prägen das Denken und Handeln traumatisierter Personen schon seit der Kindheit. Hier einige der häufigsten Aussagen, die viele von uns unbewusst verinnerlicht haben:

- *»Sei stark, du schaffst das.«*
- *»Was dich nicht umbringt, macht dich härter.«*
- *»Das Leben ist kein Ponyhof.«*
- *»Stell dich nicht so an.«*
- *»Tränen bringen auch nichts.«*
- *»Nimm's nicht so schwer, es gibt Schlimmeres.«*
- *»Das muss man halt wegstecken.«*
- *»Jetzt ist auch wieder gut.«*
- *»Das wird schon, Kopf hoch!«*
- *»Hör auf zu übertreiben.«*
- *»Du machst aus einer Mücke einen Elefanten.«*

Oft nehmen wir diese Glaubenssätze mit in unsere Beziehungen, ohne zu hinterfragen, ob sie überhaupt wahr oder hilfreich sind. Denn als Kinder glauben wir, dass das, was wir von unseren Eltern und unserer Umgebung hören, richtig ist. Aber gerade in einer Partnerschaft dürfen sie hinterfragt werden. Indem wir diese alten Glaubenssätze erkennen und ablegen, schaffen wir Platz für eine neue Art von Verbindung – eine, in der Gefühle ihren Raum haben und gegenseitige Unterstützung möglich wird.

Diese »kleinen Schritte« sind Momente wie diese: Einer der beiden kommt nach Hause und erzählt von einem kleinen Missgeschick, etwa dass er das Auto angeschrammt hat. Statt mit Ärger zu reagieren, zeigt der Partner Verständnis und sagt: *»Ist nicht so schlimm, das übernimmt die Versicherung – zum Glück ist dir nichts passiert.«* Solche Reaktionen lassen uns spüren, dass wir wirklich gesehen und angenommen werden. Oder wenn wir einen Fehler bekennen und unser Partner nicht mit Kritik reagiert, sondern mit einem beruhigenden: »*Das ist okay, wir finden eine Lösung.*« Es sind diese Augenblicke, in denen sich Vertrauen wie ein zarter Faden spannt und mit jeder achtsamen Reaktion weiter verstärkt wird. Das sind die Beziehungen, die wir führen möchten.

Auch wenn einmal eine übermäßige Reaktion passiert, zeigt eine nachträgliche Entschuldigung oder das Erkennen der eigenen Muster – etwa »*Es tut mir leid, ich bin da in ein altes Muster gefallen*« – echte Bewusstheit. Das sind die Momente, in denen Nähe und Vertrauen wachsen können, in denen sich die Mauern langsam senken und echte Begegnung stattfindet. Indem wir einander respektvoll und liebevoll annehmen, schaffen wir Raum, in dem wir unsere Wunden heilen und uns gegenseitig tragen können.

Paare treten mit dem Wunsch nach Zuwendung und gegenseitiger Unterstützung in eine Beziehung, ohne zu ahnen, welche alten Muster manchmal unbewusst mitschwingen und das Miteinander erschweren. Doch genau hier liegt die Chance: Durch Geduld, Verständnis und das Wissen, dass wir uns in kleinen, liebevollen Momenten immer wieder neu begegnen dürfen, können wir gemeinsam eine wirklich tiefe und heilende Verbindung aufbauen.

Doch auch wenn wir uns bemühen, neue Wege zu gehen und alte Muster hinter uns zu lassen, tauchen sie manchmal unvermittelt wieder auf. Besonders in schwierigen Momenten, wenn unangenehme Gefühle hochkochen oder Missverständnisse entstehen, zeigen sich die Schatten der Vergangenheit in Form von Triggern und alten Wunden.

Trigger – wenn alte Gefühle wieder hochkommen

Plötzlich fühlst du dich wieder klein, unsicher und vielleicht hilflos. Das ist der Moment, in dem es besonders schwer wird, weil alte Traumata dich daran hindern können, im Hier und Jetzt zu bleiben.

***Max** erlebt in seiner Ehe Trigger, die ihn an seine Kindheit erinnern. Wenn seine Frau wütend wird, fühlt er sich wie der kleine Junge, der damals von seinem Vater abgewertet wurde. »Ich ziehe mich dann zurück«, sagt er. Dieses alte Schutzmuster behindert heute seine Fähigkeit, Nähe zuzulassen. Sein Körper reagiert mit Druck in der Brust und Schlaflosigkeit – stille Zeugen seiner Wunden.*

Trigger sind Hinweise auf alte Verletzungen, die in der Gegenwart aufbrechen. Sie geben die Chance, innezuhalten, sie zu erkennen und neue Reaktionsmuster zu entwickeln – im Austausch mit dem Partner.

Wenn Max heute getriggert wird, hält er inne. Er hat gelernt, tief durchzuatmen und sich selbst zu fragen: *»Worauf reagiere ich gerade wirklich? Geht es um diesen Moment – oder um eine alte Angst, die wieder lebendig geworden ist?«* Dieses Innehalten ist kein einfacher Schritt, doch es öffnet einen Raum, in dem er nicht mehr von seinen Gefühlen überwältigt wird. Statt sich wie früher in sein Schneckenhaus zurückzuziehen, wagt er es, mit seiner Frau darüber zu sprechen. *»Ich fühle mich von Lautstärke bedroht«*, sagt er. Seine Worte sind ehrlich und verletzlich – und genau deshalb können sie Heilung bringen.

Auch für seine Frau war es anfangs nicht leicht zu verstehen, warum ein harmloser Streit so große Reaktionen bei Max auslösen konnte. Doch durch seine Offenheit hat sie erkannt, dass es nicht um sie geht, sondern um einen alten Schmerz, den er noch trägt. Statt sich angegriffen zu fühlen, sagt sie heute: *»Tut mir leid, dass ich laut wurde. Ich bin hier. Wir schaffen das zusammen.«* Diese kleinen Momente des Verständnisses sind es, die alte Muster langsam entmachten.

Trigger können zu einer Gelegenheit werden, wenn wir bereit sind, sie gemeinsam zu betrachten. Es geht nicht darum, Schuld zu suchen, sondern darum, den Schmerz als Teil der Beziehung zu sehen, der geheilt werden möchte. Partner können lernen, sich gegenseitig Halt zu geben, ohne dabei die Verantwortung für die Heilung des anderen zu übernehmen. Manchmal bedeutet das, einfach da zu sein. Manchmal bedeutet es, aktiv zuzuhören und zu sagen: *»Ich sehe dich und deinen Schmerz. Du bist nicht allein.«*

Natürlich ist das leichter gesagt als getan. Der Umgang mit Triggern erfordert Geduld – vor allem mit uns selbst. Oft wollen wir diese Wunden schnell »lösen«, oder wir schämen uns dafür, überhaupt so zu reagieren. Doch jede Wunde erzählt eine Geschichte darüber, wie wir uns nach Liebe, Schutz und Anerkennung gesehnt haben. Diese Sehnsucht zeigt, dass wir mutig genug waren, zu fühlen und uns auf andere einzulassen, auch wenn wir dabei verletzt wurden.

Max beschreibt es so: *»Früher wollte ich, dass meine Frau mir all diese Sicherheit gibt. Heute merke ich, dass ich sie in mir selbst finden kann – und dass ihre Unterstützung mir hilft, diesen Raum in mir zu entdecken.«* Es ist ein langsamer Prozess, der von Rückschlägen geprägt ist. Doch mit jedem Mal, wenn er innehalten kann, wenn er seine Gefühle teilt und sich selbst liebevoll begegnet, fühlt er sich ein Stück freier und sie ebenso.

So schwer es sich auch anfühlen mag, in einer Beziehung wieder Vertrauen aufzubauen, loszulassen und die inneren Mauern Stück für Stück abzubauen, so sehr ist genau das eine unglaublich wertvolle Chance. Es geht darum, Menschen auf einer tiefen Ebene wieder nahezukommen – so nahe, wie es nur möglich ist, wenn die Schutzmauern fallen.

Die Mauern schützen uns vor Schmerz, aber sie verhindern auch die Wärme und Nähe, die wir uns so sehr wünschen. Doch auch in stabilen Beziehungen können alte Verletzungen unerwartet und schmerzhaft wieder auftauchen. Sie sind ein Teil des Prozesses, sich auf Nähe und Verbindung einzulassen.

Es ist wichtig, die Größe und das Geschenk dieses Prozesses zu erkennen. Das Leben bietet uns immer wieder Stadien und Ebenen, auf denen wir heilen können, und die Beziehungsebene ist eine der tiefsten davon. So kann unser Herz langsam auftauen, und das ist ein unglaublich wertvoller Schritt auf dem Weg zur Heilung und zur wahren Nähe.

Doch während unser Herz auftaut und wir Nähe zulassen, braucht es auch einen geschützten Raum, in dem wir uns sicher fühlen können.

Gesunde Grenzen setzen

Nähe finden ist das eine, doch gerade in einer Partnerschaft sind auch gesunde Grenzen entscheidend, um sich sicher zu fühlen. Grenzen zu setzen, bedeutet, sich selbst zu schützen und gleichzeitig Raum für den anderen zu lassen (siehe auch Kapitel 14). Es schafft Klarheit darüber, was für dich in Ordnung ist und was nicht – emotional wie auch körperlich. Ohne diese Klarheit entsteht oft ein Gefühl von Unsicherheit und Unbehagen, weil du das Gefühl hast, dass du dich selbst verlierst oder deine Bedürfnisse übergehst.

Wenn du nie gelernt hast, Grenzen zu setzen, kann es sehr beängstigend sein, dies in einer Partnerschaft zu tun. Du fragst dich vielleicht, ob du zu viel verlangst, ob der andere dich ablehnen könnte, oder ob du damit die Beziehung belastest. Es ist wichtig zu verstehen, dass eine Beziehung nur dann wirklich gesund ist, wenn beide Partner ihre Grenzen respektieren – die eigenen und die des anderen.

Indem du deine Grenzen klarmachst, schaffst du einen sicheren Raum für dich selbst in der Beziehung. Wenn diese Grenzen respektiert werden, entsteht Verlässlichkeit – du kannst darauf vertrauen, dass deine Bedürfnisse ernst genommen werden. Diese Verlässlichkeit wiederum gibt dir die Sicherheit, dich in der Beziehung zu öffnen, weil du spürst, dass du nicht übergangen wirst. Ohne diese Sicherheit bleibt oft die Angst, erneut verletzt zu werden. Doch wenn du erfährst, dass deine Grenzen wirklich zählen, wächst das Vertrauen, und echte Nähe wird möglich.

Doch was passiert, wenn dein Partner Schwierigkeiten hat, mit deinen Grenzen oder emotionalen Bedürfnissen umzugehen? Besonders in Beziehungen, in denen traumatische Erfahrungen eine Rolle spielen, können Überforderung und Unsicherheit auf beiden Seiten entstehen. Während du vielleicht erst lernen musst, deine Bedürfnisse zu kommunizieren, steht dein Partner vielleicht vor der Herausforderung, diese zu verstehen und darauf einzugehen.

Der Partner eines traumatisierten Menschen wird oft von Unsicherheit und Hilflosigkeit übermannt – wie ein Sturm, der unerwartet hereinbricht. Fragen wie »*Warum reagierst du so?*« drücken weniger Vorwurf als Verzweiflung aus: den Wunsch, helfen zu können, ohne zu wissen, wie.

Aussagen wie »*Das ist doch nicht so schlimm!*« oder »*Warum hast du solche Ängste?*« entstehen oft aus Überforderung. Für den traumatisierten Partner können sie jedoch wie alte Wunden klingen, die sagen: »*Du bist zu viel. Deine Gefühle sind nicht richtig.*«

Anna: »*Wenn ich sage, dass ich Angst habe, sagt mein Mann oft, ich übertreibe. Ich weiß, er meint es nicht böse, aber in mir zieht sich alles zusammen, als wäre ich wieder das Kind, das niemand versteht.*« Ihr Mann gesteht: »*Ich will helfen, aber ich weiß nicht, wie.*«

Diese Unsicherheiten und Konflikte können jedoch nicht nur zwischen Partnern auftreten, sondern auch tief in uns selbst verwurzelt sein. Sie spiegeln sich in Mustern, die uns geprägt haben, und können zu einem inneren Druck führen, der unsere Beziehungen belastet.

Perfektionismus und die Angst, nicht genug zu sein

Perfektionismus ist oft ein unsichtbarer Begleiter von Menschen mit traumatischen Erfahrungen. Es ist, als würden sie in einem ständigen Wettbewerb mit sich selbst stehen – getrieben von der Angst, Fehler könnten sie unwert erscheinen lassen. Diese Angst entspringt häufig alten Wunden: Momente, in denen sie als Kinder für ihre Schwächen kritisiert, abgewertet oder ignoriert wurden. Was damals ein Schutzmechanismus war – immer perfekt sein, um Ablehnung zu vermeiden –, ist heute eine Last, die Beziehungen erschwert.

In Beziehungen äußert sich das oft in übermäßiger Selbstkritik, überhöhter Anpassung oder dem Gefühl, ständig beweisen zu müssen, dass wir genug sind. Der Partner kann dabei das Gefühl bekommen, nie wirklich zum Kern des anderen vorzudringen, weil dieser immer auf der Hut ist, keine Schwäche zu zeigen.

***Sarah**, die lange mit diesem Muster zu kämpfen hatte, beschreibt es so: »Ich dachte, ich muss perfekt sein, damit mich jemand wirklich* *liebt. Aber es hat mich nur noch weiter von meinem Partner entfernt, weil ich mich selbst verloren habe.«*

Die Angst vor Fehlern und Ablehnung führt oft zu einem inneren Kreislauf aus Überanstrengung und Rückzug. In Beziehungen kann dieser Kreislauf dazu führen, dass wir uns selbst und unseren Partner überfordern – ein ständiges Streben nach Harmonie, ohne Raum für Authentizität. Doch echte Nähe entsteht erst, wenn wir uns erlauben, unvollkommen zu sein.

Der Weg aus diesem Muster beginnt mit kleinen Schritten: innehalten, die eigene innere Stimme bemerken und sich fragen: *»Warum erwarte ich Perfektion von mir? Was macht mir so viel Angst, einfach ich selbst zu sein?«* Wenn wir uns diese Fragen mit Mitgefühl stellen, können wir beginnen, den Perfektionismus loszulassen.

In einer sicheren Beziehung dürfen Fehler nicht nur passieren – sie sind sogar notwendig. Sie bieten die Chance, die Angst vor Ablehnung zu überwinden und zu spüren, dass wir auch mit unseren Schwächen geliebt werden können. Es ist ein Prozess, der Zeit braucht, aber der uns erlaubt, endlich loszulassen – und uns selbst wie auch unseren Partner als Menschen zu sehen, die nicht perfekt sein müssen, um wertvoll zu sein.

Diese Schutzmechanismen, die oft aus der Angst vor Verletzung entstehen, führen nicht nur zu Schwierigkeiten in der Nähe und Intimität, sondern greifen auch tiefer in das Selbstbild der Betroffenen ein. Die alten Wunden nähren das Gefühl von Wertlosigkeit und erschweren den Glauben an die eigene Liebenswürdigkeit.

Selbstwertprobleme und das Gefühl, nicht gut genug zu sein

Ein weiteres zentrales Thema in solchen Beziehungen sind tiefe Selbstwertprobleme. Traumatisierte Menschen haben oft das Gefühl, nicht gut genug zu sein. Sie wurden in ihrer Kindheit vielleicht abgewertet, ignoriert oder nicht in ihrer ganzen Persönlichkeit angenommen. Dieses Gefühl von Wertlosigkeit zieht sich durch ihr Leben und wirkt sich besonders stark auf ihre Beziehungen aus. Auch wenn der Partner ihnen zeigt, dass er sie liebt und schätzt, bleibt in ihnen der Zweifel: »*Bin ich wirklich liebenswert? Werde ich geliebt?*« oder die Frage: »*Werde ich wirklich gesehen?*«

Selbst bei den kleinsten Konflikten kann das Gefühl aufkommen, dass sie nicht gut genug sind und dass der Partner sie verlassen könnte. Dieses tiefe Misstrauen gegenüber sich selbst sorgt dafür, dass sie sich ständig hinterfragen und an der Beziehung zweifeln, auch wenn es objektiv keinen Grund dafür gibt.

Diese ausführliche Beschreibung zeigt, wie sehr alte Traumata und Unsicherheiten eine Beziehung belasten können. Gleichzeitig wird deutlich, dass es viel Feinfühligkeit und Geduld von beiden Seiten braucht, um diese Herausforderungen zu meistern. Es ist wichtig, dass der traumatisierte Partner lernt, seine eigenen Bedürfnisse und Ängste zu erkennen und zu kommunizieren, und dass der nicht-traumatisierte Partner versteht, wie tief diese Verletzungen gehen. Nur durch eine bewusste und liebevolle Kommunikation können diese Muster langsam aufgebrochen und neue, gesunde Wege gefunden werden, um miteinander umzugehen.

Gerade hier zeigt sich, wie bedeutsam eine liebevolle und geduldige Kommunikation ist. Sie bildet die Brücke zwischen alten Verletzungen und der Möglichkeit, eine erfüllte Beziehung aufzubauen. Auch wenn alte Muster uns immer wieder herausfordern, gibt es einen Weg, diesen Kreislauf zu durchbrechen – mit Geduld, Verständnis und einer liebevollen Kommunikation.

Den Kreislauf durchbrechen mit Geduld und liebevoller Kommunikation

Wenn wir über traumatisierte Menschen und ihre Beziehungen sprechen, kommen wir an einem Punkt nicht vorbei: Geduld. Beziehungen mit traumatisierten Menschen brauchen viel mehr Zeit und Raum, um zu wachsen. Oft werden Erwartungen und Hoffnungen auf schnelle Nähe und Vertrautheit enttäuscht, weil alte Wunden, Unsicherheiten und Ängste den Weg erschweren. Und das ist völlig in Ordnung.

Liebevolle Kommunikation ist dabei der wichtigste Begleiter. Es ist entscheidend, dass beide Seiten lernen, offen über ihre Gefühle und Ängste zu sprechen. Der traumatisierte Partner muss die Möglichkeit haben, ehrlich zu sagen, wenn etwas Unsicherheit auslöst oder eine alte Wunde berührt.

***Jana** weiß, wie schwer es ist, ihre Gefühle offen zu zeigen. »Ich habe gelernt, dass ich keine Umstände machen darf«, sagt sie. Diese Haltung, die sie aus ihrer Kindheit mitgenommen hat, spiegelt sich auch in ihren Beziehungen wider: Sie versucht, es allen recht zu machen, übernimmt Verantwortung für die Emotionen des anderen und stellt ihre eigenen Bedürfnisse zurück. »Am Ende habe ich mich immer leer gefühlt«, erzählt sie. Janas ständige Fürsorge war ein Versuch, gesehen und geliebt zu werden, doch sie führte dazu, dass sie selbst in der Beziehung verschwand.*

Für Jana, wie für viele andere, ist es ein großer Schritt, sich selbst in der Beziehung Raum zu geben und ihre Bedürfnisse offen zu kommunizieren. Das ist oft nicht leicht, weil diese Verletzungen tief sitzen und das Reden darüber alte Ängste wachruft. Aber nur, wenn diese Themen offen auf den Tisch kommen, können sie wirklich heilen.

Auf der anderen Seite kann der Partner, der nicht traumatisiert ist, lernen, liebevoll und sensibel zuzuhören. Das bedeutet, offen und ohne Urteil anzunehmen, was der andere fühlt, anstatt Sätze wie *»Das ist doch nicht so schlimm!«* oder *»Jetzt beruhig dich mal«* zu sagen. Es geht darum, mit Verständnis zu erkennen, dass die Ängste und Unsicherheiten des anderen echt sind – auch wenn sie aus alten Verletzungen herrühren, die nichts mit der aktuellen Beziehung zu tun haben.

Es wird Zeiten geben, in denen alles gut läuft, und dann gibt es Phasen, in denen alte Muster wieder auftauchen und die Beziehung belasten. Genau in diesen Momenten braucht es Geduld – sowohl mit sich selbst als auch mit dem Partner. Niemand ist perfekt, und beide Seiten dürfen Fehler machen. Entscheidend ist, dass man immer wieder zueinanderfindet, auch wenn es Rückschläge gibt. Heilung passiert in Schichten, und jedes Mal, wenn ein Thema wieder aufkommt, wird ein neues Stück dieser alten Wunde sichtbar. Wichtig ist, dass man sich erlaubt, sich diese Zeit zu nehmen – ohne Druck, dass alles sofort gelöst werden muss.

Abschließende Gedanken

Gesunde Beziehungen beginnen bei dir selbst. Wenn du dich für Menschen entscheidest, die dich respektieren und annehmen, machst du einen wichtigen Schritt in Richtung Heilung. Es geht nicht um Perfektion, sondern darum, Raum für Wachstum, Verständnis und Nähe zu schaffen. Grenzen setzen heißt nicht abgrenzen, sondern Klarheit schaffen. Wenn deine Grenzen respektiert werden, entsteht Verlässlichkeit – und mit ihr das Vertrauen, dich ohne Angst vor neuer Verletzung zu öffnen.

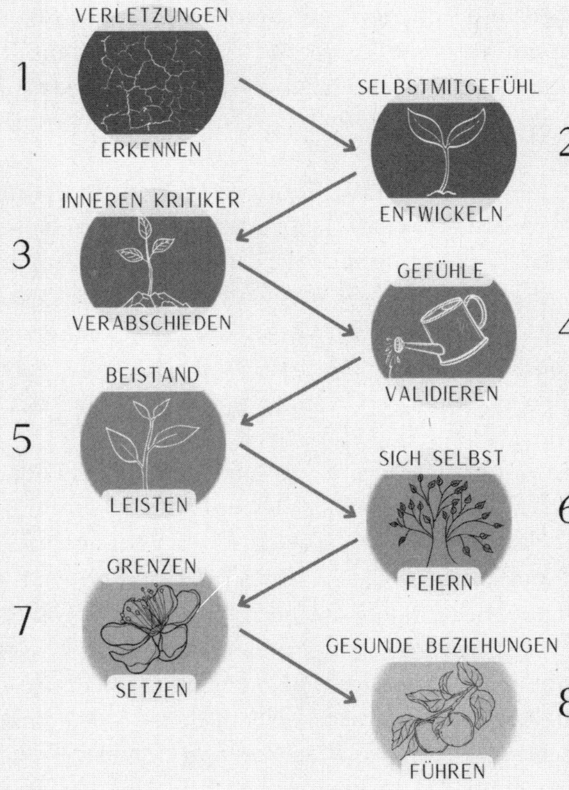

Manchmal erfordert Heilung den Mut, alte Verbindungen loszulassen, um Platz für gesunde Nähe zu schaffen. Gesunde Beziehungen entstehen nicht zufällig, sondern indem du dich selbst achtest und anderen zeigst, wie du behandelt werden möchtest.

Jeder kleine Schritt in Richtung Respekt, Vertrauen und Offenheit stärkt deine Fähigkeit zur echten Verbundenheit. Der Mut, dich verletzlich zu zeigen, ist der Schlüssel zu tiefen, erfüllenden Beziehungen.

Doch Beziehungen sind nur ein Bestandteil deiner Heilung. Im nächsten Kapitel lernen wir, wie du die Geschichte deines Lebens neu schreiben kannst – mit dir selbst als Hauptfigur, die ihre Kraft und Richtung zurückgewinnt.

16 Die eigene Geschichte neu schreiben – aus Trauma Stärke schöpfen

Manchmal hängen Erinnerungen und alte Wunden wie Schatten über uns. Sie begleiten uns durch unser Leben, prägen unsere Gedanken, unser Handeln und die Art, wie wir uns selbst sehen. Doch was wäre, wenn diese Schatten nicht nur Schmerz, sondern auch Wachstum in sich bergen könnten? Wenn wir lernen könnten, unsere Vergangenheit als eine Geschichte von Überleben und Stärke zu betrachten?

Trauma zwingt uns oft dazu, uns anzupassen und zu überleben. Diese Anpassungen bringen Fähigkeiten hervor, die wir uns niemals gewünscht hätten, die uns aber heute helfen können, unser Leben zu gestalten. Es geht nicht darum, Trauma schönzureden oder es als vermeintliches Geschenk zu betrachten – sondern darum, die Stärke anzuerkennen, die aus unserem Überlebenswillen entstanden ist.

Ein Beispiel aus einem ganz anderen Bereich macht das deutlich: Anonyme-Alkoholiker-Gruppen, die von Menschen geleitet werden, die selbst die Sucht überwunden haben, erzielen oft größere Erfolge als reine Therapiegruppen.[28] Warum? Weil diese Menschen etwas mitbringen, das aus Büchern nicht zu lernen ist – die Fähigkeit, andere auf eine tiefere, authentische Weise zu erreichen, weil sie den Kampf selbst gekämpft haben. Diese Stärke, die sie sich durch ihre Überlebensreise angeeignet haben, ist nicht nur ein Segen für sie selbst, sondern auch eine Unterstützung für andere.

Auf ähnliche Weise können wir lernen, unsere eigene Geschichte neu zu schreiben. Es geht nicht darum, den Schmerz zu leugnen, sondern ihn in etwas umzuwandeln, das uns stärkt und wachsen lässt. Denn wir sind mehr als unsere Wunden – wir sind die Stärke, die aus ihnen hervorgegangen ist.

Ressourcen und Stärke entwickeln

Übertragen auf Trauma bedeutet das: Wir haben uns einen »Werkzeugkoffer« zusammengestellt, um den Alltag zu meistern. Darin sind Fähigkeiten, die wir uns nie gewünscht hätten, die uns aber heute stärken (siehe Kapitel 2). Das können Fähigkeiten sein wie die Empathie für andere, weil wir selbst so viel Schmerz kennen. Oder die Fähigkeit, in stressigen Momenten ruhig zu bleiben, weil wir es gewohnt sind, uns durch stürmische Zeiten zu kämpfen. Oder das Feingefühl, die Bedürfnisse anderer wahrzunehmen, weil wir selbst so oft die Grenzen des Aushaltbaren spüren.

Diese Fähigkeiten sind keine »Geschenke« des Traumas, sondern Werkzeuge, die wir uns oft mit unermesslichem Einsatz erarbeitet haben. Sie sind Beweise für unseren Überlebenswillen, für unsere Kraft und unseren Mut. Und diese Stärken – so schmerzvoll der Weg zu ihnen auch gewesen sein mag – verdienen es, von uns anerkannt zu werden.

Die Art und Weise, wie wir über unsere Vergangenheit denken, prägt uns tief. Sie bestimmt oft unbewusst, wie wir uns selbst sehen und wie wir mit anderen in Kontakt treten. Viele Menschen, die ein Entwicklungstrauma erlebt haben, gehen oft durch ihr Leben, ohne zu wissen, dass sie traumatisiert wurden. Sie fühlen sich anders, vielleicht falsch oder zu sensibel, als wären sie ein *»Problem«* – und denken gleichzeitig, es müsste einfach so sein. Oft haben sie von klein auf Sätze gehört wie: *»Warum bist du so kompliziert?«* oder *»Jetzt hör auf zu weinen, es ist doch nichts passiert«*. Botschaften, die sie fest in dem Glauben verankern, sie seien grundsätzlich ungenügend oder »defizitär«.

Den wichtigsten Schritt hast du bereits gemacht: zu begreifen, dass du traumatisiert bist – dass du Opfer von Umständen geworden bist, die du dir niemals selbst ausgesucht hast. Es bedeutet, endlich zu erkennen, dass die verletzenden Sätze, die Schuldgefühle und Selbstzweifel, die dich so lange begleitet haben, nicht aus dir selbst kommen, sondern von außen an dich herangetragen wurden.

Der heilsamste Weg ist, diese Botschaften als Lügen zu erkennen und zu fühlen, dass du genau so gut bist, wie du bist. Dein Sein, deine Tiefe, deine Empfindsamkeit – all das macht dich wertvoll. Du darfst deine Geschichte neu schreiben. Nicht, um das Erlebte zu leugnen, sondern um dich selbst nicht länger nur im Schmerz zu sehen, sondern in deiner ganzen Stärke.

Es ist so entscheidend, dass du dir selbst der beste Freund oder die beste Freundin wirst. Wenn wir ein Leben lang gelernt haben, dass wir immer irgendwie *»zu viel«* oder *»nicht genug«* waren, dann kann es fast wie eine neue Sprache sein, wenn wir anfangen, gut für uns selbst zu sorgen. Vor allem dann, wenn niemand uns beigebracht hat, wie das geht – wenn wir von klein auf das Gefühl hatten, dass unsere Gefühle und Wünsche irgendwie immer stören oder *»zu viel«* sind.

Ein Kind lernt früh, dass seine Traurigkeit nicht willkommen ist – es soll sie unterdrücken, statt zu fühlen. Doch echte Heilung liegt genau darin: **Gefühle zulassen, sich selbst ernst nehmen, da sein für sich.** Denn nichts an dir ist falsch, nur weil du fühlst.

Wir haben fast alle gelernt, wie wir für andere da sind. Wenn ein Kind im Kindergarten weint, ermutigen wir es, hinzugehen und zu trösten. *»Siehst du, dein Freund ist traurig, geh mal hin und tröste ihn.«* Wir wissen intuitiv, wie das geht – wie man zu jemandem geht und wie man Trost spendet. Aber wenn es darum geht, uns selbst Trost zu spenden, dann wird es schwierig. Dann stehen wir oft verloren da und wissen nicht, wie wir mit unserer eigenen Traurigkeit umgehen sollen. Das Bedürfnis nach Trost wurde oft als Schwäche dargestellt, doch in Wirklichkeit liegt in unseren Tränen tiefe Heilung.

Für Menschen, die traumatische Erfahrungen gemacht haben, ist das Spüren dieses Schmerzes oft besonders schwer, weil ihr ganzes Leben lang Grenzen und Selbstwertgefühl verletzt wurden. Wenn du immer gehört hast, dass du nicht gut genug bist, dass deine Gefühle nerven, dass du nur dann okay bist, wenn du bestimmte Erwartungen erfüllst, dann nimmst du das irgendwann als Wahrheit an. Es wird zu dieser leisen, aber ständigen Stimme im Hintergrund, die flüstert: *»Du bist es nicht wert. Du bist nicht wichtig. Du bist nicht liebenswert.«* Und wenn dir das so oft gesagt oder vorgelebt wurde, dann fängst du irgendwann an, selbst daran zu glauben.

Aber es ist genau diese Wahrheit, die du lernen darfst zu hinterfragen. Denn diese Gedanken, dass du *»nicht genug«* oder *»zu viel«* bist, sind nichts anderes als Lügen, die dir erzählt wurden – von Menschen, die vielleicht selbst verletzt waren und ihre eigenen Wunden auf dich projiziert haben. Es war nie die Wahrheit über dich. Du bist wertvoll, so wie du bist, du bist wichtig, so wie du bist, und du hast das Recht, genau das zu fühlen, was du fühlst. Deine Traurigkeit ist nicht zu viel. Dein Bedürfnis nach Trost ist kein Makel. Dein Wunsch nach Mitgefühl ist keine Schwäche und auch Selbstmitgefühl nicht.

Was so wichtig ist, ist, dass du beginnst, diesen Gedanken Raum zu geben – die Gewissheit, dass du genug bist, genau so, wie du bist. Dass du selbst wertvoll und liebenswert bist, unabhängig davon, wie du dich fühlst oder was dir in der Vergangenheit gesagt wurde. Es ist so wichtig, dass du diese neue Art lernst, mit dir umzugehen, liebevoll, geduldig und aufmerksam – dass du dir selbst der beste Freund oder die beste Freundin wirst (siehe Kapitel 3).

Und auch wenn es schwer ist, wird es mit der Zeit leichter. Mit jedem kleinen Moment des Selbstmitgefühls wird diese innere Freundschaft zu dir selbst stärker, und du wirst merken, dass es sich immer richtiger und besser anfühlt, für dich selbst da zu sein. All das, was du früher für andere getan hast, darfst du jetzt auch für dich selbst tun. Denn du bist wertvoll. Und das allein ist Grund genug, dir die Liebe, den Trost und das Mitgefühl zu schenken, das du verdienst.

Um die eigene Geschichte neu zu schreiben, müssen wir zunächst verstehen, was uns geprägt hat. Oft neigen wir dazu, nur die großen und offensichtlichen Ereignisse in unserem Leben zu sehen – den Verlust eines geliebten Menschen, eine schwere Kindheit oder andere einschneidende Erlebnisse. Doch die Geschichte, die wir in uns tragen, besteht aus viel mehr als diesen »großen« Momenten. Sie setzt sich aus vielen kleinen Momenten, Gedanken und Gefühlen zusammen, die im Verborgenen wirken.

Selbstanalyse und ehrliche Reflexion: Sich selbst wirklich zuhören

Der erste Schritt auf dieser Reise ist, sich selbst ehrlich zu begegnen. Nimm dir Zeit, mit allem, was du bisher über Trauma erfahren hast, in Ruhe zurückzublicken und die unterschiedlichen Teile deiner Geschichte zu betrachten. Es geht nicht darum, die Schuldigen zu finden oder sich Vorwürfe zu machen, sondern einfach nur zuzuhören und zu verstehen. Sich wirklich zu fragen: *»Was war damals? Wie habe ich mich dabei gefühlt?«*

Manchmal fällt es uns schwer, diese Fragen zuzulassen, weil die Antworten schmerzhaft sind. Doch denk daran: Dieser Schmerz ist bereits da, auch wenn wir ihn vielleicht nicht jeden Tag spüren. Ihn zuzulassen, bedeutet, ihn anzuerkennen, mitzufühlen und uns liebevoll beizustehen, um ihn eines Tages auch loslassen zu können.

Was war damals?	Wie habe ich mich dabei gefühlt?

Lebensgeschichte neu schreiben anhand der vier Fallbeispiele

Vergangene Verletzungen prägen uns, oft auf unsichtbare und doch tiefgreifende Weise. Sie beeinflussen, wie wir die Welt sehen, wie wir uns selbst wahrnehmen und wie wir Beziehungen gestalten. Doch diese Prägungen sind nicht unausweichlich – sie können hinterfragt, verändert und in etwas Neues verwandelt werden.

Die Geschichten von Julia, Stefanie, Max und Jana zeigen, wie unterschiedlich sich alte Wunden in unserem Leben zeigen können und wie wichtig es ist, ihnen Raum zu geben. Jede:r steht an einem anderen Punkt im Leben, und doch verbindet sie alle ein gemeinsamer Wunsch: das Verlangen, sich selbst zu verstehen, die Vergangenheit neu zu betrachten und die eigene Geschichte mit einem neuen, heilsamen Narrativ zu schreiben.

Diese Fallbeispiele sind keine vollständigen Lösungen, sondern Momentaufnahmen einer Reise. Sie erinnern uns daran, dass Heilung in kleinen Schritten beginnt – mit dem Mut hinzusehen und der Bereitschaft, sich selbst wieder liebevoll zu begegnen. Vielleicht inspirieren sie dich.

Julias neue Geschichte – Die Narben des sexuellen Missbrauchs heilen

Julia hat als Kind eine Last getragen, die kaum in Worte zu fassen ist. Lange Zeit hat sie geglaubt, dass es ihre Schuld sei, dass ihr Vater in der Dunkelheit zu ihr kam, und sie hat versucht, die Angst und den Schmerz einfach auszuhalten. Diese Ohnmacht hat sich tief in ihr Herz und ihren Körper eingebrannt, wie ein Schatten, der sie überallhin begleitete. Doch heute wagt Julia den Schritt, ihre eigene Geschichte neu zu schreiben.

Zum ersten Mal erlaubt sie sich, die Schuld und die Scham dorthin zu legen, wo sie hingehören – auf die Schultern ihres Vaters. Es ist ein vorsichtiger Prozess, begleitet von Zweifeln und Angst, aber auch von einer leisen Entschlossenheit. Sie beginnt zu verstehen, dass die Schuld nie ihre eigene war. *»Ich war nur ein Kind«*, sagt sie sich immer wieder. *»Ich war wehrlos, und ich habe nichts falsch gemacht.«* Diese Erkenntnis ist wie ein Lichtstrahl in der Dunkelheit, der die Scham und die Schuld langsam auflöst. Zum ersten Mal spürt Julia, dass sie das Recht hat, frei von dieser Last zu sein. Es sind diese Sätze, die Julia helfen, das unsichtbare Gewicht auf ihrem Herzen langsam abzulegen. Es fühlt sich an, als würde sie auf wackeligen Beinen stehen, aber jeder kleine Schritt gibt ihr ein bisschen mehr Boden unter den Füßen.

Julia hat gelernt, Grenzen zu setzen – etwas, das früher undenkbar war. Wenn sie heute Kleidung einkaufen geht und eine Verkäuferin ihr zu nah kommt oder sie zu drängen versucht, sagt sie klar und freundlich: *»Danke, ich komme alleine zurecht.«* Früher hätte sie die Beratung ertragen, heute spürt sie, dass sie das Recht hat, für sich einzustehen, und tut es und fühlt sich sehr befreit.

Sie hat ihre Wohnung hell und freundlich gestaltet. Licht, weiche Farben und warme Textilien geben ihr ein Gefühl von Sicherheit, das sie in ihrer Kindheit so schmerzlich vermisst hat. *»Ich liebe es, dass es hier immer hell ist«*, sagt sie. Die Dunkelheit, die sie früher ängstigte, gehört nicht mehr in ihr Leben.

Auch der Kontakt zu ihrem Körper hat sich verändert. Julia hat Yoga für sich entdeckt – eine stille, sanfte Möglichkeit, wieder zu spüren, dass ihr Körper ihr gehört und nicht länger nur ein Ort der Angst ist. Jede Bewegung, jede bewusste Atmung gibt ihr ein Stück Vertrauen zurück.

Der Mut, zu sprechen und die Last zu teilen

Einer der größten Schritte für Julia war es erst in der Psychotherapie, dann auch mit ihrem Partner oder mit Freunden über den Missbrauch zu sprechen. Früher war diese Last wie ein dunkles Geheimnis, das sie allein trug, voller Scham und Angst, verurteilt zu werden. *»Es tut so gut, die Worte auszusprechen«*, sagt sie leise. *»Ich habe mich nie getraut, darüber zu reden, aber jetzt weiß ich, dass ich nicht mehr allein damit bin.«* Diese Gespräche, die sie langsam auch mit Vertrauten führt, sind für Julia wie kleine Befreiungen. Sie merkt, dass sie nicht mehr alles in sich hineinfressen muss und dass es Menschen gibt, die sie sehen, verstehen und Mitgefühl schenken.

Auch im stillen Dialog mit sich selbst findet Julia mittlerweile Trost. Ein liebevolles Ritual, das ihr hilft, die Vergangenheit zu verarbeiten, ist das Schreiben von Briefen an ihr inneres Kind. Sie schreibt an das kleine Mädchen, das sie einst war, und sagt ihm, dass es nichts falsch gemacht hat, dass es wertvoll und liebenswert ist. *»Du bist genug«*, schreibt sie in einem dieser Briefe. *»Und ich bin jetzt da, um dich zu beschützen.«* Diese Worte helfen ihr, die Wunden der Vergangenheit zu heilen und eine neue Beziehung zu sich selbst aufzubauen.

Eine neue Geschichte von Mut und Stärke

Natürlich gibt es Tage, an denen die alte Scham wiederkommt, an denen Julia sich klein und ohnmächtig fühlt. Doch sie weiß, dass sie die Wahl hat, anders mit diesen Gefühlen umzugehen. Statt sie zu verdrängen, nimmt sie sie an und sagt sich: *»Ich habe ein Recht darauf, traurig zu sein. Aber ich habe auch ein Recht darauf, glücklich zu sein.«*

Mit jedem kleinen Schritt, mit jeder Entscheidung für sich selbst, baut Julia eine neue Identität auf. Sie ist nicht mehr nur die Frau, die von der Vergangenheit gezeichnet ist – sie ist eine Frau, die aus diesen Narben eine Geschichte von Stärke und Mitgefühl schreibt. Eine Geschichte, die zeigt, dass sie heute die Autorin ihres Lebens ist. Julia erlaubt sich, von einer Zukunft zu schreiben, die sie selbst wählt – eine Zukunft, die Licht, Freude und Sicherheit schenkt.

Stefanies neue Geschichte – Sich selbst wiederfinden

Stefanie hat jahrelang das Gefühl mit sich herumgetragen, dass sie nie genug ist. Schon als Kind hatte sie gelernt, dass ihre Leistungen niemals ausreichten. Ihre Mutter, gefangen in den Erwartungen ihrer eigenen Vergangenheit, hatte Stefanie das Gefühl gegeben, dass sie nur dann etwas wert sei, wenn sie perfekt war. Dieses unsichtbare Gesetz hatte sich tief in Stefanies Leben eingegraben und ihr beigebracht, dass Fehler unverzeihlich und Schwächen inakzeptabel sind.

Heute beginnt Stefanie, diese alte Geschichte umzuschreiben. Es fühlt sich an, als würde sie zum ersten Mal das Gewicht dieser ständigen Selbstkritik ablegen, das sie all die Jahre erdrückt hat. Sie erlaubt sich, einen neuen Gedanken zuzulassen: »*Vielleicht bin ich genau so, wie ich bin, genug.*« Dieser Gedanke ist noch zart und ungewohnt, aber er fühlt sich richtig an, als hätte sie eine Tür geöffnet, die lange verschlossen war.

Stefanie hat angefangen, ihre Grenzen wahrzunehmen und zu respektieren. Früher hätte sie endlos Überstunden gemacht, um es allen recht zu machen, doch heute übt sie, Nein zu sagen. Das erste Mal, als sie ihrem Chef sagte, dass sie eine Aufgabe nicht übernehmen kann, weil sie schon genug zu tun hat, fühlte sich ihr Herz wie ein Trommelschlag an. Aber danach spürte sie etwas Neues: Stolz. »*Es war, als wäre ich zum ersten Mal wirklich für mich selbst eingestanden*«, erzählt sie.

Auch in ihrem Privatleben hat sich vieles verändert. Früher hätte sie nach außen hin immer die Starke gespielt und behauptet, dass alles in Ordnung sei, selbst wenn sie innerlich kurz vor dem Zusammenbruch stand. Heute wagt sie es, offen zu sein. Als eine Freundin sie kürzlich fragte, wie es ihr geht, antwortete Stefanie: »*Ehrlich gesagt, fühle ich mich gerade ziemlich erschöpft.*« Die Umarmung, die sie daraufhin erhielt, fühlte sich an wie ein Geschenk, das sie sich all die Jahre selbst verwehrt hatte.

Stefanie beginnt, ihre alten Muster zu erkennen – besonders den Drang, sich immer beweisen zu müssen. Sie erzählt, wie sie eines Abends einfach auf der Couch saß und sich zwingen wollte, noch schnell die Wäsche zu machen. Doch dann hielt sie inne. »*Ich bin nicht weniger wert, nur weil ich heute nichts mehr erledige*«, dachte sie. Es war ein Moment, der sie tief berührte. Sie ließ die Wäsche liegen und blieb sitzen, einfach so, mit einer Tasse Tee in der Hand. Dieser Moment des Loslassens fühlte sich an wie ein kleiner Sieg über die ständige innere Unruhe.

Ihr inneres Kind spielt in diesem neuen Kapitel eine besondere Rolle. Stefanie stellt sich oft das kleine Mädchen vor, das sie einst war – das Mädchen, das immer nach Anerkennung suchte und dabei oft übersehen wurde. Sie sagt diesem Mädchen jetzt: *»Ich sehe dich. Du bist nicht allein. Du bist wertvoll, einfach weil es dich gibt.«* Diese Worte sind wie Balsam für ihre Seele, und sie spürt, wie sich etwas in ihr verändert.

Auch ihre Wohnung spiegelt diesen neuen Weg wider. Früher war sie funktional und kühl eingerichtet, aber jetzt hat Stefanie sich bewusst Zeit genommen, sie in einen Ort zu verwandeln, der Geborgenheit ausstrahlt. Sie hat Bilder aufgehängt, die sie an glückliche Momente erinnern, und eine kleine Ecke mit Kerzen und Büchern eingerichtet, die sie liebt. *»Das ist mein Rückzugsort«*, sagt sie. *»Ein Ort, der nur für mich da ist und den ich nie hatte.«*

Manchmal denkt sie noch an ihre Mutter. Vor einem Jahr hatte sie versucht, mit ihr über ihre Gefühle zu sprechen – darüber, wie schwer die ständigen Anforderungen und die nie endende Kritik für sie waren. Doch ihre Mutter reagierte sehr abwehrend. *»Das bildest du dir ein«*, hatte sie gesagt. *»Du bist total undankbar, ohne mich wärst du gar nichts geworden.«* Stefanie fühlte, wie alte Wunden aufrissen. Aber diesmal erkannte sie etwas: Sie konnte die Anerkennung, nach der sie sich sehnte, von ihrer Mutter nicht erwarten. Sie musste sie sich selbst geben. Dieser Gedanke half ihr, den Kontakt zu ihrer Mutter zu reduzieren – ein sehr schmerzhafter, aber auch befreiender Schritt.

Natürlich gibt es immer noch Tage, an denen die alten Zweifel zurückkehren. Aber Stefanie hat gelernt, ihnen zu begegnen, ohne sich von ihnen überwältigen zu lassen. Sie sagt sich: *»Ich bin auf einem neuen Weg, und jeder Schritt zählt.«* Manchmal sind es nur kleine Schritte – ein Nein, ein Moment des Innehaltens, ein tiefer Atemzug. Aber sie weiß, dass diese Schritte sie näher zu sich selbst führen.

Mit jedem Tag schreibt Stefanie ihre Geschichte neu. Sie erkennt, dass sie nicht mehr in der Vergangenheit gefangen ist, sondern die Autorin ihres Lebens wird. Und sie erlaubt sich, von einer Zukunft zu träumen, in der sie nicht perfekt sein muss, sondern einfach sie selbst sein darf – frei, leicht und voller Zuversicht.

Max' neue Geschichte – Den Weg zur eigenen Stärke finden

Max hat sein Leben lang versucht, alles richtig zu machen. Sein Vater, ein Mann voller Wut und Härte, hat ihm eingebläut, dass Fehler unverzeihlich sind und Schwäche keinen Platz hat. Max nahm diese Lektionen als unumstößliche Wahrheiten an und machte sie zu seinem Lebenskompass: perfekt sein, alles unter Kontrolle haben, immer die Erwartungen erfüllen. Doch inzwischen beginnt Max zu ahnen, dass dieser Kompass ihn in die falsche Richtung geführt hat.

Von klein auf entwickelte Max eine außergewöhnliche Sensibilität. Sein Vater war unberechenbar, oft cholerisch, und Max hatte gelernt, jede kleinste Veränderung in Stimmung oder Körpersprache zu lesen. Es war sein Versuch, Sicherheit in einer Welt zu schaffen, die ständig bedrohlich schien. Diese Sensibilität half ihm damals, mögliche Gefahren früh zu erkennen. Doch sie ließ ihn auch in ständiger Anspannung leben – immer wachsam, immer auf der Suche nach Zeichen, die ihn vor weiteren Ausbrüchen seines Vaters warnen könnten.

Heute versteht Max, dass diese Hochsensibilität aus seiner Kindheit herrührt. Was einst ein Schutzmechanismus war, belastet ihn jetzt oft im Alltag: Überreizung durch laute Geräusche, starke Emotionen anderer Menschen, die er fast körperlich spürt, oder das Bedürfnis, ständig die Kontrolle bewahren zu müssen. Doch anstatt sich von dieser Last überwältigen zu lassen, beginnt Max, diese Sensibilität als eine Stärke zu sehen – eine Gabe, die er heute nutzen kann, um besser für sich zu sorgen.

Er hat sich angewöhnt, abends gedimmtes Licht in seiner Wohnung zu nutzen, weil es ihm hilft, zur Ruhe zu kommen und den Tag loszulassen. »*Ich brauche diesen Moment der Stille*«, sagt er. Die gedämpfte Atmosphäre gibt ihm das Gefühl von Sicherheit, das er sich früher so sehr gewünscht hat. Max hat auch gelernt, bewusst Pausen einzulegen, um die Reizüberflutung zu verringern, die ihn früher so oft überwältigte. Diese kleinen Schritte geben ihm das Gefühl, Kontrolle über seine eigene Welt zurückzugewinnen.

Max lernt weiter, die Enge in seiner Brust wahrzunehmen und nicht mehr vor ihr wegzulaufen. Früher hätte er versucht, Konflikten auszuweichen oder sich unsichtbar zu machen. Heute wagt er, bei sich selbst zu bleiben. Wenn der Druck kommt, legt er eine Hand auf sein Herz und sagt sich: *»Es ist in Ordnung. Du bist in Sicherheit.«* Es sind kleine Gesten, aber sie helfen ihm, den Kreislauf aus Angst und Selbstverurteilung zu durchbrechen.

Ein wichtiger Schritt für Max war, die Stimmen der Vergangenheit zu entlarven. *»Diese ständige Kritik, die in meinem Kopf lebt – sie ist nicht meine«*, sagt er nachdenklich. *»Sie gehört meinem Vater.«* Diese Erkenntnis gibt ihm zum ersten Mal die Möglichkeit, einen Abstand zwischen sich und diesen Stimmen zu schaffen. Er beginnt, andere Worte für sich zu finden, sanftere: *»Du bist gut genug«*, *»Du darfst Fehler machen«*, *»Du bist mehr als das, was du leistest«*.

Neue Wege in Beziehungen gehen

Max wagt es, ehrlich über seine Gefühle zu sprechen – etwas, das für ihn früher undenkbar war. Mit seiner Frau teilt er zum ersten Mal, wie schwer ihm Nähe fällt und wie sehr er sich dennoch danach sehnt. *»Ich dachte immer, ich müsste stark sein und alles mit mir allein ausmachen«*, sagt er. *»Aber ich merke, dass es keine Schwäche ist, seine Gefühle und Sorgen zu teilen.«*

Auch in der Arbeit verändert sich etwas. Früher hätte er sich bis zur Erschöpfung verausgabt, um jede Kritik zu vermeiden. Heute übt er, Nein zu sagen, wenn etwas zu viel wird. *»Es fühlt sich an wie ein kleiner Sieg, wenn ich mir erlaube, auf mich selbst zu hören«*, sagt Max. Diese kleinen Schritte geben ihm das Gefühl, zum ersten Mal wirklich Verantwortung für sein eigenes Wohl zu übernehmen.

Max hat begonnen, sich selbst als etwas Lebendiges zu sehen – wie einen Baum, der trotz harter Stürme tiefe Wurzeln geschlagen hat. *»Die Stürme haben mich geprägt«*, sagt er, *»aber sie haben mich nicht gebrochen.«* Dieses Bild gibt ihm die Kraft, sich dem Licht zuzuwenden, das ihm heute so viel Sicherheit und Freude schenkt.

Manchmal stellt sich Max vor, wie er an einem sonnigen Tag im Wald steht. Die warme Sonne scheint auf sein Gesicht, und er atmet tief durch. Die Stille des Waldes und das leise Rascheln der Blätter schenken ihm eine Ruhe, die er früher nie gekannt hat. Zum ersten Mal fühlt er sich frei, nicht mehr gefangen in den Erwartungen seines Vaters oder seiner eigenen Perfektion. »*Ich darf einfach ich sein*«, denkt er. Dieses Gefühl, so zart und neu, wächst in ihm wie ein Baum, der endlich Raum hat, sich zu entfalten. Es ist ein leises, aber mächtiges Versprechen an sich selbst: Max darf sein Leben so gestalten, wie es ihm entspricht – ohne Angst, ohne Enge, nur mit der Kraft, die er in sich trägt.

Janas neue Geschichte – Der Weg aus der Überforderung

Jana hat ein Leben lang gelernt, still zu ertragen. Als Kind, das sich selbst überlassen wurde, hat sie früh verstanden, dass niemand für sie da war. Sie musste stark sein, musste aushalten, musste allein zurechtkommen. Dieses Muster hat sie tief verinnerlicht: Überforderung fühlte sich für sie nicht nur vertraut an, sondern fast normal. Doch jetzt spürt Jana, dass sie nicht mehr so leben will – und nicht mehr so leben muss.

Zum ersten Mal erkennt sie, wie oft sie sich heute noch überfordert fühlt, weil sie nicht aufhören kann, sich für alles verantwortlich zu fühlen. Auf der Arbeit übernimmt sie Aufgaben, die eigentlich nicht ihre sind, zu Hause kümmert sie sich um Dinge, bevor jemand danach fragt. Und dabei vergisst sie immer wieder sich selbst. Aber Jana hat beschlossen, dass das genug ist. »*Ich will mich nicht mehr auslaugen*«, sagt sie leise. »*Ich habe so oft meine Grenzen überschritten – jetzt bin ich dran.*«

Sie hat gelernt, innezuhalten, wenn sich die alte Überforderung meldet. Statt einfach weiterzumachen, bleibt sie stehen und fragt sich: »*Was brauche ich jetzt wirklich?*« Diese Frage fühlt sich ungewohnt an, fast so, als hätte sie sie nicht verdient. Aber Jana bleibt dabei. Sie atmet tief durch und sagt sich: »*Ich darf mich ausruhen. Ich darf auf mich aufpassen.*« Diese Worte klingen noch fremd, doch sie geben ihr etwas, das sie vorher nie hatte: die Erlaubnis, einfach nur zu sein.

Das Geschenk, Hilfe anzunehmen

Ein weiterer Schritt, der für Jana fast unmöglich schien, war, Hilfe anzunehmen. Sie hat es nie gelernt. Hilfe fühlte sich für sie an wie ein Eingeständnis, dass sie nicht stark genug ist. Doch jetzt merkt sie, wie befreiend es sein kann, nicht mehr alles allein zu tragen. »*Es war so schwer, um Hilfe zu bitten*«, erzählt sie. »*Aber als ich es getan habe, fühlte ich mich plötzlich nicht mehr allein.*« Sie lernt, kleine Unterstützungen zuzulassen – sei es, Begleitung bei einem Arzttermin zu haben oder jemanden, der ihr einfach zuhört. Diese Momente sind für sie sehr kostbar: »*Ich muss es nicht mehr allein schaffen.*«

Janas Tag beginnt jetzt anders als früher. Sie schenkt sich kleine Rituale, die ihr guttun. Morgens kocht sie sich einen Tee und genießt die Wärme der Tasse in ihren Händen. An den Wochenenden setzt sie sich mit einem Buch in ihren Sessel und lässt den Alltag für einen Moment hinter sich. »*Ich habe gar nicht gewusst, wie schön es sein kann, einfach mal nichts zu tun*«, sagt sie und lächelt. Diese kleinen Momente fühlen sich für sie an wie eine lange vermisste Umarmung – von sich selbst.

Manchmal, wenn die alten Muster sie einholen wollen, sagt Jana sich: »*Ich bin nicht mehr das Kind, das alles alleine schaffen muss.*« Dieser Satz ist wie eine Brücke zwischen ihrer Vergangenheit und der Gegenwart. Sie erinnert sich an das Mädchen, das so sehr gelitten hat, und sagt ihm heute: »*Ich bin jetzt da für dich. Du bist nicht mehr allein.*«

Jana stellt sich manchmal vor, wie sie in ihrem Lieblingssessel sitzt, mit einer Decke um die Schultern und einer Kerze, deren warmes Licht den Raum erfüllt. Die Dunkelheit, die sie früher umgab, ist jetzt nicht mehr bedrohlich. Sie ist sanft, wie eine Einladung zur Ruhe. In diesen Momenten spürt Jana, dass sie endlich auch für sich selbst da sein kann – dass sie sich heute das geben kann, was sie früher so schmerzlich vermisst hat.

Das Leben darf leicht sein

Mit jedem kleinen Schritt spürt Jana, wie sich ihre Perspektive verändert. Sie erkennt, dass sie nicht mehr in der Überforderung leben muss, dass sie nicht mehr stark sein muss. Stattdessen erlaubt sie sich, das Leben in kleinen Dosen zu genießen – das Zwitschern der Vögel am Morgen, den Duft eines frisch gebackenen Kuchens, die Wärme eines Sonnenstrahls auf ihrer Haut.

»Ich passe jetzt gut auf mich auf«, sagt sie sich immer wieder. *»Ich schaue, dass ich mir viel mehr Sicherheit, Bestätigung und Freude schenke.«* Dieses neue Versprechen an sich selbst fühlt sich manchmal noch unsicher an, doch es gibt ihr Halt. Jana weiß, dass der Weg vor ihr nicht immer einfach sein wird, aber er ist ihrer – und das ist das Wichtigste. Sie darf ihn in ihrem Tempo gehen, mit all der Liebe und Geduld, die sie sich heute endlich schenkt.

Gemeinsam den Weg zur Heilung finden

Die Geschichten von Julia, Stefanie, Max und Jana zeigen, wie unterschiedlich traumatische Erfahrungen in einem Leben nachhallen können. Sie verdeutlichen, dass Heilung nicht linear ist, sondern ein Prozess, der Mut, Geduld und Selbstmitgefühl erfordert. Diese vier Menschen stehen für die Stärke, sich mit ihrer Vergangenheit auseinanderzusetzen und sich selbst eine neue Zukunft zu schenken.

Was ihre Reise verbindet, ist die Erkenntnis, dass sie nicht mehr Gefangene alter Muster sein müssen. Julia lernt, dass sie die Schuld, die nie ihre war, loslassen darf. Stefanie entdeckt, dass sie nicht perfekt sein muss, um liebenswert zu sein. Max erkennt, dass seine Hochsensibilität eine Gabe sein kann, die ihm erlaubt, achtsam mit sich selbst zu sein. Und Jana findet den Mut, ihre Überforderung abzustreifen und sich endlich auch um sich selbst zu kümmern.

Diese Geschichten sind nicht nur Erzählungen von Schmerz, sondern auch von Hoffnung. Sie laden uns ein, innezuhalten, die eigenen Wunden zu betrachten und daran zu glauben, dass Heilung möglich ist. Es sind Geschichten, die zeigen, dass der Weg zu sich selbst in kleinen, aber bedeutsamen Schritten beginnt – mit jedem Nein, das für sich selbst ausgesprochen wird, mit jedem Moment der Ruhe, der nicht von Schuldgefühlen überschattet ist, und mit jeder liebevollen Geste, die man sich selbst schenkt.

Die Lebensgeschichten von Julia, Stefanie, Max und Jana erinnern uns daran, dass es nie zu spät ist, die eigene Geschichte neu zu schreiben – voller Stärke, Mitgefühl und dem tiefen Wissen, dass man es wert ist, ein Leben zu führen, das Freude, Sicherheit und Leichtigkeit bringt.

Reflexions- und Schreibübungen

Hier sind einige Fragen, die dir dabei helfen können, deine Geschichte neu zu entdecken:

* »*Wie habe ich damals über mich gedacht?*« War ich der Meinung, dass ich etwas falsch gemacht habe oder dass ich nicht gut genug bin?
* »*Was habe ich damals geglaubt?*« – Habe ich gedacht, dass das Leben ungerecht ist oder dass ich es nie zu etwas bringen werde?
* »*Wer war für mich da und wer nicht?*« – Diese Frage kann dir helfen, Klarheit darüber zu bekommen, welche Beziehungen dir gutgetan und welche dir vielleicht geschadet haben.

Den roten Faden finden: Muster und Themen erkennen

Wenn du auf deine Geschichte zurückblickst, wirst du vielleicht Muster entdecken. Gibt es bestimmte Themen, die immer wieder auftauchen? Vielleicht hattest du oft das Gefühl, allein zu sein oder dich nicht geliebt zu fühlen. Oder vielleicht erkennst du, dass du häufig in Rollen gedrängt wurdest, die nicht zu dir passen. Vielleicht musstest du mutig sein, unauffällig sein, ein Überflieger in der Schule, ein Beschützer oder Retter.

Diese Muster zu erkennen, kann dir helfen, deine Geschichte neu zu verstehen. Sie sind der rote Faden, der dich zu einem tieferen Verständnis deiner eigenen Geschichte führt. Du kannst dich fragen: *»Was wiederholt sich immer wieder? Gibt es bestimmte Ängste oder Zweifel, die mich in vielen Lebensphasen begleitet haben?«*

Was wiederholt sich immer wieder?	**Gibt es bestimmte Ängste oder Zweifel, die mich in vielen Lebensphasen begleitet haben?**

Nimm dir am Ende des Tages einen Moment, um anzuerkennen, was du für dich getan hast – sei es ein kleiner Schritt, ein neuer Gedanke oder einfach das Durchhalten in einem schweren Moment. Jede Wunde, die du geheilt hast, jeder Punkt, an dem du dachtest, es ginge nicht weiter – du bist weitergegangen. Du hast dich selbst getragen, bist durch das Dunkel gegangen und hast dir deinen eigenen Halt geschaffen.

Du bist dein eigener Anker geworden. Deine Kraft ist nicht nur ein Ergebnis des Überlebens, sondern ein Zeichen deiner Entschlossenheit, deines Mutes, deines Wachsens. Gestalte dein Leben nach deinen Vorstellungen – denn du bist der Mensch, der all das gemeistert hat.

Wunden und prägende Momente

Unsere tiefsten Verletzungen prägen oft unbewusst unser Selbstbild. Diese Erlebnisse begleiten uns oft bis heute und beeinflussen, wie wir uns selbst und die Welt sehen. **Frage dich:** »*Was sind die Ereignisse oder Erfahrungen, die mich am tiefsten getroffen haben?*« – Diese Fragen können dir helfen, Klarheit über deine prägenden Momente zu gewinnen und deinen persönlichen roten Faden zu entdecken.

Was sind die Ereignisse oder Erfahrungen, die mich am tiefsten getroffen haben?

Nimm dir Zeit, um die Bedeutung dieser Momente zu erkennen. Sie sind der Anfangspunkt deiner Geschichte, und sie haben dazu beigetragen, dich zu der Person zu machen, die du heute bist. Nutze die Chance, dir liebevoll beizustehen, deine Wunden wahrzunehmen, sie anzuerkennen, dir Selbstmitgefühl zu schenken, deine Gefühle zu validieren und dir liebevoll beizustehen. So wie du es für jeden lieben Freund tun würdest.

Diese Schritte sind nur der Beginn deiner Reise. Mit jedem Erkenntnisschritt wirst du einen neuen Aspekt deiner eigenen Geschichte freilegen, und jedes Mal hast du die Chance, dir nicht wie früher gewaltvoll, scham- und schuldhaft, kritisch und bewertend zu begegnen, sondern dich liebevoll in deinem Schmerz anzunehmen, dich verletzlich zeigen zu können und dich liebevoll zu versorgen. Denn das Ziel ist, allen Teilen deiner Geschichte mit so viel Selbstmitgefühl, Annahme und Liebe zu begegnen, dass sie zu einer Quelle deiner Lebensfreude werden.

Warum wir so sehr an alten Strategien festhalten

Unser Überlebensmodus schützt uns mit einem inneren Schild, das uns durch schwere Zeiten gebracht hat. Wir haben gelernt, uns zurückzuziehen, Gefühle zu vermeiden und durchzuhalten. Doch dieser Schutz blockiert uns, hält uns in einem Modus gefangen, in dem wir nicht wirklich frei sind.

Vielleicht haben wir als Kinder gemerkt, dass unser Schmerz oder unsere Bedürfnisse nicht willkommen waren. Da gab es niemanden, der sich hingesetzt und wirklich mit uns mitgefühlt hat. Wir haben es uns angewöhnt, im Dunkeln zu bleiben, uns zurückzuziehen, möglichst leise zu sein und bloß keine Aufmerksamkeit zu erregen. Und wenn wir doch mal etwas gefühlt haben, haben wir versucht, das zu verstecken – und zwar nicht nur vor anderen, sondern sogar vor uns selbst.

Mit der Zeit verankert sich dieser Überlebensmodus tief in uns und läuft beinahe von selbst ab. Er springt an, sobald wir uns irgendwie verletzlich fühlen. Jedes Mal, wenn wir das Gefühl haben, jemand könnte sehen, wie es uns wirklich geht, kommt diese innere Stimme, die uns sagt: *»Zieh dich lieber zurück! Du willst nicht, dass jemand sieht, dass du schwach bist.«*

Diese Strategien blockieren uns, weil sie uns in einem Modus halten, in dem wir ständig darauf achten, nicht zu viel zu zeigen, nicht zu viel zu verlangen, nichts »falsch« zu machen. Wir sind dann zwar sicher, aber wir sind auch gefangen. Diese alten Schutzmechanismen halten uns davon ab, das Leben wirklich zu erleben. Sie blockieren uns nicht nur, wenn es darum geht, Verletzungen zu vermeiden, sondern sie verhindern auch, dass wir Freude und echte Nähe erleben. Denn Nähe und Verbundenheit kommen oft erst dann, wenn wir uns trauen, uns ein bisschen zu zeigen, ein bisschen loszulassen und vielleicht auch mal verletzlich zu sein. Was dabei entsteht, ist so eine Art unsichtbare Mauer zwischen uns und anderen. Wir haben Angst, dass uns jemand verletzen könnte, also lassen wir niemanden richtig an uns heran.

Neue Überzeugungen finden

Vielleicht kennst du das Gefühl, auf eine bestimmte Art und Weise über dich selbst zu denken – *»Ich bin selbst schuld«, »Ich darf niemandem vertrauen«, »Ich darf niemanden verärgern«*. Solche Überzeugungen begleiten uns oft schon seit Jahren, und sie prägen, wie wir uns selbst und die Welt sehen. Doch viele dieser Gedanken stammen aus der Zeit, in der wir uns schützen mussten. Sie haben damals eine Rolle gespielt, aber heute hindern sie uns daran, uns selbst in einem neuen, liebevollen Licht zu sehen.

Der erste Schritt zur Veränderung ist, diese Gedanken zu hinterfragen. Frage dich: *»Was denke ich wirklich über mich? Ist das wirklich wahr?«* Oft kommen wir zu dem Schluss, dass wir aus alten Gewohnheiten heraus so über uns denken, weil uns diese Gedanken vertraut sind. Doch mit jedem kleinen Moment, in dem wir uns erlauben, neu über uns nachzudenken, uns liebevoll beizustehen, geben wir uns die Chance, eine neue, heilsame Perspektive zu finden.

Wenn du dir bewusst machst, wie stark die alten Verletzungen dein heutiges Verhalten prägen, kannst du beginnen, bewusster zu reagieren. Nimm dir Zeit, um deine Gefühle in verschiedenen Situationen zu beobachten. Vielleicht gibt es Momente, in denen du dich sofort zurückziehen möchtest oder Angst spürst, obwohl eigentlich keine Gefahr besteht.

Das sind oft alte Reaktionen, die in uns aktiviert werden, wenn bestimmte Erinnerungen oder Emotionen berührt werden. Zum Beispiel könntest du bei Kritik sofort das Gefühl haben, du seist *»nicht gut genug«*. Oder bei Nähe und Offenheit fühlst du vielleicht den Impuls, einen Schritt zurückzugehen. Indem du diesen Gefühlen Raum gibst und sie verstehst, kannst du lernen, dich bewusst anders zu entscheiden – kleine Schritte, die dich in die Freiheit führen.

Erfahrungen bewusst neu interpretieren

Um aus unserer Vergangenheit zu wachsen, können wir lernen, unsere schmerzhaften Erlebnisse mit anderen Augen zu betrachten. Stell dir vor, du schaust durch ein anderes »Brillenglas« auf deine Vergangenheit. Mit der Reframe-Technik kannst du dir eine neue Perspektive erarbeiten. Dabei geht es nicht darum, den Schmerz zu leugnen oder das Leid zu beschönigen, sondern darum, einen Sinn oder eine Stärke darin zu finden, die dich heute trägt.

Vielleicht hast du in deiner Kindheit oft das Gefühl gehabt, dass niemand dich sieht und wirklich für dich da ist, und daraus resultiert heute das Bild: »Ich kann mich nur auf mich selbst verlassen.« Ein neuer Blick darauf könnte dir zeigen: Diese Erfahrung hat dir beigebracht, unabhängig zu sein und auf dich selbst zu vertrauen – ein Schatz, den nicht jeder mit sich trägt. Du bist dadurch eigenständig und verantwortungsbewusst geworden. In dieser Stärke liegt auch die Möglichkeit, anderen zu helfen.

Viele Menschen, die durch Schmerz gegangen sind, entwickeln eine Tiefe und Empathie, die andere oft nicht kennen. Du hast vielleicht einen besonderen Sinn dafür, wenn es jemandem schlecht geht, oder du erkennst Nuancen von Gefühlen, die andere gar nicht bemerken. Trauma kann ein Lehrer sein, der dir Lektionen und Einsichten mitgibt, die andere nicht haben – ein Wissen über das Leben, über Heilung und über den inneren Weg.

Indem du das Trauma als Lehrer siehst, beginnst du, die Erfahrungen als wertvolle Bausteine für deinen Weg zu verstehen. Sie können dir Resilienz schenken, also die Fähigkeit, dich aus tiefen Krisen wieder aufzurichten. In Momenten, in denen andere vielleicht aufgeben, kannst du weitergehen, weil du diesen Weg schon einmal gegangen bist.

Eigene Stärken und Fähigkeiten erkennen

Schau auf die Stärken, die du heute hast und die vielleicht aus deinen Erfahrungen gewachsen sind. Das können Eigenschaften sein wie Durchhaltevermögen, Empathie oder ein feines Gespür für deine eigenen Grenzen und die der anderen. Diese Ressourcen zu erkennen hilft dir dabei, das, was du erlebt hast, als Quelle deiner eigenen Kraft zu sehen.

Vielleicht hast du, bedingt durch dein Erlebtes, eine besondere Feinfühligkeit entwickelt. Du spürst oft, wie es anderen geht, noch bevor sie es selbst wissen. Das ist eine wertvolle Gabe, die dir helfen kann, tiefe Verbindungen zu anderen Menschen aufzubauen und zugleich eine Grenze zu setzen, wenn es dir zu viel wird.

Anleitung für die Reflexion deiner Ressourcen:

* Frage dich: »*Welche Stärken habe ich aus meiner Geschichte entwickelt?*«
* Finde Beispiele, bei denen dir diese Stärken geholfen haben.
* Anerkenne, dass das, was du erlebt hast, dir Fähigkeiten geschenkt hat, die dich heute auszeichnen.

Hier ist eine Liste zum Ankreuzen mit Stärken, die durch die Überwindung eines Entwicklungstraumas entstehen können:

- ☐ Grenzen anderer gut respektieren können
- ☐ Sich auch mal zurücknehmen können
- ☐ Empathisch und mitfühlend sein
- ☐ Hohe Sensibilität für die Bedürfnisse anderer
- ☐ Geduld mit sich selbst und anderen haben
- ☐ Eigenes Wohlbefinden aktiv schützen
- ☐ Starkes Gespür für authentische Beziehungen
- ☐ Fähigkeit, sich in schwierigen Situationen zu regulieren
- ☐ Tiefe Resilienz und Widerstandskraft
- ☐ Bewusstsein für eigene Grenzen und Bedürfnisse
- ☐ Verantwortung für das eigene Handeln übernehmen
- ☐ Konflikte achtsam und respektvoll lösen
- ☐ Selbstmitgefühl entwickeln und pflegen
- ☐ Fähigkeit, Nein zu sagen und eigene Grenzen zu setzen
- ☐ Flexibel und offen für Veränderungen sein

- ☐ Klarheit über eigene Werte und Bedürfnisse
- ☐ Tiefes Verständnis für persönliche und emotionale Prozesse
- ☐ Ausgeprägte Intuition und Selbstwahrnehmung
- ☐ Fähigkeit, in stressigen Momenten ruhig zu bleiben
- ☐ Starke Kreativität und Problemlösungsfähigkeit

Jeder Schritt dieser Reise ist ein kleiner Baustein zu deinem neuen Selbst. Indem du die eigene Geschichte neu schreibst, veränderst du, wie du dich selbst siehst – und wie du auf das Leben blickst. Stück für Stück wirst du erkennen, dass all das, was du mit dir trägst, Teil deiner Stärke ist.

Schreibübungen: Die Geschichte neu formulieren

Eine Geschichte über sich selbst zu schreiben, kann ein kraftvoller Weg sein, das eigene Erlebte mit neuen, freundlichen Augen zu sehen. Diesmal nimmst du das Steuer selbst in die Hand und beginnst, ein neues, wertschätzendes Selbstbild zu gestalten – ein Bild, das dir auf deinem Weg Stärke und Zuversicht gibt.

Schreibe dir selbst einen liebevollen Brief darüber, wie du aufgewachsen bist, was du erlebt hast, und was du durch diese Erlebnisse gelernt hast. Gib dir Raum, deine Erfahrungen so zu schildern, wie sie für dich waren, und erlaube dir gleichzeitig, dich fürsorglich, liebevoll und mitfühlend zu begleiten.

Beginne deinen Brief mit diesen Worten:

»Ich habe viel durchgestanden, und gerade dadurch verspreche ich mir heute, dass ich mich nicht mehr allein lassen werde mit meinen schmerzhaften Erlebnissen. Ich werde für mich da sein, mir liebevoll zur Seite stehen, und ich gebe mir selbst den Schutz und die Unterstützung, die ich so dringend brauche. Ich bleibe bei mir.«

Erlaube dir, beim Schreiben die Momente anzuerkennen, in denen du souverän mit deinem Schmerz umgehen konntest, und auch die Zeiten, in denen du dich verletzt und verwundbar gefühlt hast. Spüre, wie du dich selbst, Schritt für Schritt, als deine eigene Stütze anerkennst und als liebevollen Begleiter an deiner Seite siehst.

Vielleicht bemerkst du beim Schreiben, dass das Neue noch ungewohnt oder sogar ein wenig fremd klingt – das ist völlig normal. Du brichst alte Muster auf und schaffst Platz für eine Geschichte, die dir besser entspricht. Jedes Wort ist ein kleiner Schritt hin zu einem liebevolleren, passenderen Selbstbild von dir.

Das »alte Ich« loslassen

Das alte Selbst loszulassen, kann ein liebevoller Schritt in Richtung Freiheit sein. Schreibe einen Brief an dein *»altes Ich«* und benenne darin all das, was dich festgehalten hat: die falschen Überzeugungen, die dich klein machten, und die Stärke, die dich getragen hat. Diese Verabschiedung lässt Raum für ein freieres, erneuertes Selbstbild.

»Ich danke dir, dass du mich beschützt und durchhalten lassen hast, auch wenn Lügen und Zweifel oft den Boden unter mir erschüttert haben. Nun verabschiede ich mich und öffne mich einem neuen Selbstbild, einem Bild, das mir Freiheit und Raum für meine Talente gibt.«

Indem wir uns aktiv von diesen alten Glaubenssätzen lösen, schaffen wir Raum für ein neues Selbstverständnis. Indem du das *»alte Ich«* verabschiedest, schaffst du Platz für neue Gedanken und Gefühle. Du wirst sehen, dass sich ein kleiner Raum für das *»neue Ich«* öffnet, das sich entfalten darf.

Abwertende Erfahrungen, sei es durch Sätze wie *»Du bist dumm«*, *»Du kannst nichts«*, *»Du bist wertlos«*, *»Du schaffst das nicht«* oder *»Aus dir wird nie etwas werden«*, graben sich tief in uns ein und hinterlassen Narben. Es sind nicht nur die Worte, die wir gehört haben – sondern auch das Verhalten, das uns spüren ließ, dass wir nicht richtig sind. Das Augenrollen, die Ungeduld, das Ignorieren unserer Gefühle, das genervte Seufzen, wenn wir etwas erzählt haben. Diese nonverbalen Signale sind oft noch machtvoller als Worte, weil sie unausgesprochen bleiben, aber tief verinnerlicht werden.

Es ist entscheidend zu erkennen, dass diese Botschaften – ob durch Sprache oder Verhalten vermittelt – Lügen sind. Wir mögen intellektuell wissen, dass sie nicht wahr sind, doch Heilung beginnt, wenn wir tief in uns fühlen, dass sie nie die Realität widerspiegelten. Manche Aussagen oder Erlebnisse lassen sich leichter als falsch entlarven, während andere tiefere Spuren hinterlassen, weil sie uns vertrauter erscheinen.

Diese Botschaften, die wir in der Kindheit oft erhielten, scheinen manchmal ein Stück Wahrheit in sich zu tragen. Aussagen wie: *»Du bist viel zu hektisch«*, *»Immer bist du so schnell und unüberlegt«*, *»Warum klammerst du so?«*, *»Kontrollier doch nicht alles!«*, wirken wie Forderungen, eine Norm zu erfüllen – nicht zu schnell, nicht zu langsam, weder ängstlich noch zu mutig. Sie formen eine Erwartung, wie wir zu sein haben.

Wir sollen selbstbewusst sein, ohne je arrogant zu wirken. Die Gesellschaft fordert von uns, uns durchzusetzen, aber gleichzeitig sanft und kompromissbereit zu bleiben. Wir sollen offen und kommunikativ sein, aber bloß nicht im Mittelpunkt stehen. Locker und entspannt, aber mit einer gewissen Ernsthaftigkeit. Ehrgeizig und zielstrebig, aber nicht verbissen. Sensibel, aber niemals übermäßig emotional. Abenteuerlustig und spontan, aber auch zuverlässig. Es entsteht der Druck, immer in einem idealen, doch unsichtbaren Gleichgewicht zu stehen – nie zu viel, nie zu wenig.

Diese Anforderungen, die wir oft unbewusst verinnerlichen, erwecken den Eindruck, ständig »an uns feilen« zu müssen, um uns einer undefinierbaren gesellschaftlichen Norm anzupassen – einer Norm, die oft das Gegenteil von dem fordert, was wir gerade sind.

Diese Liste könnte unendlich weitergehen. All diese Erwartungen führen oft dazu, dass wir irgendwann nicht mehr wissen, wer wir eigentlich sind, weil wir ständig versuchen, all diese Widersprüche zu erfüllen. Doch wir sind nicht hier, um uns kleinzumachen oder uns in eine Form zu zwängen. Statt uns in diese ungreifbare Norm zu pressen, können wir uns darauf konzentrieren, uns selbst als wertvoll zu sehen und zu stärken.

Denke daran

Genau das ist es, worum es wirklich im Leben geht: uns selbst anzunehmen, so wie wir sind. Uns ohne Kompromisse zu akzeptieren und sogar zu lieben. Wegzukommen von dem ständigen Drang, uns zu »optimieren«, als wären wir nur dann wertvoll, wenn wir all diese äußeren Erwartungen erfüllen. Stell dir vor, wie es ist, dich so zu lieben, wie du bist – dich in all deinen Facetten wertzuschätzen und dir der beste Freund zu sein, den du je hattest.

Wenn wir diesen Weg einschlagen, gewinnen wir einen sehr loyalen Freund, der uns immer versteht, der uns nie alleinlässt und uns in schwierigen Momenten stützt. Ein Freund, der nicht urteilt, sondern uns genau so schätzt, wie wir sind. Lerne, dich so zu lieben, und du wirst einen lebenslangen inneren Freund finden – einen, der immer für dich da ist, ganz ohne Erwartungen oder Bedingungen.

Doch genau hier setzt die gesellschaftliche Norm an: Sie macht uns glauben, dass wir erst dann »richtig« sind, wenn wir irgendwo in der Mitte liegen – weder »zu viel« noch »zu wenig«. Diese Forderung, in einer »perfekten Mitte« zu liegen, wird uns oft unbewusst auferlegt und kann dazu führen, dass wir uns selbst ständig bewerten und an uns zweifeln.

Diese Norm entspricht einer idealisierten Vorstellung davon, wie wir »perfekt« sein sollen, und hat oft zur Folge, dass wir uns selbst ständig kritisieren und uns zu einer fiktiven »Mitte« hin formen wollen, die uns in Wahrheit gar nicht entspricht. Wenn wir uns von diesen Stimmen leiten lassen, entsteht das Gefühl, dass wir, so wie wir sind, nicht okay sind, solange wir nicht dieser »perfekten« Norm entsprechen. Doch in Wirklichkeit sind wir Menschen alle mit Eigenarten ausgestattet – Defizite, wenn man so will, die uns nicht nur ausmachen, sondern uns auch menschlich machen. Es ist ganz normal, hektisch, ängstlich oder langsam zu sein; es ist okay, manchmal unüberlegt zu handeln oder an anderen Tagen besonders kontrolliert zu sein. Diese Merkmale sind nicht nur »erlaubt« – sie sind Teil dessen, was uns als Person auszeichnet.

Ich denke, wir hören das viel zu selten im Laufe unseres Lebens: Unsere Aufgabe hier ist nicht, zur Perfektion zu gelangen oder uns beständig selbst zu optimieren. Stattdessen geht es darum, uns so anzunehmen, wie wir sind – mit all unseren Facetten, Ecken und Kanten.

Wenn wir Mütter oder Väter betrachten, die ein gesundes Bindungsverhalten zeigen, dann sehen wir, dass sie ihre Kinder lieben – nicht für das, was das Kind »leistet«, sondern einfach, weil es existiert. Ein Neugeborenes leistet gar nichts: Es ist nicht »stubenrein«, kann nicht alleine essen, nicht laufen, noch nicht mal krabbeln, es kann nicht warten, schreit, wenn es hungrig ist – und dennoch lieben wir es bedingungslos. Eltern sehen ihr Kind an und sagen ihm: *»Du bist wunderschön, genau so, wie du bist.«*

Diese Liebe richtet sich nicht auf Fähigkeiten, Talente oder Verhalten – sie sieht das Kind, das es ist. Und genau diese Art von Liebe dürfen wir auch uns selbst schenken. Es ist eine Einladung, uns mit demselben liebevollen Blick zu betrachten: zu sehen, wer wir wirklich sind, jenseits von Leistung oder Perfektion. Denn diese bedingungslose Annahme ist der Schlüssel dazu, uns selbst neu kennenzulernen und wirklich zu akzeptieren.

Indem wir unsere alten Glaubenssätze erkennen und uns bewusst machen, dass diese Normen oft eine Illusion sind, beginnen wir, uns von diesen Urteilen zu lösen. Notiere dir die Aussagen, die dich geprägt haben, und erkenne, wo sie herkommen. Manche dieser Stimmen stammen aus Momenten, in denen die Erwachsenen um dich herum vielleicht überfordert waren oder dich in eine bestimmte Richtung lenken wollten. Wenn du dir solche Glaubenssätze bewusst machst, schaffst du die Grundlage dafür, sie zu hinterfragen und durch eine liebevolle, stärkende innere Stimme zu ersetzen (siehe Kapitel 2 und 3).

Ein hilfreicher Schritt ist es, dich in Momenten, in denen alte Muster auftreten, selbst mit liebevollen Augen zu betrachten und dir zu erlauben, so zu sein, wie du bist. Wenn du zum Beispiel merkst, dass du langsamer bist und dir Zeit für Dinge nimmst, dann sage dir: *»Ich darf mir Zeit lassen. Mein Tempo schenkt mir und anderen Tiefe und Ruhe, und das ist vollkommen in Ordnung.«* Oder wenn du sehr intensiv fühlst und hochsensibel bist, kannst du dir sanft sagen: *»Meine Gefühle sind kraftvoll und wertvoll. Ich darf meine Sensibilität annehmen und darauf vertrauen, dass meine Empfindsamkeit ein Geschenk ist, das mich verbindet und berührt.«*

Für jemanden, der eine starke, dominante Seite hat, ist es hilfreich, sich zu sagen: *»Meine Willensstärke und meine Entschlossenheit sind wertvolle Qualitäten. Ich darf mit meiner Kraft verantwortungsvoll umgehen und gleichzeitig darauf vertrauen, dass sie anderen Halt geben kann.«* All diese Sätze erinnern daran, dass es keine festgelegte Norm gibt, der wir entsprechen müssen – jede unserer Eigenarten ist wertvoll und hat ihren Platz.

Regelmäßige Übung und Wiederholung sind essenziell, um dieses neue, liebevolle Selbstbild zu verankern. Wenn du dir täglich in Erinnerung rufst, dass du nicht perfekt sein musst, und dir gleichzeitig die Freiheit gibst, Fehler zu machen, dann wächst in dir ein neues Bild von dir selbst – eines, das nicht von diesen alten Normen und Regeln bestimmt ist, sondern von einer mitfühlenden und akzeptierenden Haltung dir selbst gegenüber.

Durch diese beständige, liebevolle Selbstzuwendung schreibst du deine Lebensgeschichte neu. Sie wird nicht die Geschichte eines Menschen sein, der sich stetig zur Perfektion hin optimiert, sondern eines Menschen, der mitfühlend, liebevoll und stark seinen Weg geht und sich als wertvoll betrachtet, so wie er ist.

Zukunftsvisionen formulieren

Wie möchtest du dich selbst in Zukunft sehen? Stell dir vor, du blickst in einigen Jahren zurück und erkennst, wie sehr du an Stärke und Liebe gewonnen hast. Nimm dir einige ruhige Momente, um ein Selbstbild von dir zu zeichnen, das erfüllt und voller Vertrauen ist. Überlege, wie du dich fühlen möchtest, wie du mit dir sprichst, wie du auf das Leben und seine Herausforderungen reagierst.

Vielleicht beginnst du mit Worten wie: *»In meiner Zukunft sehe ich eine Version von mir, die voller Liebe und Gelassenheit ist. Ich gehe liebevoll mit mir selbst und meinen Mitmenschen um. Ich nehme mich selbst an, so wie ich bin, und kann dies auch bei anderen.«* Stell dir vor, wie es sich anfühlt, anderen wieder vertrauen zu können und dich ganz auf Beziehungen einzulassen, ohne Angst oder Zurückhaltung. Du kannst Fehler verzeihen, sie loslassen, ohne sie als Angriff auf deinen Wert zu sehen.

In dieser Vision stehst du dir in schweren Zeiten liebevoll zur Seite, glaubst an dich und weißt, dass du für dich selbst da bist – und auch für die Menschen, die dir am Herzen liegen. Diese innere Ruhe und Stärke erlauben dir, mit dir selbst wie mit einem besten Freund umzugehen. Schreib diese Vision auf – sie ist ein Geschenk an dich, das Mut macht und dir zeigt, dass du eines Tages in tiefer Liebe mit dir und anderen leben kannst.

Tägliche Rituale

Um die neue Sichtweise auf dich selbst zu festigen, können kleine, liebevolle Rituale im Alltag eine wunderschöne Hilfe sein. Jeden Morgen oder Abend nimm dir einen Moment, um ein oder zwei Sätze zu dir zu sagen, die dein neues Selbstbild bestärken. Du könntest Folgendes sagen:

- *»Ich habe viel Schweres durchgestanden, doch heute weiß ich, dass ich ein wundervoller Mensch bin.«*
- *»Heute nehme ich mich an, so wie ich bin, mit all meinen Stärken und Schwächen.«*

* *»Jeden Tag lerne ich ein bisschen mehr, mich zu lieben und gut für mich zu sorgen.«*
* *»Ich bin gut genug, genau so, wie ich bin, und verdiene all die Liebe und Güte, die ich mir selbst geben kann.«*

Diese Worte geben deinem Morgen oder Abend einen liebevollen Rahmen und helfen dir, Schritt für Schritt das Neue zu verankern.

Ein weiteres Ritual könnte sein, am Ende des Tages kurz aufzuschreiben, wofür du dich selbst feiern möchtest. Notiere dir:

* *»Heute feiere ich, dass ich freundlich zu mir selbst war, selbst als es schwerfiel.«*
* *»Ich feiere, dass ich meine Grenzen respektiert habe.«*
* *»Heute habe ich etwas für mein Wohlbefinden getan – und dafür feiere ich mich.«*
* *»Ich feiere meine kleinen Schritte, die ich gemacht habe, um liebevoller mit mir selbst zu sein.«*

Diese kleine Reflexion schenkt dir die Chance, deinen Weg bewusst wahrzunehmen und zu spüren, wie sich deine Sicht auf dich selbst verändert.

Positives Selbstgespräch

Die Art und Weise, wie wir mit uns selbst sprechen, prägt unser Denken. Wenn alte, kritische Gedanken auftauchen, versuch, dir bewusst liebevoller zu begegnen. Vielleicht magst du dir in diesen Momenten sagen: *»Es ist okay, wenn alte Gedanken hochkommen, sie gehören zu mir. Doch ich entscheide mich jetzt dafür, liebevoll mit mir umzugehen.«* Und du könntest ergänzen: *»Ich begleite den Inneren Kritiker liebevoll zur Tür.«*

Stell dir vor, du stehst vor einem Spiegel und fragst dich selbst: *»Was ist an mir verkehrt?«* Die meisten von uns hätten darauf sofort Antworten, ohne groß nachzudenken. Vielleicht kommen Gedanken hoch wie *»Ich bin zu laut«* oder *»Ich bin oft zu schüchtern«*. Vielleicht denkst du: *»Ich bin zu empfindlich«* oder *»Ich sollte härter sein«*. Diese Antworten haben wir verinnerlicht, weil wir uns oft in eine gesellschaftliche Form pressen, in der es ein »*Zuviel*« oder »*Zuwenig*« gibt.

Doch was wäre, wenn du genau in diesem Moment vor dem Spiegel eine andere Perspektive einnimmst? Statt nach dem »Falschen« zu suchen, könntest du dir sagen: »*Nichts an mir ist verkehrt. Jede Eigenschaft macht mich zu dem einzigartigen Menschen, der ich bin.*« Und dies als tägliches Ritual festzuhalten – dich immer wieder daran zu erinnern, dass gar nichts, aber auch wirklich gar nichts an dir verkehrt ist –, kann der erste Schritt sein, dich so zu lieben und anzunehmen, wie du wirklich bist.

Mach es dir zur Aufgabe, dich jeden Tag daran zu erinnern: »*Ich bin wertvoll, genau so, wie ich bin.*« Stelle dich vor den Spiegel und sprich diese Worte laut aus. Es wird Zeit, dass du erkennst, dass du gut bist, genau so, wie du jetzt bist.

Dieses Selbstgespräch ist ein kleines Werkzeug, das du immer bei dir hast. Es hilft dir, dich im Alltag zu stärken und liebevoll mit deinen Gedanken und Gefühlen umzugehen. Und denke daran, den inneren Kritiker darfst du immer rauswerfen.

Was Liebe bedeutet

Fragt man eine emotional gesunde Mutter, was sie an ihrem Kind liebt, beginnen ihre Augen zu leuchten, und sie kann meist sofort drei wundervolle Eigenschaften aufzählen. Diese Liebe fließt ganz selbstverständlich, ohne Zögern – und das ist schön und richtig so.

Doch fragt man erwachsene Menschen, was sie an sich selbst lieben, stocken die meisten. Verlegenheit macht sich breit, vielleicht kommt ein unsicheres Lachen, und das Thema wird häufig abgelenkt. Bleibt man jedoch beharrlich und fragt weiter, bleibt die Antwort oft aus. Da entsteht eine traurige Stille, die zeigt, wie viel Raum noch offen ist, uns selbst wirklich lieben zu lernen.

Manchmal tut es gut, ganz greifbare Symbole für das Neue zu haben. Ein kleines Vision Board mit Bildern und Wörtern, die dich an deine Stärken erinnern, kann ein schöner Anker sein. Du kannst auch eine kleine Erinnerung in deiner Tasche tragen, zum Beispiel einen Stein oder ein Armband, das dich daran erinnert, dass du auf deinem Weg bist.

Diese Anker sind kleine Zeichen für das Neue, das du in dein Leben bringst. Sie sind da, um dich daran zu erinnern, dass du deine Geschichte neu schreibst und deinen Weg in eine lebendige, selbstbestimmte Zukunft gehst.

Umgang mit Rückschlägen

Manchmal, wenn man sich schon auf dem Weg fühlt, kann es passieren, dass alte Gedanken und Gefühle wieder hochkommen. Und das ist völlig normal. Diese Rückschläge sind kein Zeichen von »Versagen«, sondern nur kleine Erinnerungen des alten Ichs, die uns zeigen, wie tief unsere alten Muster sitzen. In solchen Momenten hilft es, einen kleinen Anker für das neue Selbst parat zu haben. Das könnte ein kurzer Satz sein wie *»Ich bin wertvoll. Ende der Geschichte«* oder *»Ich darf Fehler machen und bin dennoch gut genug«*.

Es hilft, sich dabei zu sagen, dass diese alten Gedanken auch dazugehören und trotzdem keinen Einfluss mehr haben müssen. Sie dürfen da sein – aber sie dürfen nicht mehr dein Leben bestimmen. Wenn du spürst, dass ein Rückschlag dich belastet, atme ein paarmal tief durch und erinnere dich daran, dass du Schritt für Schritt zu deinem neuen Ich finden darfst.

Bitte beachte

Ein Rückschlag ist nur eine Erinnerung an ein altes Muster. Es bedeutet nicht, dass du wieder ganz am Anfang stehst. Vielmehr zeigt er dir, dass du kurz in das vertraute, alte Verhalten zurückgefallen bist – und das ist völlig normal. Heilung verläuft nie linear, sondern ist ein Vor und Zurück, ein langsamer Tanz in Richtung Veränderung. Jeder Schritt zurück gibt dir die Gelegenheit, zu erkennen, wie weit du schon gekommen bist und was du jetzt anders machen kannst. Rückschläge sind Teil des Prozesses, sie gehören zum Erfolg dazu.

Besonders an schwierigen Tagen, wenn die Kraft zu schwinden scheint, ist Selbstmitgefühl das Geschenk, das du dir selbst machen kannst. Selbstmitgefühl bedeutet, dir zu erlauben, menschlich zu sein. Nimm dir in solchen Momenten einfach einen Augenblick, um dir zu sagen: »*Es ist okay, dass es gerade schwierig ist. Ich muss nicht perfekt sein.*« (siehe Kapitel 3 und 12).

In Momenten der Unsicherheit kann es helfen, sich zu sagen: »*Heilung ist ein Prozess, keine Endstation.*« Und du wirst sehen, mit jedem Mal wird es leichter, die neue Perspektive zu fühlen und sie in dein Leben zu integrieren. Und spätestens dann fängt es an Spaß zu machen, diesen Weg mit dir selbst zu gehen.

Heilung als stetige Reise

Schau dich selbst einmal aus der Perspektive eines liebevollen Freundes an. All das, was du in deiner Geschichte erlebt hast, und der Weg, den du jetzt gehst, sind ein Ausdruck deiner Stärke. Erlaube dir, auf dich selbst stolz zu sein. Ein einfaches Ritual kann dir helfen, diese Freude in deinem Herzen zu verankern: Am Ende des Tages kannst du dir ein paar Momente Zeit nehmen, um auf etwas stolz zu sein, das du an diesem Tag für dich getan hast – sei es eine neue Sichtweise, eine kleine Erkenntnis oder einfach das Durchhalten an einem schweren Tag.

Mit der Zeit wird sich in dir ein Gefühl der inneren Dankbarkeit entwickeln. Diese Dankbarkeit ist wie ein sanftes Licht, das dir zeigt, dass du auf dem richtigen Weg bist und dass du deinen eigenen Wert erkennst.

Die Kraft, die in dir gewachsen ist, ist das Ergebnis deines eigenen Mutes und deiner Bereitschaft, in die Tiefe zu gehen. Du hast die Stärke entwickelt, um mit deinem Leben, deiner Geschichte, voller Liebe und Verständnis umzugehen. Das anzuerkennen und wirklich zu fühlen, ist der Schlüssel zur Freude und zur tiefen, inneren Zufriedenheit.

Erinnere dich daran, dass jede Wunde, die du geheilt hast, ein Zeugnis deiner Stärke ist. Du bist zu deinem eigenen Anker geworden, und diese Stärke wird dich auch in Zukunft tragen. Dafür darfst du dich jetzt und auch in Zukunft immer wieder feiern.

Die schönste Erkenntnis am Ende dieser Reise ist, dass du die Freiheit hast, dein Leben nach deinen Vorstellungen zu gestalten. Jeder Tag bietet dir die Möglichkeit, noch mehr von deinem wahren Ich zu zeigen, dich zu entfalten und dem Leben deine ganz eigene Farbe zu geben. Das bedeutet nicht, dass immer alles leicht sein wird, aber es bedeutet, dass du deinen Weg mit mehr Bewusstsein und Vertrauen gehen wirst.

Ein Ritual für diese neue Authentizität könnte sein, dir morgens ein kleines Ziel zu setzen, das deinem Herzen entspricht. Frag dich: »*Was würde mir heute Freude machen?*«, und schau, wie sich diese kleinen Momente des Erlebens in deinem Alltag anfühlen.

Deine Lebensfreude ist nicht mehr etwas, das du »vielleicht einmal« finden wirst. Sie ist etwas, das du jeden Tag ein Stückchen mehr leben und gestalten kannst. Du hast die Geschichte neu geschrieben – und damit deinen Weg zu einem Leben in Stärke und Freude erschaffen.

Abschließende Gedanken

Heilung beginnt, wenn du erkennst, dass das, was du über dich geglaubt hast, nicht stimmt – und dass es keine

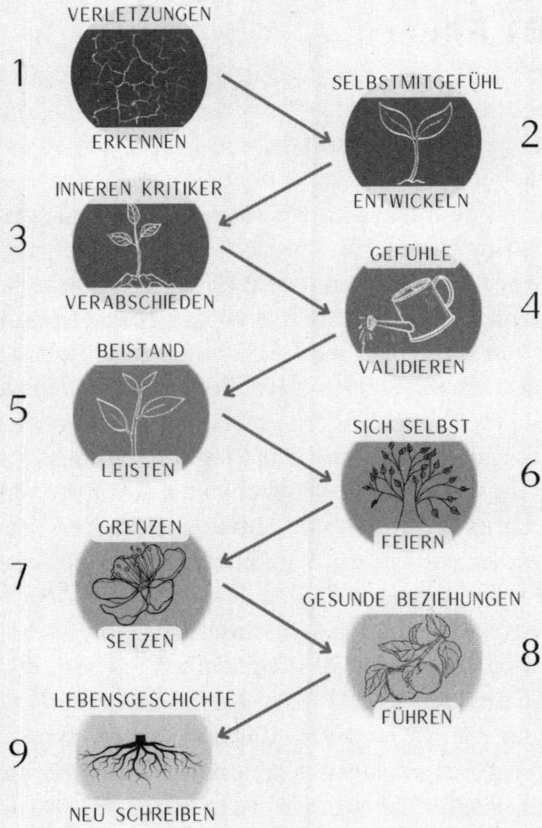

Macht mehr über dich hat. **Die Wahrheit ist: Du warst und bist immer völlig in Ordnung, genau so, wie du bist.** Heute darfst du dich daraus befreien und eine ganz neue Beziehung zu dir selbst aufbauen. Eine, die von Liebe, Verbundenheit und Beistand getragen ist. Lass deine Geschichte von Wahrheit, Mitgefühl und Zuversicht geprägt sein. Das nächste Kapitel gehört dir – voller Freude, Leichtigkeit und echtem Leben.

17 Finde die Lebensfreude, die du verdienst

Manchmal ist es fast so, als ob wir nur halb im Leben stehen, immer mit einem Auge auf mögliche Gefahren gerichtet. Dieses ständige Warten auf den nächsten »Schlag«, den nächsten Stich ins Herz, prägt uns zutiefst. Das ist der **Überlebensmodus**, in dem viele von uns über Jahre, manchmal sogar Jahrzehnte, gefangen sind. Immer in Habachtstellung, immer bereit, sich zu schützen.

Doch jetzt ist es an der Zeit, den Weg **vom Überleben zum echten Leben** zu finden. Stell dir vor, wie es sich anfühlen würde, wirklich loszulassen, keine Angst mehr zu haben und endlich das Leben zu leben, das du verdienst. Ein Leben voller Freude, voller Liebe und voller Vertrauen.

Hier und jetzt geht es genau darum – sich von alten Schutzmechanismen zu lösen und das Herz zu öffnen für ein Leben, in dem Freude und nicht Vorsicht im Mittelpunkt steht. Doch dafür brauchen wir ein paar Schritte, um die falschen Schuldgefühle und nie erfüllten Hoffnungen endlich loszulassen (siehe Kapitel 12). Genau diese beiden Dinge halten uns oft in den alten Wunden fest: das Gefühl, selbst schuld zu sein, und die leise Hoffnung, dass sich vielleicht doch noch etwas ändert, dass doch noch das ersehnte Verständnis oder die Anerkennung kommt.

Lügen erkennen und entkräften

Die erste große Befreiung ist, die Lügen zu entlarven, die uns so lange gefangen gehalten haben. Viele von uns tragen eine schwere Last aus falscher Schuld und Scham mit sich herum, die wir oft gar nicht bewusst hinterfragen. Diese Schuld und Scham wurden uns jedoch von anderen auferlegt – durch Worte, durch Taten oder durch das, was nie gesagt oder getan wurde. Doch diese Last ist nicht unser eigenes, echtes Gepäck. Sie gehört eigentlich gar nicht uns (siehe Kapitel 16).

Trauma ist unsichtbar, aber körperlich, emotional und durch Verhalten immer präsent – oft tiefer in uns verwoben, als wir ahnen. Vielleicht wurdest du zu spät abgeholt, deine Wünsche nicht berücksichtigt, deine Gefühle übergangen. Vielleicht war niemand da, der wirklich zugehört, der dich verstanden oder dir das Gefühl gegeben hat, bedeutsam zu sein.

Vielleicht wurde dir immer wieder das Gefühl vermittelt, dass du nicht genug bist, dass du übertreibst oder dich »einfach nicht so anstellen« sollst. Dass deine Bedürfnisse nicht zählen, dass du »nur Aufmerksamkeit möchtest« oder dir alles nur einbildest. All das hat oft tief in uns die Überzeugung wachsen lassen, dass wir selbst für unser Leid verantwortlich sind. Doch das ist eine Lüge – eine Lüge, die sich durch Wiederholung wie eine Wahrheit angefühlt hat.

* *Frage dich: Wann und wie habe ich das Gefühl übernommen, dass ich »schuld« an meinem eigenen Leid bin? Welche Aussagen, welche Momente haben mir dieses Gefühl vermittelt?*
* *Überprüfe: Ist das wirklich wahr? Könnte es sein, dass ich damals nur versucht habe zu überleben und dass diese Überzeugung eigentlich zu den Menschen gehört, die mir das Leid zugefügt haben?*

Es ist heilsam, sich selbst zu erlauben, all diese Aussagen und Gefühle infrage zu stellen und zu sehen, dass sie uns nur daran hindern, wirklich zu heilen. Denn solange wir denken, wir wären selbst schuld, halten wir an der Illusion fest, dass wir irgendetwas »richtig« machen könnten, damit wir irgendwann doch noch die Liebe und Anerkennung bekommen, nach der wir uns so gesehnt haben.

Verantwortung dorthin zurückgeben, wo sie hingehört

Für viele von uns ist das einer der herausforderndsten, aber auch befreiendsten Schritte: die Verantwortung für das Leid behutsam dorthin zurückzugeben, wo sie ihren Ursprung hat – zu den Menschen, die uns diese Überzeugungen über uns selbst unbewusst mitgegeben haben. Oft sind das unsere ersten Bezugspersonen, die Menschen, die uns am meisten hätten lieben und beschützen sollen.

Vielleicht hat ein Elternteil dir immer wieder das Gefühl gegeben, dass du einfach »zu sensibel« bist oder »nicht stark genug«. Du hast es als Wahrheit übernommen, weil diese Aussagen von jemandem kamen, dem du vertraut hast. Doch die Realität ist, dass solche Menschen häufig selbst voller ungelöster Wunden sind. Ihre eigenen Unsicherheiten und unbewältigten Schmerzen projizieren sie auf andere – und leider oft auf die, die ihnen am nächsten stehen.

Wenn du anfängst, diese erdrückende Last von Schuld und Scham abzuwerfen, öffnet sich ein völlig neues Lebensgefühl. Es ist, als würdest du das erste Mal die Luft tief und frei einatmen können – ohne das Gewicht all jener inneren Anschuldigungen, die du so lange mit dir herumgetragen hast. Plötzlich wird dir klar, dass es nie an dir lag, dass du genau richtig bist, genau so, wie du bist. Was für eine unbeschreibliche Befreiung, was für ein wundervolles Gefühl!

Es ist ein Feiern, ein tiefes, inneres Aufatmen und das Erkennen: *»Ich bin okay, ich war es immer.«* Diese Erkenntnis ist so tief und heilsam, dass sie dich wie ein warmes Licht von innen heraus erfüllt und dir ein Gefühl der Leichtigkeit schenkt, das dir vielleicht dein Leben lang gefehlt hat.

Wenn Schuld und Scham ihren Platz in deinem Inneren endlich räumen, öffnet sich ein neuer Raum – ein Raum, der frei ist für Liebe und vor allem für die Selbstliebe. Diese Leere, die früher so schwer und belastend war, verwandelt sich in eine Einladung, dich selbst auf eine Weise zu sehen, die dir bisher vielleicht nicht möglich war. Der innere Kritiker, der all die Jahre lang die Stimme der Schuld und Scham verstärkt hat, wird leiser. Seine Urteile und strengen Worte verlieren an Bedeutung, und stattdessen kann ein freundlicherer, unterstützender Ton entstehen.

Mit jedem Moment, in dem Schuld und Scham schwinden, wächst die Möglichkeit, dich selbst aufrichtig anzunehmen und liebevoll zu betrachten. Diese innere Freundlichkeit ist die Grundlage für eine tiefe, heilsame Selbstliebe. Ohne die Last der Selbstvorwürfe ist es, als würde das Herz leichter und weicher. Du beginnst, dir selbst mit dem Mitgefühl zu begegnen, das du so oft anderen entgegengebracht hast – nur jetzt endlich auch dir selbst.

Und durch die Selbstliebe entsteht auch ein natürlicher Zugang zur Liebe für andere. Indem du dich selbst in deiner ganzen Wahrheit annimmst, wirst du auch empfänglicher für das Schöne und Wertvolle in anderen. Am wertvollsten ist die Erkenntnis, dass du es verdient hast, dich selbst zu lieben und zu ehren. Diese Liebe zu dir selbst wird zu einem stabilen Fundament, auf dem du dein Leben weiter aufbauen kannst – frei von den Fesseln alter Schuld und Scham, offen für ein Leben voller Freude, Wärme und Verbindung. Allerdings liegt manchmal über dieser Liebe eine Last, die nicht die eigene ist. Schuld und Scham sind oft nicht unser eigenes Gewicht – und doch tragen wir sie mit uns, als wären sie ein Teil von uns. Besonders in der Kindheit übernehmen wir unbewusst Lasten, die eigentlich den Erwachsenen gehört hätten. Vielleicht, weil uns vermittelt wurde, dass wir verantwortlich sind. Vielleicht, weil wir glaubten, nur so Liebe oder Sicherheit zu bekommen.

Gerade bei Entwicklungstrauma kann es herausfordernd oder sogar retraumatisierend sein, Schuld oder Scham dem Täter zurückzugeben. Unser Nervensystem braucht Sicherheit, um alte Lasten loslassen zu können. Visualisierungen helfen hier und bieten einen geschützten Raum, in dem du dich sanft mit diesen Gefühlen auseinandersetzen kannst – ohne dich zu überfordern. In der folgenden Übung lade ich dich ein, das Gewicht von Schuld und Scham, die nie zu dir gehörten, behutsam loszulassen. Nicht, um etwas zurückzugeben, sondern um mehr Leichtigkeit und Freude in dein Leben einzuladen.

Übung: Verantwortung zurückgeben

Schließe die Augen und spüre für einen Moment, wie schwer oder bedrückend dieses Paket gefüllt mit deiner Schuld und Scham von anderen ist – dieses Gewicht hast du so lange mit dir getragen.

Dann stell dir vor, du stehst an einem ruhigen, friedlichen Fluss. Du atmest tief durch und hältst das Paket in den Händen. Spüre, dass es nicht dein eigenes ist – diese Last wurde dir auferlegt, und sie gehört nicht zu deinem wahren Selbst. Du nimmst bewusst Abschied von diesem Gewicht, als würdest du dir selbst erlauben, wieder frei zu atmen.

Jetzt siehst du, wie das Wasser des Flusses sanft fließt, bereit, alles aufzunehmen und weiterzutragen. Wenn du so weit bist, legst du das Paket ins Wasser und beobachtest, wie es sich von dir entfernt und mit der Strömung davongetragen wird. Stell dir vor, wie es sich immer weiter entfernt, bis es schließlich ganz verschwindet. Die Last geht mit dem Wasser fort und wird dir nie wieder begegnen.

Während du den Fluss ansiehst, sage dir innerlich oder laut: *»Diese Schuld und Scham gehören nicht zu mir. Ich lasse sie los. Ich bin frei.«* Atme ein paarmal tief durch und spüre die Leichtigkeit, die sich einstellt, wenn du dich von dieser Last befreist.

Diese Übung ist ein symbolischer Weg, das Gewicht abzugeben, ohne es jemandem direkt zurückzugeben. Du kannst es immer wieder tun, wann immer du das Gefühl hast, dass solche Lasten wieder auf dich zukommen. Der Fluss nimmt sie mit und schenkt dir Raum, um mit deinen eigenen, echten Gefühlen in Berührung zu kommen – ohne die Schwere, die andere dir auferlegt haben.

Im Laufe deines Heilungsprozesses wirst du immer wieder neue Schichten entdecken, kleine Reste von Schuld und Scham, die du trägst, die aber nicht zu dir gehören. Mit jedem Schritt, den du vorankommst, mit jedem Moment, in dem du tiefer verstehst und dich selbst besser kennenlernst, wirst du vielleicht bemerken, dass noch ein kleines Stück Gewicht übrig ist.

Wann immer du diese Erkenntnis gewinnst, nimm dir die Zeit, ein weiteres Paket zu schnüren. Packe all die Schuld und Scham hinein, die du gerade bemerkt hast und die nicht deine eigene ist. Dann kehre gedanklich zu deinem Fluss zurück. Halte das Paket noch einmal kurz in den Händen und spüre seine Schwere, bevor du es sanft ins Wasser legst. Beobachte, wie die Strömung es aufnimmt und mit sich fortträgt, immer weiter, bis es außer Sicht ist und du wieder leicht und frei bist.

Sage dir dabei mit ruhiger, klarer Stimme: »*Auch diese Schuld und Scham gehören nicht zu mir. Ich lasse sie los. Ich bin frei.*«

Mit jedem Paket, das du abgibst, schaffst du Raum für dein wahres Selbst und gehst noch ein Stück weiter auf dem Weg zu einem Leben ohne Lasten, die dir nicht gehören.

Die unerfüllte Hoffnung verabschieden

Manchmal tragen wir tief in uns die Sehnsucht, dass eines Tages doch alles anders wird. Die Hoffnung, dass die Familie, die uns verletzt hat, eines Tages doch die Liebe und Anerkennung schenkt, nach der wir uns so sehr gesehnt haben, ist oft schwer loszulassen. **Oft versuchen wir es jahrelang – hoffen, warten, geben noch eine Chance.** Doch solange wir an dieser Hoffnung festhalten, bleiben wir auch an den Schmerz und die Enttäuschung gebunden.

Dieser Schritt ist alles andere als einfach. Es fühlt sich an wie das Loslassen eines Teils von uns selbst, eines kindlichen Traums. Aber irgendwann kommt der Moment, in dem wir verstehen, dass es nicht geschehen wird – und genau das bringt uns in die Freiheit. Allerdings diese Vorstellung – dass die Menschen, die uns so oft enttäuscht haben, plötzlich anders handeln – hält uns immer wieder im Alten fest. Sie lässt uns in einem inneren Raum von »*Vielleicht, irgendwann*« leben. Doch was wäre, wenn wir diesen Raum verlassen und in die Wirklichkeit eintreten könnten? Was wäre, wenn wir akzeptieren könnten, dass das, was wir uns so sehr wünschen, nicht kommen wird? Diese Erkenntnis kann schmerzhaft sein, aber sie ist der Beginn echter Befreiung.

Übung: Abschied von der unerfüllten Hoffnung

* **Schreibe einen Brief** an die Menschen, von denen du dir immer wieder Liebe, Anerkennung oder Verständnis erhofft hast. Schreib ihnen all das, was du dir gewünscht hast, all die Momente, in denen du gehofft hast, sie könnten dich sehen und verstehen. Lass dabei deinen Schmerz und deine Wünsche zu.
* **Beende den Brief** mit einem Abschied: *»Ich habe mir so sehr gewünscht, dass du mich liebst, dass du mich siehst. Doch ich erkenne jetzt, dass es nicht an mir lag, dass du das nicht konntest. Ich verabschiede mich von dieser Hoffnung und lasse sie frei.«*

Diesen Brief kannst du aufbewahren, ihn lesen, wenn du das Bedürfnis danach spürst, oder ihn symbolisch verbrennen oder vergraben. Dieser Abschied ermöglicht dir, die Verantwortung für dein eigenes Leben zu übernehmen und deine Heilung zu gestalten – frei von den Erwartungen an andere.

Die Entscheidung, den Brief nur symbolisch zu verfassen, ist oft bei Entwicklungstrauma besonders hilfreich. Direkte Konfrontationen können emotional überfordernd sein und das Ziel der inneren Heilung beeinträchtigen. Das symbolische Schreiben schafft Raum für Reflexion und Befreiung, ohne zusätzliche Belastungen durch tatsächliche Interaktionen mit den Verursachern der Traumata.

So entsteht ein geschützter Rahmen, um loszulassen und die Verantwortung an die richtige Stelle zurückzugeben, ohne selbst in emotional schwierige Situationen verwickelt zu werden.

Abschiedsbriefe der vier Fallbeispiele

Julia

Vater,

es gibt so vieles, was ich dir sagen möchte, doch selbst Worte reichen kaum aus, um das Gewicht deiner Taten zu beschreiben. Ich habe so oft gehofft, dass du eines Tages verstehst, wie sehr dein Handeln mein Leben überschattet hat. Es fühlte sich an, als wäre ich in einem Netz gefangen, aus dem es kein Entkommen gab. Tag für Tag habe ich darauf gewartet, dass du aufhörst, dass du bemerkst, wie tief du mich verletzt hast. Aber stattdessen blieb alles gleich – und ich blieb gefangen.

Ich musste mit dir mein Leben teilen. Du saßest mit uns am Esstisch, auf der Couch, und die Angst saß immer zwischen uns. Es gab kein Entkommen. Deine Präsenz war überall, wie eine dunkle Wolke, die nie verschwand. Aber das Schlimmste war die Stille. Wir haben nie darüber gesprochen, nicht einmal versucht, diese Leere und das unerträgliche Schweigen zu brechen.

Ich bin heute erwachsen, aber die Schatten von damals begleiten mich immer noch. Es gibt kaum einen Tag, an dem diese Bilder nicht in mir auftauchen. Dein Handeln hat tiefe Narben hinterlassen. Ich weiß, dass es mein Leben, meine Beziehungen und alles, was ich bin, beeinflusst.

Ich habe so lange auf ein Zeichen von dir gewartet – auf Einsicht, auf irgendeinen Funken von Verständnis. Aber das Zeichen blieb aus. Stattdessen habe ich mir eingeredet, dass es irgendwie mein Fehler war, dass ich es verdient habe, was passiert ist.

Heute begreife ich, dass es keine Entschuldigung geben wird. Der Frieden, nach dem ich mich so lange gesehnt habe, wird nicht von dir kommen. Ich kann nicht länger auf etwas hoffen, das du nicht geben kannst. Jetzt ist es an mir, die Wahrheit zu akzeptieren und meinen eigenen Weg zu finden – ohne dich.

Ich lasse dich und die Last, die du mir auferlegt hast, los. Diese Bürde gehört nicht mehr zu mir. Ich nehme diesen Platz jetzt ein – für mich. Für meine Heilung. Für mein Leben.

Du wirst mich nicht mehr definieren. Ab heute entscheide ich mich, der Mensch zu sein, der ich bin, ohne deinen Schatten, ohne deine Macht über mich.

Ich bin frei.

Stefanie

Liebe Mama,

so oft habe ich mir vorgestellt, wie du eines Tages vielleicht zu mir kommst und sagst: »Es tut mir leid, dass ich dir so oft wehgetan habe.« Ich habe es mir so sehr gewünscht, dass du mir das sagst – dass du siehst, wie ich mich bemüht habe, eine gute Tochter zu sein. Ich habe dir nie große Sorgen gemacht, mich zurückgehalten, versucht, alles richtig zu machen und dir nahe zu sein. Ich wollte so sehr, dass du stolz auf mich bist, dass du mich siehst. Meine Erfolge hatten für dich keinen Wert.

Ich habe mich so oft gefragt, was ich falsch gemacht habe, warum ich es nie geschafft habe, für dich »gut genug« zu sein. So sehr, dass ich angefangen habe, mich zu hassen. Ich habe mich selbst infrage gestellt, mich dafür bestraft, dass ich nicht die Tochter bin, die du dir gewünscht hast. Und irgendwann habe ich nicht nur deine Abwertung gespürt – ich habe sie selbst übernommen. Ich habe begonnen, so mit mir zu sprechen, wie du es getan hast. Ich habe mich angestrengt, mich immer weiter getrieben, gehofft, dass ich durch Erfolg endlich wertvoll werde. Ich habe meine Grenzen nicht gespürt, mich überlastet, mich selbst zurückgestellt, nur um das Gefühl von Minderwertigkeit irgendwie zu überdecken. Doch egal, was ich erreicht habe – es war nie genug. Und irgendwann war ich es, die mit mir selbst genauso lieblos umgegangen ist, wie du es getan hast. Und ja, es gab Zeiten, in denen ich so verzweifelt war, dass ich fühlte, dass alles keinen Sinn mehr hat – dass ich einfach nicht mehr kann, weil ich nicht wusste, wie ich es dir je recht machen soll. Obwohl du meine Taten bemerkt hast, kam nie ein Zeichen von dir, dass du mich verstehst, dass du siehst, was das alles mit mir macht.

Ich habe lange gebraucht, um zu verstehen, dass das nicht an mir liegt. Ich habe irgendwann gemerkt, dass ich die Erwartungen, die du mir auferlegt hast, um deine Liebe zu verdienen, nie erfüllen konnte – weil sie unerfüllbar sind. Das Problem lag nie bei mir. Und das zu verstehen, hat so wehgetan, denn damit kam auch die Erkenntnis, dass die Entschuldigung, auf die ich so lange gehofft habe, nie kommen wird. Dass du mich nicht plötzlich sehen wirst, wie ich wirklich bin, dass du nicht plötzlich erkennen wirst, wie schlecht du mich behandelt hast.

Heute lasse ich diese Hoffnung los. Es schmerzt mich, aber ich weiß, dass ich das tun muss, um nicht noch mehr kaputtzugehen. Ich wünsche dir, dass du eines Tages erkennst, wie sehr ich mich bemüht habe, dir eine gute Tochter zu sein – aber ich weiß jetzt, dass ich nicht länger darauf warten darf. Ich bin gut so, wie ich bin. Und ich nehme Abschied von der Illusion, dass du das jemals sehen wirst.

Ich schließe hiermit das Kapitel, in dem ich versucht habe, dich zu überzeugen, dass ich genug bin. Ich bin genug. Und ich werde mich nicht länger danach sehnen, dass du es siehst.

Ich wünsche dir und mir Frieden auf unseren Wegen.

Max

Vater,

so oft habe ich versucht, dir ein guter Sohn zu sein. Ich habe alles gegeben, um dir zu gefallen, in der Hoffnung, dass du irgendwann siehst, wie sehr ich mich anstrenge. Aber egal, was ich tat, es reichte nie. Deine Wut, dein Brüllen, das Schlagen – all das hat mich so klein gemacht. Ich wollte dich respektieren, und irgendwo in mir habe ich dich geliebt, aber die Angst, die du mir immer wieder eingeflößt hast, hat mich erstarren lassen. Diese Angst vor dir, vor deinem nächsten Ausbruch, vor dem nächsten Moment, in dem ich etwas falsch mache – sie hat mich innerlich gelähmt.

Du wolltest einen starken Sohn, jemand, der standhaft ist, aber wie hätte ich das sein können, wenn ich ständig damit beschäftigt war, dir nicht in die Quere zu kommen, nichts falsch zu machen? Diese ständige Vorsicht, die Angst davor, dass ich wieder nicht genüge, hat mich so klein gehalten. Ich habe immer gespürt, dass ich anders war, dass ich nicht der Sohn war, den du dir vorgestellt hast. Und je mehr ich mich bemühte, desto klarer wurde mir, dass ich deine Erwartungen nie erfüllen werde.

Ich habe mich so oft verbogen, um dir gerecht zu werden. Ich habe versucht, stärker zu sein, dominanter, mutiger – alles Dinge, die du von mir wolltest. Aber je mehr ich es versuchte, desto kleiner wurde ich.

Deine Wut und deine Aggression haben mich so oft in die Knie gezwungen, dass ich irgendwann kaum mehr aufstehen konnte. Diese Angst vor dir hat mich so sehr geprägt, dass ich gar nicht mehr wusste, wie ich jemals groß sein könnte. Und irgendwann habe ich begriffen, dass ich nie die Stärke haben würde, die du von mir wolltest, solange ich unter deiner Macht stand.

Heute weiß ich, dass es nicht an mir lag. Dass ich gut so bin, wie ich bin. Dass ich nicht deine Wut auf mir tragen muss und dass es nicht meine Aufgabe ist, mich für dich zu ändern. Ich habe lange gebraucht, um das zu verstehen, um zu erkennen, dass ich meinen eigenen Wert habe, auch wenn du ihn nie sehen wirst.

Ich verabschiede mich von der Angst, die du in mir ausgelöst hast, und von dem jahrelangen Versuch, dir zu genügen. Es ist nicht mehr meine Aufgabe, dich stolz zu machen oder deinen Erwartungen zu entsprechen. Heute entscheide ich mich bewusst für mein eigenes Leben, für die Freiheit, so zu sein, wie ich bin.

Ich werde die Last deiner Wut und deiner Enttäuschung nicht länger tragen. Stattdessen wähle ich, meine eigene Stärke zu sehen – nicht die, die du wolltest, sondern die, die ich in mir gefunden habe.

Ab heute bin ich frei von deinem Urteil. Ich bin genug, so wie ich bin, und das reicht. Ich gehe meinen Weg – ohne dich, aber mit mir selbst.

Jana

Liebe Mama,

es gibt so vieles, was ich dir sagen möchte, aber ich weiß, dass du es vermutlich nie verstehen wirst. Du hast nie gesehen, was ich gebraucht habe, nie gemerkt, wie es mir wirklich geht. Während ich früh für dich gelogen habe, dich verteidigt habe, alles versucht habe, dich vor anderen zu schützen, blieb ich immer alleine. Ich habe gehofft, dass du eines Tages mit dem Trinken aufhörst – für dich und für mich. Aber das ist nie passiert. Stattdessen habe ich Jahre damit verbracht, mich für unsere Familie zu schämen, zu verstecken, was wirklich bei uns zu Hause passiert.

Ich war so oft überfordert, hilflos und voller Angst. Ich wusste nicht mehr, wo oben und unten ist, und habe alles für dich getan in der Hoffnung, dass du mich eines Tages siehst. Aber dieser Tag kam nie. Du hast es nicht gesehen, du hast es nicht verstanden. Je mehr ich mich bemühte, desto weniger hast du mich bemerkt.

Es hat wehgetan, dich so zu sehen und mich so zu sehen. Jeder Tag war ein Kampf, diese Last zu tragen. Die Hoffnung loszulassen, zu akzeptieren, dass das, was ich mir so sehr wünsche – deine Einsicht, deine Entschuldigung, das Anerkennen meines Leidens –, nie kommen wird. Ich habe verstanden, dass das, was ich mir von dir wünsche, etwas ist, das du mir nicht geben kannst. Es hat Jahrzehnte gebraucht, bis ich diese Erkenntnis annehmen konnte. Aber ich lasse jetzt los, um nicht noch mehr von mir selbst zu verlieren.

Ich bin dir nicht böse, aber ich muss mich schützen. Ich verabschiede mich von der Illusion, dass ich dich retten kann und dass du mich eines Tages sehen wirst. Ich fange gerade an, mich selbst zu sehen und für mich einzustehen. Das fühlt sich ungewohnt, aber wie ein guter Anfang an. Diesen Weg werde ich weiter gehen.

Alles Gute für dich

Diese Abschiedsbriefe tragen den Schmerz, die Enttäuschung, das Begreifen und das Loslassen, das diese erwachsenen Kinder durchlaufen haben, um schließlich Frieden zu finden. Sie sind ein Zeugnis davon, wie schwer es ist, auf die Liebe und Anerkennung zu verzichten, die niemals kommen wird, und dennoch die Kraft zu finden, sich selbst zu befreien und wieder zu sich selbst zu finden.

Durch das Loslassen dieser Hoffnung gewinnen wir die Kraft, in die Realität zu schauen und unser eigenes Leben in die Hand zu nehmen. Das bedeutet auch, dass wir erkennen, dass das »Happy End«, das wir uns als Kind erträumt haben, nicht von der Familie kommt. Stattdessen liegt es in unserer eigenen Macht, uns selbst dieses Happy End zu schaffen. In diesem Moment beginnt die wahre Heilung, denn wir hören auf zu warten. Wir beginnen zu handeln.

Reflexion:

* **Frage dich:** *Welche Erwartungen habe ich immer noch an meine Familie, an Partner oder andere Menschen? Welche Hoffnungen lassen mich immer wieder enttäuscht zurück?*
* **Übung:** *Stell dir vor, wie du all diese unerfüllten Erwartungen und Hoffnungen loslässt, wie sie sich langsam auflösen. Atme tief ein und aus, und sage dir: »Ich erlaube mir, frei von dieser Sehnsucht zu leben. Ich finde meine eigene Freude und mein eigenes Glück.«*

Den Modus des permanenten Schutzes verlassen

Nach all den Jahren des Schutzes und der Selbstverteidigung fühlt es sich oft ungewohnt an, diesen Zustand hinter sich zu lassen. Doch wenn wir wirklich loslassen wollen, müssen wir den permanenten Schutzmodus, den wir uns angeeignet haben, Stück für Stück lockern. Dieser Zustand hat uns damals geholfen, zu überleben – aber jetzt, in einem Leben, in dem es um Freude und Liebe geht, hält er uns zurück. Es ist an der Zeit, die alten Mechanismen wie Perfektionismus, Kontrolle oder Misstrauen bewusst wahrzunehmen und sanft abzulegen.

Ein Schutzmodus zeigt sich oft darin, dass wir Kontrolle über alles und jeden zu behalten versuchen oder dass wir uns einigeln, um uns vor Enttäuschung zu schützen. Vielleicht versuchen wir, perfekt zu sein, um nie wieder kritisiert oder verletzt zu werden. Doch was wäre, wenn wir diesen Ballast abwerfen könnten?

Übung: Den Schutzmodus lockern

* **Schreibe eine Liste** deiner Schutzmechanismen – wie sie dich vor Schmerz schützen, aber auch, wie sie dich vielleicht daran hindern, das Leben wirklich zu genießen.

* **Reflexion:** Wie wäre mein Leben, wenn ich diese Schutzmechanismen nicht mehr bräuchte? Wenn ich auch ohne Perfektionismus, Kontrolle und Misstrauen sicher wäre? Stell dir vor, wie sich dein Leben ohne diese ständigen Schutzmechanismen anfühlen könnte – die Leichtigkeit, die Ruhe.

Hier ist eine Liste von Schutzmechanismen, die Menschen oft unbewusst entwickeln, um sich vor emotionalem Schmerz zu schützen. Diese Mechanismen sind häufig Reaktionen auf tiefsitzende Verletzungen und Unsicherheiten und dienen dazu, die eigene Verletzlichkeit zu minimieren:

- ☐ **Perfektionismus** – Das Streben nach makelloser Leistung, um sich vor Kritik und Ablehnung zu schützen.
- ☐ **Kontrolle** – Der Drang, alles im Leben zu steuern, um Unsicherheiten und unvorhergesehene Ereignisse zu vermeiden.
- ☐ **Misstrauen** – Vorsicht oder das Meiden von Menschen, um Enttäuschungen und Verletzungen zu verhindern.
- ☐ **Rationalisierung** – Gefühle oder Ereignisse durch Logik erklären, um den emotionalen Schmerz zu umgehen.
- ☐ **Verdrängung** – Schmerzvolle Erinnerungen und Emotionen ins Unterbewusstsein schieben, um sich nicht mit ihnen auseinandersetzen zu müssen.
- ☐ **Vermeidung** – Situationen, Orte oder Menschen zu meiden, die potenziellen Schmerz oder unangenehme Gefühle hervorrufen könnten.
- ☐ **Abhängigkeit** – Übermäßiges Verlassen auf andere, um eigenen Schmerz und Unsicherheiten zu kompensieren.
- ☐ **Isolation** – Sich von anderen abschotten, um sich vor Ablehnung oder Verletzungen zu schützen.
- ☐ **Überanpassung** – Die eigenen Bedürfnisse zurückstellen und sich stark anpassen, um Konflikten und Abweisung zu entgehen.

- ☐ **Zynismus** – Dinge ins Lächerliche ziehen oder sarkastisch reagieren, um sich emotional zu distanzieren.
- ☐ **Ablenkung** – Sich durch Arbeit, Hobbys, Medien oder andere Aktivitäten ablenken, um sich nicht mit unangenehmen Gefühlen zu konfrontieren.
- ☐ **Wut und Aggression** – Abwehrreaktionen durch Ärger und Aggression, um eigene Verletzlichkeit zu verdecken.
- ☐ **Überfürsorglichkeit** – Sich extrem um andere kümmern, um sich nicht mit den eigenen Schmerzen zu befassen.
- ☐ **Selbstkritik** – Strenge innere Kritik als Mittel, um sich auf vermeintliche Schwächen hinzuweisen und sich gegen fremde Kritik zu wappnen.
- ☐ **Pessimismus** – Negative Erwartungen hegen, um Enttäuschungen und Verletzungen zu vermeiden.
- ☐ **Flucht in Fantasiewelten** – Tagträume oder Fantasien als Rückzugsort nutzen, um der Realität zu entfliehen.
- ☐ **Verleugnung** – Tatsachen nicht anerkennen oder bagatellisieren, um emotionalem Schmerz aus dem Weg zu gehen.
- ☐ **Suchtverhalten** – Substanzen oder Verhaltensweisen (zum Beispiel Alkohol, Sexualität, Essen, Social Media) nutzen, um schmerzhafte Emotionen zu betäuben.
- ☐ **Hochmut oder Arroganz** – Sich über andere stellen, um die eigenen Unsicherheiten zu verdecken.
- ☐ **Humor** – Humor als Ablenkungsstrategie nutzen, um schwere Gefühle und Verletzungen zu kaschieren.
- ☐ **Sich-abhärten** – Emotionen verdrängen oder unterdrücken, um nicht mehr verletzlich zu sein.
- ☐ **Dauerhafte Selbstoptimierung** – Ein starkes Bedürfnis, sich immer weiter zu verbessern, um das Gefühl von Unzulänglichkeit zu kompensieren.
- ☐ **Mangelndes Vertrauen in die eigenen Gefühle** – Eigene Emotionen abwerten oder sich nur auf Rationalität verlassen, um schmerzhafte Gefühle zu vermeiden.
- ☐ **Schuldprojektion** – Anderen die Schuld für Probleme geben, um die eigene Verantwortung und den Schmerz nicht tragen zu müssen.

- ☐ **Kompensation** – Schwächen durch übermäßige Anstrengung in anderen Bereichen ausgleichen, um Schmerz oder Unsicherheit zu überdecken.

Diese Schutzmechanismen können kurzfristig Erleichterung bringen, auf Dauer jedoch oft dazu führen, dass Menschen sich selbst entfremden und die Heilung von emotionalem Schmerz verzögern.

Selbstsicherheit und Vertrauen aufbauen

Der nächste Schritt ist, ein tiefes, neues Gefühl der Sicherheit in dir selbst zu finden. Diese Sicherheit entsteht nicht mehr durch äußere Umstände oder durch die Bestätigung anderer, sondern sie entspringt deinem Inneren – aus der Stärke, die du in dir trägst, und aus dem Vertrauen, das du zu dir selbst aufbaust. Es ist das Wissen, dass du all die Erfahrungen überstanden hast, die dich einst verletzt haben, und dass du heute die Freiheit hast, anders mit dir umzugehen, sanft und unterstützend, wie es ein bester Freund tun würde. Dieses innere Sicherheitsgefühl basiert darauf, dass du die Kraft hast, die Kontrolle über dein Leben zurückzugewinnen und dich nicht länger von alten Wunden bestimmen zu lassen. Es ist das Bewusstsein, dass du ab jetzt die Wahl hast, wie du dein Leben gestalten möchtest – im Einklang mit dir und voller Vertrauen in deine eigene Stärke.

Übung: Das Bild der Freiheit

- Schließe die Augen und stelle dir vor, dass du in einem großen, offenen Raum stehst – frei von allen Schutzmauern. Atme tief ein und fühle, wie sicher du in diesem Raum bist, allein durch deine eigene Stärke und deine innere Ruhe.
- Wiederhole in Gedanken: *»Ich bin sicher, ich bin stark, ich darf frei sein.«* Spüre, wie sich dieser Gedanke in deinem Körper anfühlt und wie sich Leichtigkeit und Offenheit breitmachen.

Durch diese Schritte entsteht langsam ein Vertrauen, das in dir selbst verankert ist – tief und unerschütterlich. Es ist das Wissen, dass du nicht mehr in ständiger Alarmbereitschaft sein musst, um sicher zu sein, und dass der Schutz, den du einst gebraucht hast, jetzt nicht mehr in dieser Form notwendig ist. Stattdessen wächst in dir eine neue Form von Sicherheit, die aus deiner inneren Stärke und deiner bewussten Selbstwahrnehmung erwächst.

Diese Sicherheit erlaubt dir, das Leben in all seinen Facetten zu erfahren, ohne dass die Angst ständig im Hintergrund lauert. Du kannst die Welt jetzt mit offenem Herzen betreten, dich neugierig und empfänglich zeigen, weil du gelernt hast, dass du mit allem umgehen kannst, was auf dich zukommt. Diese Freiheit bedeutet, dass du dich mit allen Höhen und Tiefen des Lebens verbinden darfst, dass du die Freude und den Schmerz in ihrem vollen Ausmaß erleben kannst, ohne dass du dich davor verschließen musst.

Mit jedem Schritt in diese Richtung wird das Leben leichter. Deine Erfahrungen können wieder lebendig und farbenfroh werden, geprägt von der tiefen Erkenntnis, dass du die Kontrolle über dein eigenes Leben zurückgewonnen hast. Und in dieser Freiheit liegt Freude, eine Freude, die aus dem Vertrauen in deine innere Kraft und deine Fähigkeit, dich selbst zu halten und zu beschützen, erwächst. Es ist, als würde das Leben in dir aufblühen – in deinem Tempo, in deiner Art, und endlich frei von den Schatten, die dich früher gefangen hielten.

Der Weg zur Lebendigkeit und Liebe

Nach all den Jahren, in denen du gelernt hast, vorsichtig und misstrauisch zu sein, fühlt es sich vielleicht wie eine Mutprobe an, **Vertrauen wieder aufzubauen** – in dich selbst, in andere, in das Leben. Doch Vertrauen ist der Boden, auf dem Freude und Lebendigkeit wachsen können. Vertrauen bedeutet, sich fallen zu lassen, ohne ständig mit Enttäuschung zu rechnen, und das ist eine Fähigkeit, die Zeit und Geduld braucht.

Übung: Den ersten Schritt ins Vertrauen wagen

* **Beginne im Kleinen:** Überlege dir einen Bereich in deinem Leben, in dem du ein kleines Stück Vertrauen ausprobieren könntest. Vielleicht ist es ein Freund, dem du etwas mehr von dir erzählst, oder ein Moment, in dem du dich bewusst ohne Erwartungen auf eine Situation einlässt.
* **Reflexion:** Frage dich danach: Wie hat es sich angefühlt, dieses kleine Stück Vertrauen zu geben? Was hat es mit dir gemacht, loszulassen und zu spüren, dass du sicher bist? Notiere diese Gedanken in einem kleinen Journal, das du »Mein Weg zum Vertrauen« nennst.

Vertrauen ist nicht die Abwesenheit von Angst, sondern das bewusste Loslassen dieser Angst, Stück für Stück. Es ist das Wissen, dass nicht jede Erfahrung die alte Geschichte wiederholen wird, dass du heute erwachsen und stark genug bist, neue und schöne Verbindungen zu erleben.

Vielleicht hast du schon häufig gehört: *»Lass die Kontrolle los.«* Doch was bedeutet das eigentlich für dich? Kontrolle abzulegen, bedeutet, den inneren Wächter ruhen zu lassen, den wir oft als Schutz vor Enttäuschungen, vor Schmerz oder Zurückweisung eingesetzt haben. Aber dieser Wächter raubt uns oft die Freude, das spontane, lebendige Erleben, das uns das Leben schenkt. Wenn wir lernen, Kontrolle loszulassen, können wir anfangen, das Leben wirklich zu spüren – mit allen Sinnen, ohne immerzu über das *»Was wäre, wenn …«* nachzudenken.

Übung: Momente der Freude ohne Kontrolle erleben

* **Such dir etwas, das dich begeistert**, eine Aktivität oder einen Moment, in dem du einfach nur Freude empfindest. Ob das Tanzen, Lachen oder ein Spaziergang in der Natur ist – lass dich ganz in diesen Moment fallen, ohne an den nächsten Schritt zu denken.

- **Beobachte deine Gedanken** und lass los, wenn du merkst, dass Kontrolle hochkommt, dass du vorsichtig wirst. Sage dir selbst: »*Ich erlaube mir, diesen Moment ohne Vorbehalt zu genießen.*«

Die Erfahrung, frei und ohne Angst zu sein, ist der erste Schritt in ein Leben voller Lebendigkeit und Freude. Es ist, als ob du dein Herz langsam öffnest und das Licht hereinkommen lässt, das du so lange vermisst hast.

Erfüllende Verbindungen und wahre Nähe zulassen

Wenn wir den Schutzmodus ablegen und die alten Hoffnungen, die uns an Schmerz und Angst binden, loslassen, eröffnen wir uns die Möglichkeit, **wirklich zu lieben** – mit einem offenen, sanften Herzen. Liebe kann dann zu einem Geschenk werden, das uns nährt und das uns neue Kraft und Lebensfreude schenkt, weil es nicht mehr um Abhängigkeit, Erwartungen oder Schutz geht. Wirkliche Liebe ist frei von der Last des Misstrauens und ist geprägt von tiefer, stiller Gewissheit, dass wir sicher sind.

Reflexion: Was bedeutet Liebe für mich?

- **Frage dich:** Wie möchte ich Liebe erleben? Wie fühlt sich eine Liebe an, die nicht von der Vergangenheit geprägt ist, sondern die im Hier und Jetzt gedeiht?
- Nimm dir bewusst Zeit, diese Gedanken aufzuschreiben und deine Vorstellung von einer Liebe, die in Freiheit und Vertrauen wurzelt, zu entwickeln.

Das Loslassen des Schutzes und die Akzeptanz der Realität ermöglichen dir, wahre Nähe zu spüren. Sie ermöglichen dir, das Gefühl zu erleben, dass du nicht mehr kämpfen musst, dass du sicher bist und dass Liebe in deinem Leben einen echten Platz finden darf.

Wenn du die Mauern des Schutzes abbaust und den Schritt wagst, anderen zu begegnen, wie du wirklich bist, entstehen authentische Beziehungen. Echte Verbindungen sind anders: Sie beruhen nicht darauf, dass du dich anpassen oder verstellen musst, sondern dass du dich mit allem, was dich ausmacht, zeigen kannst – auch mit den empfindsamen Seiten.

Übung: Sich ohne Angst begegnen

* **Beginne eine kleine, authentische Geste**, wie etwa eine liebevolle Nachricht an einen Freund oder ein ehrliches Gespräch über deine Bedürfnisse und Wünsche. Diese Geste sollte von dem Gedanken getragen sein: »*Ich darf so sein, wie ich bin.*« Schreibe beispielsweise einem Freund oder einer Freundin eine kurze Nachricht, in der du sagst, wie viel sie dir bedeuten. Zum Beispiel: »*Ich wollte dir einfach mal sagen, wie froh ich bin, dich in meinem Leben zu haben. Deine Unterstützung bedeutet mir unglaublich viel.*«
* **Beobachte**, was sich in dir verändert, wenn du dich offen und ehrlich zeigst, ohne Angst vor Kritik oder Ablehnung. Spüre, wie gut es tut, sich emotional anderen gegenüber zu öffnen.

Wenn du die Liebe und das Vertrauen in dir wachsen lässt, wirst du merken, dass sich auch die Menschen um dich herum verändern. Dein Herz wird offener, und du wirst mehr und mehr von der Freude erfüllt, die du dir so sehr gewünscht hast.

Lebensfreude entfalten: Ein Blick in die neue Zukunft

Stell dir vor, wie es wäre, dein Leben ohne die Maske der Vorsicht zu leben. Ohne die Last der ständigen Selbstverteidigung, ohne das Gefühl, auf alles vorbereitet sein zu müssen. Ein Leben, in dem die Liebe und die Freude nicht nur da sind, sondern den ersten Platz einnehmen. Wenn du die Schutzhülle, die so lange notwendig war, loslassen kannst, öffnet sich der Raum für ein freieres, lebendigeres Sein.

Übung: Die Freude im Kleinen finden

* **Nimm dir jeden Tag ein paar Minuten Zeit**, um etwas zu tun, was dir einfach Freude bereitet – ganz ohne Zweck oder Ziel. Ein Spaziergang in der Natur, ein gutes Lied, ein Lächeln für einen Menschen, dem du begegnest. Spüre, wie sich diese Freude anfühlt, wenn du sie wirklich zulässt.
* **Achte darauf, ob alte Gedanken auftauchen**, die dir sagen, dass du *»nicht zu viel erwarten darfst«* oder *»vorsichtig sein musst«*. Nimm sie wahr und sage dir bewusst: *»Ich darf das jetzt genießen, ohne Bedingungen.«*

Ein Leben ohne ständige Abwehrhaltung fühlt sich leicht an, wie ein klarer, freier Atemzug. Du kannst beginnen, jeden Moment zu spüren, ohne Angst vor dem nächsten. Freude kann ein ständiger Begleiter werden, wenn du ihr den Platz gibst.

Lebensfreude entfaltet sich nicht irgendwo in der Ferne, sondern genau hier, **im Moment.** Es ist dieser Augenblick, in dem du spüren kannst, dass du genau da bist, wo du sein sollst – dass du nicht mehr kämpfen oder weglaufen musst. Dich jetzt zu fühlen, zu erleben, wie dein Herz ruhig schlägt und deine Gedanken zur Ruhe kommen, das ist das Ankommen, nach dem sich deine Seele gesehnt hat.

Übung: Ein Moment der Präsenz

* **Setz dich an einen ruhigen Ort und atme bewusst ein und aus.** Lass alles los, was in deinem Kopf herumschwirrt, und fühle einfach, wie dein Atem dich mit jedem Ein- und Ausatmen im Hier und Jetzt verankert.
* **Sieh dich um:** Was kannst du hören, sehen, spüren? Versuche, alles, was du wahrnimmst, ohne Bewertung

anzunehmen. Fühle, wie sich das anfühlt – einfach da zu sein, ohne »richtig« oder »falsch«, sondern einfach nur du selbst.

Durch diese kleinen Momente der Präsenz lernst du, die Freude in den ganz einfachen Dingen zu spüren. Sie lässt dich erkennen, dass das Leben genau jetzt stattfindet und dass du diesen Moment in seiner ganzen Schönheit erleben darfst.

Diese Reise war nicht leicht – du bist durch Täler des Schmerzes gegangen, hast alte Wunden angesehen und endlich für dich selbst gekämpft. Doch all das war nicht umsonst. Diese Reise war der Weg in deine Freiheit, in ein Leben, das von Freude, Liebe und Selbstachtung geprägt ist. Es ist nie zu spät, diesen Weg zu gehen. Es ist nie zu spät, die Ketten alter Schuld und Hoffnung loszulassen und das eigene Leben so zu leben, wie es dir zusteht.

Reflexion: Deinen Wert fühlen

* **Frage dich:** »Worauf bin ich stolz? Was an mir schätze ich wirklich?« Lass diese Antworten nicht schnell vorüberziehen – bleib bei ihnen, nimm dir Zeit, um deinen Wert zu spüren.
* **Schreibe dir einen liebevollen Brief**, in dem du dir selbst gratulierst, diesen Weg bis hierher gegangen zu sein. Anerkenne, wie weit du gekommen bist, und erkenne, dass es dein Mut war, der dich hierhergebracht hat.

Die Seele nähren

Stell dir deine Seele vor, die all die Jahre auf diese liebevolle Stimme von dir gewartet hat – eine Stimme, die ihr sanft zuflüstert, dass sie nie mehr allein und schutzlos ist. Deine Seele hat so lange darauf gewartet, dass du diesen tiefen Frieden in dir findest – den Frieden, der entsteht, wenn wir all das loslassen, was uns einst gefangen hielt und beschwert hat.

Jetzt darf deine Seele frei atmen und in die Weite wachsen, ohne die Schatten von Schuld und Scham. Dieser Frieden, den du ihr schenkst, ist wie eine nährende Quelle, die alles heilt, was so lange im Verborgenen lag. Stell dir vor, wie deine Seele in diesem Moment Geborgenheit spürt – die Gewissheit, dass sie niemals wieder allein kämpfen muss.

Abschluss-Übung: Ein Moment der Selbstfürsorge

- **Halte inne, leg deine Hand auf dein Herz und sage leise:** *»Ich bin hier für dich. Du bist sicher, und ich lasse dich nicht mehr allein.«* Fühle, wie diese Worte in dir nachklingen, und spüre, wie du Frieden in dir schaffst.
- **Erinnere dich:** Dieses Leben gehört dir. Die Freude, die Liebe, die Freiheit – all das ist jetzt ein Teil von dir, weil du den Mut hattest, für dich selbst einzustehen.

Jeder Tag ist ein neuer Anfang. In diesem Leben der Lebendigkeit und Liebe spürst du nun, dass du wirklich angekommen bist – dass du deinen Wert lebst und dass du die Lebensfreude gefunden hast, die du verdienst.

Abschließende Gedanken

Stell dir vor, wie dein Leben in einem Jahr aussehen könnte, wenn du diese Reise fortsetzt – voller innerer Ruhe, Lebensfreude und Selbstliebe. Stell dir vor, wie leicht sich dein Herz anfühlt, weil du die Schwere der Vergangenheit losgelassen hast. Wie du dich frei bewegst, ohne den ständigen Druck, dich beweisen zu müssen. Wie du lachst, ohne dich zu fragen, ob es zu laut ist. Wie du liebst, ohne Angst vor Zurückweisung. Wie du voller Vertrauen jeden Tag begrüßt und das Wunder deines eigenen Lebens erkennst. Genau das ist möglich – und es beginnt heute.

Du hast in diesem Buch vieles gelernt. Du hast dich den

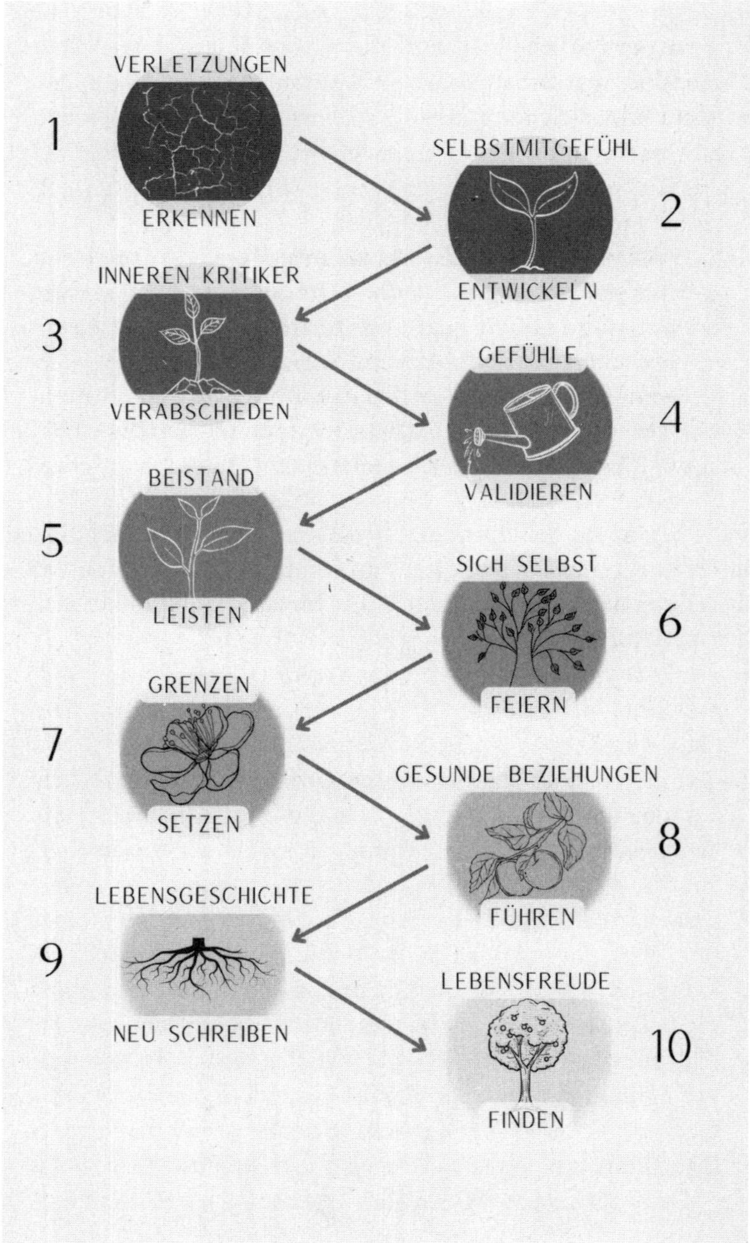
1
VERLETZUNGEN
ERKENNEN
2
SELBSTMITGEFÜHL
ENTWICKELN
3
INNEREN KRITIKER
VERABSCHIEDEN
4
GEFÜHLE
VALIDIEREN
5
BEISTAND
LEISTEN
6
SICH SELBST
FEIERN
7
GRENZEN
SETZEN
8
GESUNDE BEZIEHUNGEN
FÜHREN
9
LEBENSGESCHICHTE
NEU SCHREIBEN
10
LEBENSFREUDE
FINDEN

Schatten gestellt, hast alte Muster durchschaut, hast verstanden, dass du wertvoll bist – genau so, wie du bist. Vielleicht fühlt sich diese Reise manchmal schwer an. Vielleicht gibt es Tage, an denen du zweifelst. Aber was zählt, ist, dass du immer weitergehst – in deinem eigenen Tempo, mit Liebe und Geduld für dich selbst.

Erlaube dir, das Leben neu zu entdecken. Es darf leicht sein. Es darf voller Freude sein. Du darfst dich öffnen für die Liebe – zu dir selbst und zu anderen. All das, was du dir insgeheim immer gewünscht hast, beginnt jetzt, in diesem Moment. Denn du hast bereits den wichtigsten Schritt getan: Du hast dich für dich entschieden. Und nun geh hinaus in dieses Leben – frei, lebendig und mit einem offenen Herzen. Es gehört dir.

Es war viel Input, viel Komplexes in diesem Buch. Aber du musst nicht alles auf einmal verstehen oder umsetzen. Komm immer mal wieder zurück, blättere durch die Kapitel, und lass die Inhalte sich Stück für Stück in dir setzen. Wenn du das Gefühl hast, etwas vergessen zu haben, oder eine Erinnerung brauchst, findest du am Ende dieses Buches eine Kurzübersicht mit den wichtigsten Punkten. Sie lädt dich ein, immer mal wieder vorbeizuschauen und dich auf deinem Weg liebevoll zu begleiten. Denn dein Heilungsweg geht weiter – in deinem Tempo, auf deine Weise.

Schluss

Jeder Abschnitt dieses Buches wurde mit der tiefen Überzeugung geschrieben, dass Heilung möglich ist – und dass du die Kraft in dir trägst, diese Schritte zu gehen. Trauma ist wie eine Zwiebel – Schicht für Schicht offenbart es sich, und genauso darf auch die Heilung erfolgen: Stück für Stück, in deinem Tempo. Es ist vermutlich hilfreich, dieses Buch mehrmals zu lesen, Übungen zu wiederholen und immer wieder Neues darin zu entdecken. Du wirst feststellen, dass manches, was dir beim ersten Lesen nicht so viel bedeutet hat, später eine größere Resonanz findet.

Ein zentraler Gedanke in meinem Buch ist, dass Heilung dann nachhaltig möglich ist, wenn Nervensystemregulation und Emotionsregulation Hand in Hand gehen. Wir brauchen die Regulation des Nervensystems, um auf einer körperlichen Ebene Beruhigung und Balance zu erreichen. Gleichzeitig ist die Verarbeitung von Emotionen essenziell, um die oft tief verborgenen Gefühle, die mit Trauma einhergehen, zu regulieren. Beide Ansätze sind gleichberechtigt und müssen zusammenwirken, damit eine nachhaltige Heilung möglich wird.

Im Anhang findest du deinen Heilungsbegleiter für den Alltag. Er bietet dir die Möglichkeit, schnell nachzuschlagen, wenn du Unterstützung brauchst, dich an Übungen zu erinnern oder kleine Reminder zu finden, um auf deinem Weg zu bleiben. Das Leben fordert uns oft heraus, aber diese Werkzeuge sollen dich daran erinnern, dass du immer wieder zu dir selbst zurückkehren kannst – selbst in turbulenten Momenten.

Sei geduldig mit dir selbst. Heilung ist keine gerade Linie, sondern ein Prozess, der Rückschläge und Fortschritte mit sich bringt. Aber jeder kleine Schritt zählt. Jeder Moment, in dem du dich selbst liebevoll unterstützt, bringt dich näher zu dir selbst.

Ich wünsche dir von Herzen, dass du in den Seiten dieses Buches nicht nur Antworten, sondern auch Trost findest. Möge es dir ein Licht sein in dunklen Zeiten, ein Anker in Momenten der Unsicherheit und ein Impuls, dein Leben mit Freude und Verbundenheit zu füllen – zu dir selbst und zu den Menschen, die dir wichtig sind.

Du bist wertvoll, du bist liebenswert, und du bist gut, genau so, wie du bist.

Mit den allerbesten Wünschen für Heilung, Lebensfreude und in tiefer Verbundenheit,

Deine Aylin

Anhang

Schnelle Hilfe bei Triggern

Die nachfolgenden drei Übungen sind Werkzeuge, die dir helfen können, dich in schwierigen Momenten zu stabilisieren und mit dir selbst in Kontakt zu kommen. Du musst nicht alle Übungen auf einmal machen – wähle die, die dir gerade guttut, und wende sie flexibel an. Es ist okay, wenn nicht jede Übung sofort funktioniert. Mit der Zeit wirst du herausfinden, was für dich am besten passt. Wichtig ist, dass du dich nicht unter Druck setzt: Jeder Schritt zählt.

Diese einfachen und effektiven Übungen zur Selbstregulation können dir helfen, dich in stressigen Momenten oder bei Triggern schnell wieder zu regulieren. Mit jeder Wiederholung stärkst du deine Fähigkeit, dich selbst zu beruhigen und in schwierigen Situationen zu stabilisieren.

5-4-3-2-1-Technik zur Erdung

Diese Übung hilft dir, im Hier und Jetzt anzukommen und deine Gedanken von der Trigger-Situation zu lösen. Nimm dir einen Moment Zeit und gehe schrittweise vor:

* **5 Dinge sehen:** Schaue dich um und nenne 5 Dinge, die du gerade siehst. Es kann alles sein, wie eine Pflanze, ein Bild oder die Farbe einer Wand.
* **Beachte:** Während du die 5 Dinge siehst, halte für einen Moment inne und nimm wahr, wie sicher und ruhig du dich in diesem Moment fühlen kannst. Sage dir leise: *»Ich bin hier, ich bin sicher.«*
* **4 Dinge berühren:** Fühle 4 Dinge um dich herum, zum Beispiel den Stoff deiner Kleidung, einen Stuhl, den Boden unter deinen Füßen oder deine eigenen Hände.

* **3 Geräusche hören:** Höre auf 3 Geräusche in deiner Umgebung – vielleicht das Summen eines Geräts, das Zwitschern der Vögel oder deinen eigenen Atem.
* **2 Gerüche wahrnehmen:** Atme ein und benenne 2 Gerüche, die du wahrnehmen kannst. Falls du nichts direkt riechst, erinnere dich an vertraute Gerüche, die dir ein Gefühl von Geborgenheit geben, wie frisch gebackenes Brot oder der Duft von Blumen.
* **1 Geschmack spüren:** Konzentriere dich auf einen Geschmack in deinem Mund. Ist es neutral, bitter, süß? Oder erinnere dich an einen Lieblingsgeschmack, der dir Freude bereitet.

Warum diese Übung hilft: Diese Technik bringt dich sanft aus der Trigger-Reaktion heraus, indem sie deine Aufmerksamkeit auf deine Umgebung und deine Sinne lenkt. Sie gibt dir Stabilität und hilft dir, präsent im Moment zu bleiben.

Längeres Ausatmen zur Beruhigung

Diese Atemtechnik hilft dir, deinen Körper zu beruhigen und dein Nervensystem zu entspannen. Sie ist besonders wirksam, wenn du dich gestresst oder überwältigt fühlst.

* Atme tief durch die Nase ein und zähle dabei langsam bis 4.
* Atme nun länger und langsam durch den Mund aus, während du bis 5–7 zählst. Lass dabei möglichst viel Luft ausströmen.
* Wiederhole diesen Rhythmus 3 bis 5 Minuten.

Beachte: Stelle dir beim Ausatmen vor, dass du mit jedem Atemzug Spannungen und Stress loslässt. Vielleicht magst du dir innerlich sagen: »*Ich lasse los*« oder »*Ich bin ruhig*«.

Warum diese Übung hilft: Das verlängerte Ausatmen aktiviert den beruhigenden Teil deines Nervensystems (den parasympathischen Teil) und hilft deinem Körper, in einen Zustand der Ruhe und Sicherheit zurückzukehren.

»Boden unter den Füßen« fühlen für Stabilität

Diese Übung gibt dir ein Gefühl von Sicherheit und hilft dir, dich in deinem Körper zu verankern, wenn du dich unsicher oder überwältigt fühlst.

* Setze dich auf einen Stuhl oder stelle dich bequem hin und stelle beide Füße fest auf den Boden.
* Drücke deine Füße sanft in den Boden und spüre, wie der Boden dich trägt. Fühle die Festigkeit, die Stabilität und die Sicherheit unter dir.
* Konzentriere dich dabei auf das Gefühl, wie der Boden dich hält.

Beachte: Atme währenddessen ruhig ein und aus und stelle dir vor, dass du mit jedem Atemzug wie ein Baum fest in der Erde verwurzelt bist. Spüre diese Stärke und Stabilität in deinem Körper. Sage dir innerlich: *»Ich bin sicher, ich bin hier.«*

Warum diese Übung hilft: Durch das bewusste Spüren der Stabilität unter deinen Füßen und das Hinzufügen von Atemtechniken kannst du ein tiefes Gefühl von Sicherheit und Verwurzelung entwickeln.

Dein Heilungsbegleiter

Der Heilungsbegleiter lädt dich ein, immer wieder hierher zurückzukehren, um dich liebevoll an all die wertvollen Ressourcen und Tools zu erinnern, die wir in diesem Buch gemeinsam erkundet haben. Erinnere dich: Für nachhaltige Heilung braucht es beides – die **Regulation deines Nervensystems** und die **Verarbeitung deiner Emotionen**.

Empfehlungen für tägliche Selbstfürsorge

Eine Liste kleiner Routinen, die das Nervensystem stabilisieren:

* **Morgenritual:** Eine Atemübung oder Affirmation starten.
* **Bewegung:** Täglicher Spaziergang, Yoga oder sanftes Dehnen.
* **Dankbarkeit:** Abends drei Dinge notieren, für die man dankbar ist.

Feiere deine Erfolge bewusst und liebevoll

Es sind oft die kleinen Dinge, die den Unterschied machen. Erinnere dich daran, dass jeder Schritt zählt – auch die ganz kleinen. Hier ein paar Beispiele, wie du dich selbst feiern kannst:

* Du hast heute etwas geschafft, obwohl es dir schwerfiel. Vielleicht war es nur ein kurzer Spaziergang oder ein Telefonat, das du lange vor dir hergeschoben hast.
* Du hast auf deine Bedürfnisse gehört. Hast du heute *»Nein«* gesagt oder dir eine Pause gegönnt? Das ist ein großer Schritt!
* Du hast dich um dich selbst gekümmert. Ein gesundes Essen, ein entspannendes Bad oder ein Moment der Stille – all das ist Selbstfürsorge.
* Du hast deine Gefühle angenommen. Vielleicht hast du dich heute traurig oder ängstlich gefühlt, aber du hast es zugelassen, statt es zu verdrängen.
* Du hast etwas Neues probiert, zum Beispiel ein neuer Weg zur Arbeit oder ein neues Rezept.
* Du hast dankbar für einen kleinen Moment innegehalten. Ein Lächeln, ein Sonnenstrahl oder eine kurze Pause – alles darf gefeiert werden.

Erlaube dir, stolz auf dich zu sein, denn jeder kleine Schritt ist ein Weg in die richtige Richtung. Dich selbst zu feiern, stabilisiert dein Nervensystem und befeuert deine Lebensfreude.

Gedanken, Gefühle und Körperwahrnehmungen spüren

Nimm dir dreimal am Tag bewusst 3–5 Minuten Zeit, um bei dir »einzuchecken« und deine innere Verbindung zu stärken. Spüre in dich hinein, ohne deine Wahrnehmungen zu beschreiben, zu erklären, zu rechtfertigen oder zu bewerten:

* **Gedanken:** Was denke ich gerade?
* **Gefühle:** Was fühle ich in diesem Moment?
* **Körperempfindungen:** Wie fühlt sich mein Körper an?

Und wenn der innere Kritiker sich meldet und sagt: »*Was soll das bringen außer Zeitverschwendung?*« – dann verabschiede ihn klar.

Beispiele für Gedanken, Körperempfindungen und Gefühle

Körperempfindungen: Was kann ich wahrnehmen?

* **Temperatur:** Sind meine Körperteile warm oder kalt?
* **Spannung:** Fühle ich irgendwo Anspannung oder Entspannung?
* **Atmung:** Wie ist mein Atem? Flach oder tief? Schnell oder langsam?
* **Herzschlag:** Schlägt mein Herz ruhig, oder spüre ich ein leichtes Pochen oder Rasen?
* **Verdauung und Bauchgefühl:** Fühlt sich mein Magen leicht oder schwer an? Ist er entspannt, oder gibt es ein Druckgefühl?
* **Muskeln und Gelenke:** Gibt es ein Gefühl von Müdigkeit oder Schwere in meinen Beinen?
* **Energie:** Fühle ich mich energetisch und wach oder eher müde?
* **Haut und Berührung:** Spüre ich den Boden unter den Füßen, die Rücken- oder Armlehne, vielleicht Kleidung auf der Haut?

Gefühle – Welche Emotionen kann ich empfinden?

* Freude, Zufriedenheit, Dankbarkeit, Erleichterung, Wohlbefinden, Geborgenheit, Liebe, Mitgefühl, Nervosität, Unsicherheit, Misstrauen, Bedrohung, Sehnsucht, Enttäuschung, Frustration, Wut, Angst, Traurigkeit, Hilflosigkeit, Überforderung, Schuldgefühle, Scham, Verzweiflung, Einsamkeit, Gefühl von Alleinsein.

Konkretere Empfindungen

Gedanken

* *»Ich schaffe das nicht.«*
* *»Warum ist das wieder passiert?«*
* *»Alles fühlt sich zu viel an.«*
* *»Niemand versteht mich.«*
* *»Vielleicht sollte ich einfach aufgeben.«*
* *»Es könnte alles besser sein, wenn ich mich mehr anstrengen würde.«*

Körperempfindungen

* *Ein Druck auf der Brust, als ob etwas Schweres darauf liegt.*
* *Ein Ziehen im Nacken oder den Schultern, fast wie ein Knoten, der sich nicht lösen will.*
* *Ein flatterndes Gefühl im Bauch, als ob alles durcheinanderwirbelt.*
* *Heiße Hände oder ein Kribbeln in den Fingern.*
* *Ein schweres, dumpfes Gefühl in den Beinen, fast wie Blei.*
* *Ein Kloß im Hals, der das Atmen schwer macht.*
* *Kalte Schauer, die über den Rücken laufen.*

Gefühle

* **Traurigkeit:** *»Ich bin sehr traurig.«*
* **Wut:** *»Ich spüre eine leichte Wut in mir.«*
* **Angst:** *»Ich empfinde Angst, die sich ausbreitet.«*
* **Hilflosigkeit:** *»Ich fühle mich gerade sehr hilflos.«*
* **Einsamkeit:** *»Ich fühle mich allein und einsam.«*

* **Freude:** *»Ich bin richtig glücklich.«*
* **Schuld:** *»Ich fühle mich ganz schrecklich.«*

Wenn du Überlastung/Überforderung wahrnimmst

Was du tun kannst, wenn dich etwas sehr herausfordert und du dich kognitiv, körperlich oder emotional sehr schlecht fühlst: Es bietet sich an, dein Nervensystem erst mal zu regulieren. Hier ist ein kleiner Reminder an die Übungen, die wir besprochen haben.

Kognitive Regulation deines Nervensystems

* **Gedanken beobachten:** Stelle dir vor, deine Gedanken ziehen wie Wolken vorbei, und benenne sie, um Abstand zu gewinnen.
* **Realitätscheck:** Frage dich: *»Bin ich gerade wirklich in Gefahr?«* So durchbrichst du Gedankenspiralen.
* **Positive Visualisierung:** Denke an einen sicheren Ort, etwa eine grüne Wiese, und stelle ihn dir lebendig vor.
* **Gedanken umwandeln:** Ersetze *»Ich schaffe das nicht«* durch *»Ich gebe mein Bestes«*.
* **Tagebuch schreiben:** Schreibe belastende Gedanken auf, um Klarheit zu gewinnen.
* **Affirmationen:** Wiederhole Sätze wie *»Ich bin gut genug«* – das beruhigt den inneren Kritiker.
* **Dankbarkeitspraxis:** Notiere täglich drei Dinge, für die du dankbar bist, und richte den Blick aufs Positive.
* **Achtsamkeitspraxis:** Nimm einen Gegenstand mit allen Sinnen wahr, um ganz im Moment zu sein.

Körperliche Regulation

* **Atemübung (4-5-1):** Atme 4 Sekunden ein, 5 Sekunden aus und halte 1 Sekunde inne. Dies bringt Ruhe in dein Nervensystem.
* **Bodyscan:** Mit deiner Aufmerksamkeit durch den Körper zu wandern, hilft, Anspannung zu lösen.

* **Progressive Muskelrelaxation:** Muskeln bewusst anspannen und locker lassen fördert tiefe Entspannung.
* **Dehnen:** Sanfte Bewegungen wie Schulterrollen entspannen die Muskeln und regen die Durchblutung an.
* **Vibrotaktile Geräte nutzen:** Das Spüren der sanften Vibrationen signalisiert Sicherheit.
* **Erden:** Stell dir vor, wie Wurzeln aus deinen Füßen wachsen – das stabilisiert und beruhigt.
* **Sanfte Bewegung:** Hin- und Herschaukeln entspannt und bringt Balance ins Nervensystem.
* **Loslassen lernen:** Fäuste kurz anspannen und abrupt loslassen löst Spannungen.
* **Kalte Dusche:** 30 Sekunden kaltes Wasser macht wach und klar.
* **Tanzen:** Sich frei zur Musik zu bewegen, bringt Freude und löst Spannungen.

Emotionale Regulation

* **Selbstmitgefühl entwickeln:** Sprich liebevoll mit dir: »*Es ist okay, so zu fühlen.*« Das stärkt dich.
* **Gefühle benennen:** Sage dir: »*Ich bin traurig*« oder »*Ich bin wütend*«. So entsteht Klarheit.
* **Inneres-Kind-Übungen:** Sprich dein inneres Kind an: »*Ich sehe dich.*« Das fördert Heilung.
* **Musik hören:** Wähle Musik, die zu dir passt. Sie hilft, Gefühle zu lösen.
* **Gefühle körperlich ausdrücken:** Stampfe, drücke ein Kissen oder weine. Das löst Emotionen.
* **Kreativer Ausdruck:** Male, schreibe oder bastle. So verarbeitest du Gefühle.
* **Verbindung zu anderen:** Teile deine Gefühle oder suche eine Umarmung. Das schenkt Geborgenheit.

Wenn der innere Kritiker kommt …

Manchmal meldet sich diese kritische Stimme in uns – der innere Kritiker, der uns kleinmacht und unsere Ängste und Selbstzweifel nährt. Du kannst ihn liebevoll, aber klar hinausbegleiten. Was er hinterlässt, ist Kritik, Abwertung oder negative Glaubenssätze.

Nachdem du den inneren Kritiker verabschiedet hast, findest du hier eine kleine Übersicht, wie du aus belastenden Gedanken stärkende, positive Aussagen machen kannst. Sieh es als liebevolle Einladung, deine innere Wahrheit neu zu schreiben.

Negative Glaubenssätze und ihre positiven Umwandlungen

Negativer Glaubenssatz	Positiver Glaubenssatz
»Ich bin nicht gut genug.«	»Ich bin wertvoll, so wie ich bin.«
»Ich mache immer alles falsch.«	»Ich lerne und wachse mit jeder Erfahrung.«
»Ich bin schwach.«	»Meine Verletzlichkeit zeigt meine Stärke.«
»Niemand liebt mich.«	»Ich bin liebenswert und verdiene Liebe.«
»Ich darf keine Fehler machen.«	»Fehler sind Chancen, um zu wachsen.«
»Ich bin allein mit meinen Problemen.«	»Ich darf Hilfe annehmen, ich bin nicht allein.«
»Ich schaffe das nicht.«	»Ich habe die Kraft, jede Herausforderung zu meistern.«
»Ich muss perfekt sein, um akzeptiert zu werden.«	»Ich bin genug, so wie ich bin.«
»Meine Gefühle sind falsch.«	»Meine Gefühle sind berechtigt und wichtig.«

Negativer Glaubenssatz	Positiver Glaubenssatz
»Ich bin eine Belastung für andere.«	»Ich bin wertvoll, und meine Bedürfnisse zählen.«
»Ich darf nicht für mich einstehen.«	»Meine Grenzen sind wichtig und verdienen Respekt.«
»Es wird nie besser werden.«	»Ich darf darauf vertrauen, dass Veränderung möglich ist.«
»Ich bin ein Versager.«	»Ich habe Stärken und Fähigkeiten, die zählen.«
»Ich verdiene es nicht, glücklich zu sein.«	»Ich bin es wert, Freude und Glück zu erleben.«
»Ich werde immer enttäuscht.«	»Ich bin offen für neue, wertvolle Erfahrungen.«
»Ich bin nicht wichtig.«	»Ich bin bedeutend, und meine Stimme zählt.«
»Ich kann es niemandem recht machen.«	»Ich darf meinen eigenen Weg gehen.«
»Ich muss immer stark sein.«	»Ich darf auch Schwäche zeigen – das macht mich menschlich.«
»Niemand versteht mich.«	»Ich kann mich mit den richtigen Menschen verbunden fühlen.«
»Ich bin nicht klug genug.«	»Ich habe die Fähigkeit, zu lernen und zu wachsen.«

Steh dir selbst liebevoll bei, gerade in schwierigen Situationen

Wenn eine schwierige Situation auf dich zukommt oder bereits hinter dir liegt, kannst du dir selbst liebevoll zur Seite stehen, indem du emotionale Unterstützung in vier wesentlichen Schritten schenkst:

1. **Gesehen werden** – Sage dir selbst: *»Ich sehe dich.«* Erkenne deine Gefühle und deine Situation an, ohne zu bewerten.
2. **Mitgefühl schenken** – Tröste dich, als wärst du ein lieber Freund: *»Ich fühle mit dir.«* Spüre nach, wie sehr du gerade Mitgefühl verdienst.
3. **Gefühle validieren** – Gib deinen Empfindungen Raum: *»Deine Gefühle sind richtig und wichtig.«* Sie sind ein Ausdruck deiner Erfahrungen und dürfen da sein.
4. **Beistand anbieten** – Vergewissere dich: *»Ich bin bei dir.«* Bleibe präsent, während du dir selbst Sicherheit und Trost schenkst.

Du verdienst Respekt, Liebe und Mitgefühl – auch von dir selbst.

Hier ein paar Dinge, die du zu dir sagen kannst

1. **Gesehen werden**
   * *»Ich sehe, wie schwer das gerade für dich ist.«*
   * *»Ich nehme wahr, wie viel Schmerz du gerade erlebst.«*
   * *»Ich sehe, dass es dir gerade schlecht geht.«*
   * *»Ich sehe dich. Ich sehe deinen Schmerz.«*
   * *»Ich merke, wie nah dir das gerade geht.«*
   * *»Ich merke, dass du das gerade mit all deiner Kraft trägst.«*
   * *»Ich spüre, dass du gerade viel aushalten musst.«*
   * *»Ich sehe, wie schwer das für dich ist, und dass du trotzdem weitermachst.«*
2. **Mitgefühl schenken**
   * *»Es tut mir total leid, dass du so traurig bist.«*
   * *»Es tut mir so leid, dass du das durchmachen musst.«*
   * *»Es tut mir leid, dass ich das gerade durchmachen muss.«*
   * *»Es tut mir leid, dass ich so viel Schmerz in mir trage.«*
   * *»Ich sehe, wie schwer das für mich ist, und das tut mir leid.«*
   * *»Es tut mir leid, dass ich das allein tragen musste.«*
   * *»Es tut mir leid, dass es so wehtut.«*
   * *»Ich hätte mehr Liebe, mehr Sicherheit verdient, und es tut mir leid, dass ich das nicht bekommen habe.«*

3. **Gefühle validieren**
   * *»Es ist okay, dich so zu fühlen. Wirklich.«*
   * *»Kein Gefühl ist falsch. Alles, was du fühlst, hat seinen Platz.«*
   * *»Natürlich fühlst du dich so – bei dem, was du erlebt hast. Das ist völlig normal.«*
   * *»Du darfst wütend sein. Du darfst traurig sein. Du darfst alles fühlen.«*
   * *»Es ist in Ordnung, dass du gerade nicht weiterweißt. Das macht dich nicht schwach.«*
   * *»Alles, was du fühlst, gehört zu dir und ist willkommen.«*
4. **Beistand anbieten**
   * *»Ich bin hier. Du musst das nicht allein schaffen.«*
   * *»Ich lass dich nicht hängen, egal, wie schlimm es gerade ist.«*
   * *»Wir gehen da zusammen durch. Schritt für Schritt.«*
   * *»Du kannst auf mich zählen. Ich bin bei dir, solange du mich brauchst.«*
   * *»Ich halte dich fest, auch wenn es stürmisch ist.«*
   * *»Du bist sicher, ich passe auf dich auf.«*
   * *»Egal, wie schwer es ist, ich bleibe bei dir.«*

Diese Schritte helfen dir, innere Geborgenheit und Stabilität zu finden – selbst in schwierigen Momenten.

Umgang mit Rückschlägen

Es ist in Ordnung, wenn alte Gedanken, Gefühle oder Körperempfindungen in schwierigen Momenten wieder an die Oberfläche kommen. Sie sind wie alte Bekannte – vertraut, aber nicht mehr Teil deines Lebens. Diese Gedanken und Empfindungen definieren dich nicht; sie sind einfach ein Echo deiner Vergangenheit.

Atme tief durch und erinnere dich daran: Du bist nicht verpflichtet, diesen Gedanken oder Gefühlen zu glauben oder ihnen zu folgen. Stattdessen kannst du dich bewusst entscheiden, sie ziehen zu lassen. Lade deinen inneren Freund ein, dir liebevolle und stärkende Glaubenssätze ins Bewusstsein zu rufen – und sei mithilfe der vier Schritte achtsam, mitfühlend und unterstützend für dich da.

Vertraue darauf, dass Rückschläge kein Zeichen von Scheitern sind, sondern Teil deines Wachstumsprozesses. Sei geduldig und freundlich mit dir selbst, auch wenn der Weg nicht immer gerade verläuft. Rückschläge sind Momente, in denen du lernen kannst, dich selbst noch mehr zu stärken. Du gehst voran, Schritt für Schritt.

Grenzen setzen: Beispiele

* *»Ich fühle mich unwohl, wenn du so mit mir sprichst.«*
* *»Ich merke, dass du mich gerade nicht ernst nimmst, und das verletzt mich.«*
* *»Bitte höre mir zu, bevor du mich unterbrichst.«*
* *»Es tut mir nicht gut, wenn du meine Worte kleinredest.«*
* *»Bitte sprich in einem ruhigeren Ton mit mir.«*
* *»Ich merke, dass ich mich erklären muss, um ernst genommen zu werden, und das fühlt sich nicht gut an.«*
* *»Das wird mir gerade zu viel. Ich brauche eine Pause.«*
* *»Ich kann das leider nicht übernehmen, das wird mir zu viel.«*
* *»Dein Vorschlag klingt gut, aber ich möchte es lieber auf meine Art versuchen.«*

Positive Affirmationen: Dein täglicher Begleiter zur inneren Stärke

Positive Affirmationen sind wie kleine Samen, die du in deinen Geist pflanzt. Mit jeder Wiederholung schenkst du dir die Möglichkeit, ein neues, liebevolles und kraftvolles Selbstbild zu erschaffen. Wähle Sätze, die dich ansprechen, und lass sie zu einem Teil deines Alltags werden. Sprich sie laut aus, schreibe sie auf oder denke sie bewusst – immer wieder. Diese Affirmationen erinnern dich daran, wie wertvoll und fähig du bist:

* *»Ich habe alles in mir, was ich brauche, um zu wachsen.«*
* *»Ich darf mutig sein und Neues ausprobieren.«*
* *»Ich bin fähig, Herausforderungen zu meistern.«*
* *»Ich verdiene es, erfolgreich und glücklich zu sein.«*
* *»Mein Potenzial ist grenzenlos, wenn ich an mich glaube.«*
* *»Ich vertraue mir und meinen Entscheidungen.«*
* *»Ich habe die Kraft, mein Leben positiv zu verändern.«*
* *»Ich darf meine Stärken zeigen und stolz auf sie sein.«*
* *»Ich bin genau da, wo ich sein soll, und das ist gut so.«*
* *»Ich darf wachsen, ohne perfekt sein zu müssen.«*
* *»Jeder kleine Schritt bringt mich meinem Ziel näher.«*
* *»Ich darf meine Wünsche und Träume ernst nehmen.«*
* *»Ich habe alles Recht, mein Leben in vollen Zügen zu genießen.«*
* *»Ich bin gut genug, genau so, wie ich bin.«*
* *»Ich vertraue darauf, dass alles zur richtigen Zeit geschieht.«*
* *»Ich darf mir selbst Mitgefühl und Liebe schenken.«*

Darf gerne täglich angewandt werden.

Eine kleine Erinnerung an dich selbst

* Heute war es vielleicht schwer, morgen kann es leichter sein.
* Es muss nicht perfekt sein, um wertvoll zu sein.
* Heilung ist kein Wettlauf.
* Du darfst dich sicher fühlen – Schritt für Schritt.
* Du musst dich nicht beweisen.
* Deine Bedürfnisse sind wichtig.
* Es ist gut, Dinge anders zu machen als früher.
* Du bist genug. Immer.
* Du kannst lernen, dir selbst zu vertrauen.
* Dein Körper ist dein Freund.
* Du bist so viel stärker, als du denkst.
* Du hast es verdient, gut behandelt zu werden – auch von dir selbst.
* Du darfst dich freuen. Du darfst genießen.

Lies diese Worte laut vor, oder schreibe sie auf einen Zettel, den du bei dir trägst. Nutze sie in schwierigen Momenten als Anker, um dich zu stabilisieren und dir selbst Trost zu spenden. Lass diese Worte wie eine warme Umarmung sein, die dich sanft hält, wann immer du sie brauchst.

Ressourcen und weiterführende Links

In deiner Reise zur Traumaheilung können zusätzliche Ressourcen eine wertvolle Unterstützung sein. Folge mir gerne auf Instagram und YouTube und schau in meine Videos rein, oder höre dir meinen Podcast an – ich begleite dich gerne noch ein Stück weiter auf deinem Weg.

* **Instagram:** https://www.instagram.com/dr.aylin.thiel/
* **YouTube:** https://www.youtube.com/@Dr_Aylin_Thiel
* **Podcast:** https://open.spotify.com/show/11DLeEefs8gs-ChYoqDG52d
* **Website:** www.dr-aylin-thiel.de
* **Online-Kurse:** www.myablefy.com/s/dr-aylin-thiel

Danksagung

Dieses Buch ist das Ergebnis vieler Stunden des Schreibens, Nachdenkens und tiefen Reflektierens – und doch hätte ich es niemals allein schaffen können. Es gibt Menschen in meinem Leben, denen ich aus tiefstem Herzen danken möchte, weil sie mir auf diesem Weg Kraft, Verständnis und Liebe geschenkt haben.

Zuerst möchte ich meinem Mann und unseren drei wundervollen Kindern danken. Ihr seid das Zentrum meines Lebens, mein Anker und mein größtes Glück. Eure Geduld, euer Verständnis und eure liebevolle Unterstützung haben mir in den intensiven Phasen dieses Buchprojekts den Raum gegeben, den ich brauchte. Ihr habt mich aufgefangen, wenn ich müde war, und habt mich immer wieder daran erinnert, warum ich dieses Buch schreiben wollte: um Menschen zu helfen, Hoffnung und Heilung zu finden. Dafür danke ich euch von ganzem Herzen – ich liebe euch über alles.

Ein ganz besonderer Dank gilt auch meiner Lektorin Hannah Fietz, die mit ihren wertvollen und hilfreichen Anmerkungen, Gedanken und Inspirationen wesentlich dazu beigetragen hat, dass dieses Buch zu dem werden konnte, was es heute ist. Die Zusammenarbeit mit dir hat mir viel Freude bereitet. Du bist ein wundervoller Mensch, und ich bin sehr dankbar, dass wir diesen Weg gemeinsam gegangen sind.

Ein besonderer Dank geht auch an Lena Schlicher, die mit viel Hingabe und Kreativität die Grafiken für dieses Buch gestaltet hat. Deine Arbeit hilft, die Heilungsschritte sichtbarer werden zu lassen. Es war eine Freude, mit dir zusammenzuarbeiten, und ich bin dir unendlich dankbar für dein Talent und deinen Einsatz.

Von Herzen danke ich jedem, der auf irgendeine Weise Teil dieses Buches war – sei es durch Unterstützung, Inspiration oder liebevolle Worte. Dieses Buch ist mehr als eine Sammlung von

Seiten; es ist ein Zeugnis der Kraft, die in Verbindung, Mitgefühl und Verständnis liegt.

Und dir, liebe Leserin, lieber Leser, danke ich für dein Vertrauen und deine Bereitschaft, dich auf diese Reise einzulassen. Möge dieses Buch dir auf deinem Weg Trost, Hoffnung und Heilung schenken.

Anmerkungen

1 Van der Kolk, B. A. (2009). Entwicklungstrauma-Störung. Auf dem Weg zu einer sinnvollen Diagnostik für chronisch traumatisierte Kinder. Praxis der Kinderpsychologie und Kinderpsychiatrie, 58(8), 572–586.

2 Krakau, L., Ernst, M., Hautzinger, M., Beutel, M. E. & Leuzinger-Bohleber, M. (2024). Childhood trauma and differential response to long-term psychoanalytic versus cognitive-behavioural therapy for chronic depression in adults. Journal of Psychiatry and Neuroscience, 49(1).

3 Yehuda, R., Daskalakis, N. P., Bierer, L. M., Bader, H. N., Klengel, T., Holsboer, F. & Binder, E. B. (2016). Holocaust Exposure Induced Intergenerational Effects on FKBP5 Methylation. Biological Psychiatry, 80(5), 372–380.

4 Neff, K. D. (2011). Self-Compassion: The Proven Power of Being Kind to Yourself. New York: HarperCollins.

5 Porges, S. W. (2017). Die Polyvagal-Theorie: Neurophysiologische Grundlagen der Therapie. Paderborn: Junfermann Verlag.

6 Ebd.

7 Walker, P. (2020). Komplexe PTBS: Traumafolgen verstehen und überwinden. Aus dem Amerikanischen übersetzt von Ursula Bischoff. Paderborn: Junfermann Verlag.

8 Aspillaga, C., Bilbao-Nieva, I., De Mattos-Rojas, N. & Menchaca-Pardow, J. (2024). Das Lernen von Affekten, Geschlechterrollen und der Fall der Care-Arbeit. In: Fossa, P. & Cortés-Rivera, C. (Hrsg.), Affektivität und Lernen. Cham: Springer, 807–825.

9 Zum Beispiel Mayer, J. D., & Salovey, P. (1997). What is emotional intelligence? In: Salovey, P. & Sluyter, D. J. (Hrsg.), Emotional development and emotional intelligence. Educational implications. New York: Basic Books, 3–34.

10 LeDoux, J. Fear and the brain. Where have we been, and where are we going? Biol Psychiatry, 1998 Dec 15, 44(12): 1229–38.

11 Maté, G. (2003). When the Body Says No. Exploring the Stress-Disease Connection. New York: Wiley.

12 Bundesministerium der Justiz und für Verbraucherschutz (2000): Gesetz zur Ächtung von Gewalt in der Erziehung, Bundesgesetzblatt Teil I, Nr. 48, 1479. Online: https://www.gesetze-im-internet.de/bgb/__1631.html [letzter Zugriff am: 07. 12. 2024].

13 Kabat-Zinn, J. (1990). Full Catastrophe Living. Using the Wisdom of Your Body and Mind to Face Stress, Pain, and Illness. New York: Dell Publishing; Porges, S. W. (2011). The Polyvagal Theory. Neurophysiological Foundations

of Emotions, Attachment, Communication, and Self-regulation. New York: W. W. Norton & Company; Craig, A. D. (2009). How do you feel – now? The anterior insula and human awareness. Nature Reviews Neuroscience, 10(1), 59–70.

14 Bowlby, J. (1988). A Secure Base. Parent-Child Attachment and Healthy Human Development. New York: Basic Books.

15 Ebd.

16 Gross, J. J. (2014). Emotion Regulation. Conceptual and Empirical Foundations. In: Gross, J. J. (Hrsg.), Handbook of Emotion Regulation. New York: Guilford Press, 3–20.

17 Techniker Krankenkasse (2021). Entspann dich, Deutschland. TK-Stressstudie. Online: https://www.tk.de/

18 McEwen, B. S. (2004). Protection and damage from acute and chronic stress: allostasis and allostatic load. Annals of the New York Academy of Sciences, 1032(1), 1–7.

19 Sapolsky, R. M. (2004). Why zebras don't get ulcers. The acclaimed guide to stress, stress-related diseases, and coping. New York: Holt.

20 Otti, A., Gündel, H., Wohlschläger, A. et al. (2012). »Default-mode«-Netzwerk des Gehirns. Der Nervenarzt, 83(1), 16–24; Kopp, B., Tabeling, S., Moschner, C. & Wessel, K. (2007). Kognitive Hirnleistungen des präfrontalen Cortex. Der Nervenarzt 79, 143–152.

21 Bernstein, D. A. & Borkovec, T. D. (1973). Progressive Relaxation Training. A Manual for the Helping Professions. New York: Research Press.

22 Peng, D., Person, T., Shen, X., Pai, Y. S., Barbareschi, G., Li, S. & Minamizawa, K. (2024). Impact of Vibrotactile Triggers on Mental Well-Being through ASMR Experience in VR. arXiv preprint arXiv:2404.12567;
Béquet, A. J., Hidalgo-Muñoz, A. R., Moreau, F., Quick, J. & Jallais, C. (2023). Subtle interactions for distress regulation. Efficiency of a haptic wearable according to personality. International Journal of Human-Computer Studies, 168, 102923;
Schamber, G., Meinicke, E. & Schäfer, T. (2020). EMDR ohne Therapeuten? Konzeption und doppelblind-randomisierte kontrollierte Evaluation eines EMDR-Stressbewältigungsprogramms (EMDR-SBP). Verhaltenstherapie & Verhaltensmedizin, 41(1), 41–57;
Pohl, H., & Murray-Smith, R. (2018). Affective Sleeve: Wearable Materials with Haptic Action for Promoting Calmness. In: Proceedings of the 20th International Conference on Human-Computer Interaction with Mobile Devices and Services (MobileHCI '18). ACM, New York, Article 23, 1–13;
Kushniruk, A. W., Borycki, E. M. & Kuwata, S. (2023). Wearables for Stress Management. A Scoping Review. Healthcare, 11(17), 2369;
Wijewardena, K., Tran, Y. & Craig, A. (2019). Therapeutic Haptics for Mental Health and Wellbeing. In: Proceedings of the 31st Australian Conference on Human-Computer Interaction (OzCHI '19). ACM, New York, 638–642.

23 Porges, 2017.
24 Ebd.
25 Ladinsky, D. (2021). The Purity of Desire. 100 Poems of Rumi. London: Penguin Books.
26 Warneken, F. & Tomasello, M. (2007). Helping and cooperation at 14 months of age. Infancy, 11(3), 271–294.
27 Davidov, M. & Grusec, J. E. (2006). Untangling the links of parental responsiveness to distress and warmth to child outcomes. Child Development, 77(1), 44–58.
28 Tracy, K., & Wallace, S. P. (2016). Benefits of peer support groups in the treatment of addiction. Substance Abuse and Rehabilitation, 7, 143–154.